Este relato contém as visões coletivas de um grupo internacional de especialistas e não representa necessariamente as decisões ou a política assumida pela Organização Mundial da Saúde

Obesidade

Prevenindo e Controlando a Epidemia Global

A Organização Mundial da Saúde (OMS) foi fundada em 1948 como uma agência especializada das Nações Unidas que dirige e coordena os temas de saúde internacional e pública. Uma das funções constitucionais da OMS é fornecer informações e orientações objetivas e confiáveis no campo da saúde humana, responsabilidade que ela preenche, em parte, por meio de seu extensivo programa de publicações.

A Organização procura, por intermédio de suas publicações, apoiar as estratégias de saúde nacionais e focalizar as questões de saúde pública mais urgentes de populações em todo o mundo. Para atender às necessidades dos Estados-membro em todos os níveis de desenvolvimento, a OMS publica manuais práticos, livros de bolso e material de treinamento para categorias específicas de profissionais de saúde; diretrizes e padrões aplicáveis internacionalmente; revisões e análises de políticas de saúde, programas e pesquisas; relatórios de consenso do conceito mais moderno que oferecem aconselhamento técnico e recomendações para tomadores de decisão. Estes livros estão intimamente ligados às atividades prioritárias da Organização, que envolvem a prevenção e o controle de doenças, o desenvolvimento de sistemas de saúde eqüitativos com base nos cuidados de saúde primários e a promoção de saúde para indivíduos e comunidades. O progresso em direção à melhor saúde para todos também requer disseminação global e troca de informação que atraem conhecimento e experiência de todos os países-membro da OMS e a colaboração dos líderes mundiais em saúde pública e ciências bioquímicas.

Para garantir a disponibilidade mais ampla possível das informações e orientação sobre problemas de saúde, a OMS assegura a ampla distribuição internacional de suas publicações e incentiva sua tradução e adaptação. Por ajudar a promover e defender a saúde e prevenir o controle de doenças por todo o mundo, os livros da OMS contribuem para atingir o principal objetivo da Organização: a obtenção do mais alto nível possível de saúde para todas as pessoas.

A Série de Relatórios Técnicos da OMS torna disponíveis as descobertas de vários grupos internacionais de especialistas, que provêm a OMS com os mais recentes conceitos científicos e técnicos sobre a ampla variedade de temas médicos e de saúde pública. Os membros de grupos de especialistas contribuem sem remuneração em suas capacidades pessoais, além de representantes de governos ou outras corporações; suas visões necessariamente não refletem as decisões ou a política determinada pela OMS.

Este relatório contém as visões coletivas de um grupo internacional de especialistas e não representa necessariamente as decisões ou a política fixada pela Organização Mundial da Saúde.

ORGANIZAÇÃO MUNDIAL DA SAÚDE, GENEBRA

Obesidade

Prevenindo e Controlando a Epidemia Global

Relatório da Consultoria da OMS

Série de Relatos Técnicos da OMS 894

ROCA

Publicado pela Organização Mundial da Saúde em 2000 sob o título *Obesity: Preventing and Managing the Global Epidemic,* Technical Report Series No. 894

ISBN: 92-4-120894-5

O diretor geral da Organização Mundial da Saúde concedeu os direitos de tradução para edição em língua portuguesa a Editora Roca Ldta., que é a única responsável pela edição em língua portuguesa.

ISBN: 85-7241-499-1

Tradução
Dra. Andréa Favano

Revisão Científica
Dr. Sérgio Setsuo Maeda
Médico Voluntário da Disciplina de Endocrinologia da UNIFESP

CIP-BRASIL CATALOGAÇÃO-NA-FONTE
SINDICATO NACIONAL DOS EDITORES DE LIVROS, RJ

O14 Obesidade : prevenindo e controlando a epidemia global / relatório da consultoria da OMS ; [tradução Andréa Favano ; revisão científica : Sérgio Setsuo Maeda]. – São Paulo : Roca, 2004.
. – (Série de Relatos técnicos / da OMS ; 894)

Tradução de: Obesity : preventing and managing the global epidemic
Inclui Bibliografia
ISBN 85-7241-499-1

1. Obesidade - Epidemiologia. 2. Obesidade - Prevenção.
I. Organização Mundial da Saúde. II. Série.

04-0012 CDD 614.59398
CDU 616-056.257

2004

EDITORA ROCA LTDA.
Rua Dr. Cesário Mota Jr., 73
CEP 01221-020 – São Paulo – SP
Tel.: (11) 3331-4478 – Fax: (11) 3331-8653
E-mail: edroca@uol.com.br – www.editoraroca.com.br

Impresso no Brasil
Printed in Brazil

ÍNDICE

Colaboradores

Conselho da OMS sobre Obesidade

Genebra, 3-5 de Junho de 1997

Membros*

Professor D-S Akram, Departamento de Pediatria, Dow Medical College, Civil Hospital, Karachi, Paquistão

Professor A.V. Astrup, Research Department of Human Nutrition, Royal Veterinary and Agricultural Universtiy, Copenhague, Dinamarca

Professor T. Atinmo, Titular, Departamento de Nutrição Humana, Faculdade de Medicina, Universidade de Ibadan, Ibadan, Nigéria

Dr. J-L. Boissin, Diretor, Departamento de Endocrinologia e Nutrição, Polynesiam Institute of Research on Metabolic and Endocrine Disorders (IPRAME), Papeete, Taiti, Polinésia Francesa

Professor G.A. Bray, Diretor Executivo, Pennginton Biomedical Research Center, Universidade do Estado de Luisiania, Baton Rouge, LA, Estados Unidos

Dr. K.K. Carroll, Diretor, Centre for Human Nutrition, Department of Biochemistry, University of Western Ontario, London, Ontario, Canadá

Dr. P. Chitson, Noncommunicable Diseases Office, Ministério da Saúde, Port Louis, Maurício

Professor C. Chunming, Conselheiro Senior, Chinese Academy of Preventive Medicine, Beijing, China (Vice-Presidente)

Dr. W.H. Dietz, Departamento de Pediatria, Divisão de Gastroenterologia e Nutrição, The Floating Hospital for Children, North-east Medical Centre, Boston, MA, Estados Unidos

Dr. J.O. Hill, Centre for Human Nutrition, Universidade do Colorado, Denver, CO, Estados Unidos (Presidente)

Professor E. Jéquier, Instituto de Fisiologia, Universidade de Lausanne, Lausanne, Suíça

* Não puderam comparecer: Professor M. J. Gibney, Department of Clinical Medicine, Trinity Centre for Health Sciences, St. James's Hospital, Dublin, Irlanda; Professor S. Rössner, Health Behaviour Research, Obesity Unit, Karolinska Hospital, Estocolmo, Suécia; Dr. F. Shaheen, Diretor, Nutrition Institute, Cairo, Egito.

Dr. C. Komodiki, Presidente do Escritório de Saúde, Ministério da Saúde, Nicosia, Chipre

Professor Y. Matsuzawa, The Second Department of Internal Medicine, Universidade de Osaka Faculdade de Medicina, Osaka, Japão

Professor W.F. Mollentze, Department of Internal Medicine, University of the Orange Free State, Bloemfontein, Áfirca do Sul

Dr. K. Moosa, Faculty of Allied Health Sciences, Kebangsaan Malaysia University, Kuala Lumpur, Malásia

Dr. M.I. Noor, Faculty of Allied Health Sciences, Kebangsaan Malaysia University, Kuala Lampur, Malaísia

Dr. K.S. Reddy, Departamento de Cardiologia, Centro Cardiotorácico, All-India Institute of Medical Sciences, Nova Deli, Índia

Dr. J. Seidel, Department of Chronic Diseases and Environmental Epidemiology, National Institute os Public Health and Environment, Bilthoven, Holanda (Joint Rapporteur0

Dr. V. Tanphaichitr, Professor de Medicina e Deputy Dean for Academy Affairs, Faculdade de Medicina, Ramathibodi Hospital, Universidade Mahidol, Bangkok, Tailândia

Dr. R. Uauy, Diretor, Instituto de Nutrição e Tecnologia de Alimentos, Universidade do Chile, Casilla, Santiago, Chile (Joint Rapporteur)

Professor P. Zimmet, Diretor do Escritório Executivo, International Diabetes Institute, Caulfield South, Vitória, Austrália

Representantes de outras organizações*

Comitê administrativo sobre a Coordenação do Subcomitê sobre Nutrição (ACC/SCN)

Dr. S. Rabeneck, Secretaria Técnica, ACC/SCN, Genebra, Suíça

Food and Agriculture Organization das Nações Unidas (FAO)

Dr. G. Nantel, Senior Nutrition Officer, Food and Nutrition Division, FAO, Roma, Itália

---

* Foram convidados mas não puderam enviar um representante: United Nations Children's Fund (UNICEF), Nova Iorque, NY, Estados Unidos; Universidade das Nações Unidas (UNU), Tóquio, Japão.

Centros Colaboradores da OMS sobre Nutrição

Dr. P. Deurenberg, Departamento de Nutrição Humana e Epidemiologia, Universidade Agrícola, Wageningen, Holanda

Dr. M. Jarosz, Vice-Diretor, National Food and Nutrition Institute, Varsóvia, Polônia

Secretariado

Professor P. Björntorp, Department of Heart and Lung Diseases, University of Gothenburg Sahlgren's Hospital, Gotemburgo, Suécia (Conselheiro Temporário)

Dr. G.A. Clugston, Diretor, Programa de Nutrição, OMS, Genebra, Suíça

Dr. T. Gill, Secretaria Científica, International Obesity Task Force, Rowett Research Institute, Aberdeen, Escócia (Conselheiro Temporário)

Professor W.P.T. James, Presidente, International Obesity Task Force, Diretor, Rowett Research Institute, Aberdeen, Escócia (Conselheiro Temporário)

Dr. N. Khaltaev, Diretor Responsável, Division of Noncommunicable Diseases, OMS, Genebra, Suíça (Co-Secretário)

Sra. V. Lakin, Secretariado, International Obesity Task Force, Rowett Research Institute, Aberdeen, Escócia (Conselheira Temporária)

Dr. N.P. Napalkov, Diretor Assistente Geral, OMS, Genebra, Suíça

Srta. C. Nishida, Diretora Responsável, Programa de Nutrição, OMS, Genebra, Suíça (CO-Secretária)

Dr. M. Peña, Conselherio Regional sobre Alimento e Nutrição, Escritório Regional da OMS para as Américas, OMS, Washington, DC, EStados Unidos

Dr. A. Robertson, Conselheiro Regional Atuante, Nutrition Policy, Infant Feeding and Food Security Programme, Escritório Regional da OMS para Europa, Copenhague, Dinamarca

Dr. M.S. Tsechkovski, Diretor, Division of Noncommunicable Diseases, OMS, Genebra, Suíça

Dr. T. Türmen, Diretor Executivo, Family and Reprodutive Health, OMS, Genebra, Suíça

Abreviações

Absorciometria de raio X de energia dual (DEXA)

Ano de vida ajustado à incapacidade (AVAI)

Anonymous Fighters Against Obesity (ALCO)

China Health and Nutrition Survey – Pesquisa de Nutrição e Saúde da China (CHNS)

Community Interventions in Noncommunicable Diseases – Intervenções da Comunidade em Doenças Não Transmissíveis (CINDI)

Consumo de oxigênio pós-exercício em excesso (COPE)

Diabetes melito não dependente de insulina (NIDDM)

Dietas de teor calórico muito baixo (DTCMB)

Doença cardiovascular (DCV)

Doença de artéria coronária (DAC)

Doenças não transmissíveis (DNT)

Eixo hipotalâmico-hipofisário (EHH)

Estudo Nacional de Gasto da Família (ENDEF)

Fração atribuível à população (FAP)

Globulinas ligadas aos hormônios sexuais (SHBG)

Índice de massa corpórea (IMC)

Integrated Programme for the Prevention and Control of Noncommunicable Diseases – Programa Integrado para a Prevenção e Controle de Doenças Não Transmissíveis (INTERHEALTH)

International Obesity Task Force (IOTF)

International Cooperative Study on the Relation of Blood Pressure to Eletrolyte Excretion in Populations – Estudo Cooperativo Internacional sobre a Relação da Pressão Sangüínea e Excreção de Eletrólito em Populações (INTERSALT)

Lipoproteína de alta densidade (HDL)

Lipoproteína de baixa densidade apo B (LDL-apo-B)

Lipoproteína lipase (LPL)

Monitoramento de Tendências e Determinantes nas Doenças Cardiovasculares (MONICA)

National Center for Health Statistics (NCHS)

National Health and Medical Research Council – Conselho Nacional de Saúde e Pesquisa Médica (NHMRC)

National Health and Nutrition Examination Survey (NHANES)

National Nutrition Survey – Pesquisa de Nutrição Nacional (NNS)

Nível de atividade física (NAF)

Organização Mundial da Saúde (OMS)

Overeaters Anonymous (OA)

Pesquisa Nacional sobre Saúde e Nutrição (PNSN)

Programas de dieta com redução de energia e balanço de nutrientes (PDREBN)

Quadrado médio mínimo (LMS)

Relação cintura:quadril (RCQ)

Risco relativo (RR)

Swedish Obese Subjects (SOS)

Taxa metabólica basal (TMB)

Taxa metabólica de repouso (TMR)

1. INTRODUÇÃO

O Conselho da OMS sobre Obesidade se reuniu em Genebra de 3 a 5 de junho de 1997. Dr. F. S. Antezana, deputado e diretor-geral *ad interim*, abriu o encontro como diretor-geral. Este conselho foi o resultado de um processo preparatório de dois anos, envolvendo mais de 100 especialistas em todo o mundo, realizado em íntima colaboração com o Rowett Research Institute (um centro colaborador da OMS para nutrição) em Aberdeen, Escócia, e a International Obesity Task Force (IOTF) presidida pelo professor Philip James, diretor do Rowett Research Institute.

O propósito global do Conselho foi revisar informações epidemiológicas sobre obesidade e desenvolver recomendações para a implementação de políticas de saúde pública e programas para melhorar a prevenção e o controle da obesidade. Os objetivos específicos do Conselho foram:

- revisar a prevalência global e tendências de obesidade entre crianças e adultos, os fatores que contribuem para obesidade e as conseqüências associadas de obesidade, tais como doenças crônicas não transmissíveis;
- examinar as conseqüências econômicas e de saúde da obesidade e seu impacto sobre o desenvolvimento;
- desenvolver recomendações para auxiliar os países no desenvolvimento de políticas completas de cuidado de saúde e estratégias para melhorar a prevenção e o controle da obesidade;
- identificar as questões que necessitam de mais pesquisas.

Para atingir estes objetivos, seis documentos revisados por colegas foram preparados por especialistas em campos relacionados. A OMS tem o prazer de destacar estas contribuições, sem as quais as atividades preparatórias não seriam possíveis. Os indivíduos e instituições que contribuíram são mencionados na seção de Agradecimentos.

No decorrer da maior parte da história humana, o ganho de peso e o armazenamento de gordura foram vistos como sinais de saúde e prosperidade. Em épocas de trabalho duro e faltas freqüentes de alimentos, garantir a ingestão de energia adequada para suprir as necessidades era a principal preocupação nutricional.

Atualmente, portanto, como os padrões de vida continuam a melhorar, o ganho de peso e a obesidade estão representando ameaças crescentes para a saúde em todo o mundo. A obesidade é uma doença crônica, prevalente tanto em países desenvolvidos como em desenvolvimento e afeta crianças assim como adultos. Na realidade, ela é agora tão comum que está substituindo as preocupações de saúde mais tradicionais, inclusive desnutrição e doenças infecciosas, como um dos fatores mais significantes para problemas de saúde. Além disso, como a obesidade é um fator de risco chave na história natural de outras doenças crônicas não transmissíveis (DNT), é apenas uma questão de tempo antes que altas taxas de mortalidade para tais doenças sejam vistas em países em desenvolvimento como aquelas que prevaleciam 30 anos atrás em países industrializados com economias de mercado bem estabelecidas.

A evidência clínica de obesidade pode ser datada dos tempos greco-romanos, mas houve pouco progresso científico na compreensão desta condição até o século XX. No século XIX, Lavoisier e outros indicaram que o metabolismo era similar à baixa combustão e que humanos obesos e magros obedeciam às leis da termodinâmica. Também, a descoberta de que a gordura é armazenada em "células", as unidades básicas da biologia, levou à idéia de que a obesidade poderia ser causada pela presença de muitas células de gordura. De modo interessante, o século XIX também viu a publicação do primeiro livro de dieta, intitulado *Letter on corpulence addressed to the public* (Carta de corpulência dirigida ao público), do Sr. W. Banting.

No início do século XX, a análise de dados de seguros de vida indicaram que a obesidade estava associada a um aumento da taxa de mortalidade. Uma base familiar para a obesidade foi sugerida na década de 1920; a doença de Cushing e a obesidade hipotalâmica foram descritas. Depois, a introdução de hormônio da tireóide, dinitrofenol e anfetamina como tratamentos farmacológicos para obesidade abriram caminho para o uso de drogas e a genética melhorou a compreensão de várias formas específicas de obesidade resultante de defeitos genéticos.

Avanços consideráveis foram feitos em dieta, exercícios e abordagens comportamentais para o tratamento para obesidade desde seu advento, na primeira metade do século XX. Novas drogas com perfis ainda melhores de atividade farmacológica continuam sendo introduzidas regularmente. A cirurgia gástrica teve sucesso mais eficaz a longo prazo no tratamento de obesos graves. Independentemente do progresso, entretanto, a prevalência de obesidade continua a aumentar rapidamente e o desafio para os profissionais de saúde pública e cientistas nunca foi tão grande.

Este relatório fornece uma avaliação dos dados atuais sobre a prevalência da obesidade, suas conseqüências para a saúde e seus custos. As estratégias para executar uma abordagem sistemática para prevenção e tratamento da obesidade nos diferentes sistemas de serviço de saúde são descritas e também são dadas recomendações de especialistas internacionais em obesidade. Espera-se que estas recomendações sejam utilizadas no desenvolvimento de novas políticas para combater o problema de saúde pública de obesidade.

1.1 Estrutura do relatório

O relatório é dividido em cinco partes. As primeiras quatro lidam com os diferentes aspectos da epidemia global da obesidade. A parte final descreve as conclusões e recomendações do Conselho da OMS sobre Obesidade.

A Parte I examina a definição e a classificação de obesidade e exibe os dados mais recentes sobre a prevalência global e as tendências seculares em todas as regiões do mundo. Definir e identificar a extensão do problema da obesidade é o primeiro passo crítico numa abordagem coerente para sua prevenção e controle.

A Parte II compreende os verdadeiros custos da obesidade em termos de distúrbios físico e mental e os recursos humanos e financeiros direcionados para lidar com o problema. O sofrimento causado pela obesidade e o dinheiro gasto pelas agências de saúde para lidar com ela são enormes e reforçam a necessidade de ação urgente.

A Parte III examina o que se conhece sobre esta doença complexa e multifatorial, identificando os principais fatores implicados no seu desenvolvimento. A maior parte da informação sobre os fatores de risco para ganho de peso e obesidade vem de estudos em países desenvolvidos porque os países em desenvolvimento apenas recentemente viram um aumento nas doenças crônicas e, portanto, possuem pouca experiência na realização de pesquisas nesta área. O exame de fatores envolvidos no ganho de peso e obesidade em países desenvolvidos, entretanto, é de relevância mundial na previsão de impacto futuro em países em estágios iniciais de alteração socioeconômica, fornecendo uma oportunidade única para a tomada de ações preventivas. Também é importante que estes fatores sejam considerados numa estratégia coordenada qualquer para abordar o problema da obesidade.

A Parte IV leva em consideração os temas abordados nas três partes precedentes e apresenta os fundamentos de uma estratégia completa para prevenção e controle da obesidade por meio de serviços de atenção à saúde e política de saúde pública. Os idealizadores de políticas, profissionais de saúde e a comunidade em geral precisam unir forças para abordar este importante problema de saúde pública global.

A Parte V descreve as conclusões e recomendações do Conselho da OMS sobre obesidade. As áreas prioritárias para pesquisa adicional são identificadas e as recomendações sobre estratégias e ações para prevenção e controle da epidemia global da obesidade são feitas.

1.2 Temas do relatório

A obesidade é uma doença complexa e incompletamente compreendida. Este relatório enfoca os temas-chave centrais para o desenvolvimento de uma estratégia coerente para prevenção eficaz e controle da obesidade numa base mundial. Uma série de temas importantes ditaram o conteúdo e o estilo deste relatório, incluindo os seguintes:

- A obesidade é uma doença grave, mas seu desenvolvimento não é inevitável. Ela é largamente evitável por mudanças no estilo de vida.

- Os riscos à saúde causados pela gordura corpórea excessiva estão associados a um aumento relativamente pequeno no peso corpóreo, não apenas a obesidade marcante. O controle eficaz da obesidade não pode ser separado da prevenção.
- A obesidade não é apenas um problema individual. É um problema da população e deve ser abordada como tal. A prevenção e o controle da obesidade necessitarão de uma abordagem integrada, envolvendo ações em todos os setores da sociedade.
- A obesidade é uma doença crônica que requer estratégias a longo prazo para sua prevenção e controle eficazes.
- A obesidade afeta todos os grupos etários. A prevenção eficaz da obesidade adulta exigirá prevenção e controle da obesidade infantil.
- A obesidade é um problema global. A prevenção e as estratégias de controle aplicáveis a todas as regiões do mundo podem ser desenvolvidas.
- A obesidade pode ser vista como apenas uma das doenças do grupo definido como doenças não transmissíveis (DNT), observada atualmente tanto em países desenvolvidos como nos não desenvolvidos. A epidemia global da obesidade é um reflexo dos problemas sociais, econômicos e culturais maciços atualmente enfrentados por países em desenvolvimento ou recentemente industrializados, assim como pelas minorias étnicas e desavantajados nos países desenvolvidos.
- O exame dos fatores envolvidos no ganho de peso e na obesidade em países desenvolvidos é crucial para as previsões sobre o impacto futuro em países em estágios iniciais de alteração socioeconômica freqüentemente dramática e fornece uma oportunidade única para a tomada de ações preventivas.
- Em países com economia em desenvolvimento, o problema da obesidade está emergindo num momento em que a desnutrição continua sendo um problema significante. As estratégias que levam em conta esses dois importantes problemas nutricionais precisam ser desenvolvidas, particularmente quando lidam com crianças cujo crescimento pode ser comprometido.

PARTE

1

O Problema do Sobrepeso e da Obesidade

2. DEFININDO O PROBLEMA

2.1 Introdução

A obesidade com freqüência é definida simplesmente como uma condição de acúmulo anormal ou excessivo de gordura no tecido adiposo, numa extensão em que a saúde pode ser prejudicada (1). A doença subjacente é o equilíbrio entre energia positiva indesejável e ganho de peso. Entretanto, os indivíduos obesos são diferentes não apenas na quantidade de gordura em excesso que armazenam, mas também na distribuição regional daquela gordura no corpo. A distribuição de gordura induzida pelo ganho de peso relaciona-se com os riscos associados à obesidade e os tipos de doença da qual resultam. Na realidade, o excesso de gordura abdominal é tanto um fator de risco para doença quanto o excesso de gordura corpórea em si. É útil, portanto, ser capaz de distinguir quem corre maior risco em decorrência da "distribuição abdominal de gordura" – ou "obesidade andróide", como é freqüentemente conhecida – daqueles com distribuição de gordura "ginecóide", que é menos séria, na qual a gordura é distribuída pelo corpo mais uniforme e perifericamente.

Classificar a obesidade durante a infância ou adolescência é mais complicado porque a estatura ainda está aumentando e a composição corpórea está continuamente mudando. Além disso, há diferenças internacionais substanciais na idade do início da puberdade e nas taxas interindividuais diferenciais do acúmulo de gordura.

Esta sessão esboça os métodos mais apropriados para: (a) classificar o sobrepeso e a obesidade em adultos; e (b) identificar a distribuição abdominal de gordura corpórea. Ela também discute brevemente o uso de métodos adicionais para a caracterização mais detalhada de indivíduos obesos. A sessão final descreve a ausência atual de consistência e concordância entre estudos na classificação da obesidade na infância e adolescência e enfoca a necessidade de um sistema de classificação globalmente padronizado.

Os temas-chave abordados incluem os seguintes:

- A obesidade pode ser simplesmente definida como a doença na qual o excesso de gordura corpórea se acumulou em tal extensão que a saúde pode ser adversamente afetada. Entretanto, a quantidade de gordura excessiva, sua distribuição pelo corpo e as conseqüências associadas para a saúde podem variar consideravelmente entre os indivíduos obesos.
- A classificação graduada de sobrepeso e obesidade: (a) permite comparações significantes de estado de peso dentro e entre as populações; (b) torna possível identificar indivíduos e grupos em maior risco de morbidade e mortalidade; (c) possibilita que as prioridades sejam identificadas para intervenção em níveis individuais e da comunidade; e (d) fornece uma base firme para a avaliação de intervenções.

- O índice de massa corpórea (IMC) (ver Sessão 2.3) fornece a medida mais útil, embora grosseira, de obesidade em relação à população. Ele pode ser usado para estimar a prevalência de obesidade entre a população e os riscos associados a ela. Entretanto, não diferencia a ampla variação na distribuição de gordura corpórea e pode não correlacionar o mesmo grau de gordura ou riscos de saúde associados em diferentes indivíduos e populações.
- Os indivíduos obesos com excesso de gordura nos depósitos intra-abdominais estão em risco particular de conseqüências adversas de saúde da obesidade. Portanto, a medida da circunferência abdominal fornece um método simples e prático para identificar pacientes acima do peso com maior risco de enfermidade associada à obesidade em função da distribuição de gordura abdominal.
- As populações étnicas diferem no nível de risco associado com a circunferência abdominal particular e um sistema de graduação de circunferência abdominal globalmente aplicável ainda não foi desenvolvido.
- Os métodos adicionais disponíveis para a caracterização mais detalhada do estado obeso incluem métodos de medida de composição corpórea (por exemplo, pesagem debaixo da água), determinação da distribuição anatômica de gordura corpórea (por exemplo, imagem de ressonância magnética), medida da ingestão de energia (por exemplo, registro dietético prospectivo) e gasto de energia (por exemplo, água duplamente marcada). Entretanto, o custo de tais técnicas e as dificuldades práticas envolvidas na sua aplicação limitam sua utilidade para pesquisa.
- Conforme previamente mencionado, a classificação do *status* de peso de crianças e adolescentes é complicada pelo fato de que a estatura e a composição corpórea estão continuamente mudando e tais mudanças com freqüência ocorrem em diferentes taxas e tempos em diferentes populações, fazendo com que simples índices universais de adiposidade tenham pouco valor. Até o momento, não há o mesmo nível de concordância na classificação de obesidade para crianças e adolescentes como há para adultos.

2.2 Por que classificar sobrepeso e obesidade?

A classificação graduada de sobrepeso e obesidade é valiosa por uma série de razões. Em particular, ela permite:

- comparações significantes de *status* de peso dentro e entre as populações;
- a identificação de indivíduos e grupos com maior risco de morbidade e mortalidade;
- a identificação de prioridades para intervenção em níveis de comunidade e individuais;
- uma base firme para avaliar intervenções.

2.3 Índice de massa corpórea

O IMC é um índice simples que relaciona peso e estatura, comumente utilizado para classificar abaixo do peso, sobrepeso e obesidade em adultos. Ele é definido como o peso em quilogramas dividido pelo quadrado da estatura em metros (kg/m^2).

Por exemplo, um adulto que pese 70kg e cuja estatura seja 1,75m terá um IMC de 22,9:

$$IMC = 70\ (kg)/1{,}75^2\ (m^2) = 22{,}9$$

A classificação de sobrepeso e obesidade de acordo com o IMC é mostrada na Tabela 2.1. A obesidade é classificada como um IMC maior ou igual a 30,0. A classificação mostrada na Tabela 2.1 está de acordo com aquela recomendada pela Organização Mundial da Saúde (OMS) (2); porém, inclui uma subdivisão adicional no IMC de 35,0 a 39,0, em virtude do fato de que as opiniões de controle para lidar com a obesidade diferem acima de um IMC de 35. A classificação da OMS baseia-se primariamente na associação entre IMC e mortalidade (ver Sessão 4.6).

2.3.1. Uso de outros pontos de corte na classificação da obesidade

Atualmente, um IMC de 30 ou mais é amplamente aceito como denotando obesidade. Em alguns estudos, entretanto, outros pontos de corte de IMC, tanto acima como abaixo de 30, foram usados (3). As diferenças nos pontos de corte possuem um impacto maior sobre as estimativas de

TABELA 2.1

Classificação dos adultos de acordo com o IMC[a]

Classificação	IMC	Risco de co-morbidades
Abaixo do peso	< 18,50	Baixo (mas risco aumentado de outros problemas clínicos)
Variação normal	18,50-24,99	Médio
Sobrepeso:	≥ 25,00	
Pré-obeso	25,00-29,99	Aumentado
Obeso Classe I	30,00-34,99	Moderado
Obeso Classe II	35,00-39,99	Grave
Obeso Classe III	≥ 40,00	Muito grave

[a] Estes valores de IMC independem da idade e são os mesmos para ambos os sexos. Entretanto, o IMC pode não corresponder ao mesmo grau de adiposidade em diferentes populações por causa, em parte, das diferenças nas proporções corpóreas (ver Seção 2.3.2). A tabela mostra uma relação simplista entre IMC e o risco de co-morbidade, que pode ser afetado por uma variedade de fatores, inclusive natureza da dieta, grupo étnico e nível de atividade. Os riscos associados com o aumento de IMC são contínuos e graduados e começam num IMC abaixo de 25. A interpretação de graduações de IMC com relação ao risco pode diferir para populações diferentes. Tanto o IMC quanto uma medida de distribuição de gordura (circunferência abdominal ou relação cintura:quadril) são importantes no cálculo do risco de co-morbidades de obesidade.

prevalência da obesidade. Para comparações significantes entre ou dentro das populações é, portanto, aconselhável usar os pontos de corte de IMC simples propostos na Tabela 2.1.

2.3.2. *Variação na relação entre IMC e gordura corpórea*

Apesar de ser geralmente possível supor que indivíduos com IMC de 30 ou mais possuem massa de gordura excessiva em seu corpo, o IMC não distingue o peso associado a músculos do peso associado à gordura. Como resultado, a relação entre IMC e teor de gordura corpórea varia de acordo com a constituição e a proporção corpórea, tendo-se mostrado repetidamente que determinado IMC pode não corresponder ao mesmo grau de gordura nas populações. Os polinésios, por exemplo, possuem uma porcentagem menor de gordura do que os australianos caucasianos com IMC idêntico (4). Além disso, a porcentagem de massa de gordura corpórea aumenta com a idade até 60 a 65 anos em ambos os sexos (5,6) e é maior nas mulheres do que nos homens com IMC equivalente (7). Em comparações transversais, portanto, os valores de IMC devem ser interpretados com cuidado se as estimativas de gordura corpórea forem exigidas.

As diferenças nas proporções corpóreas e na relação entre IMC e teor de gordura corpórea podem afetar a variação de IMC considerada saudável. Os cálculos baseados na proporção de estatura sentado e em pé, os quais permitem que o IMC seja corrigido de modo a levar em consideração os comprimentos não usuais dos membros inferiores, estão agora disponíveis. Dessa forma, aborígenes australianos muito altos e magros tendem a ter um IMC enganosamente baixo; uma variação saudável de IMC para essa população parece ser entre 17 e 22, e complicações metabólicas se desenvolvem rapidamente à medida que o IMC ultrapassa 22. Um novo cálculo de dados dos aborígenes para levar em consideração as suas proporções corpóreas não comuns aumenta tanto o IMC médio quanto a distribuição de IMC, de forma que a porcentagem com IMC maior que 25 aumenta de 8 a 15% (8).

2.3.3 *Uso de IMC para classificar a obesidade*

O IMC pode ser considerado para fornecer a medida de obesidade mais útil, embora grosseira, no nível populacional. A natureza robusta das medidas e a inclusão de rotina bem disseminada de pesos e estaturas na clínica e em pesquisas de saúde populacional significam que uma medida mais seletiva de adiposidade, tal como as medidas de espessura de dobra cutânea, fornece informações adicionais em vez de primárias. O IMC pode ser usado para estimar a prevalência de obesidade em uma população e os riscos associados a ela; entretanto, não é responsável pela ampla variação na natureza de obesidade entre diferentes indivíduos e populações.

2.4 Circunferência abdominal e relação cintura:quadril

A massa de gordura abdominal pode variar dramaticamente dentro de uma faixa estreita de gordura corpórea total ou IMC. Na realidade, para qualquer acúmulo de gordura corpórea total, os homens podem ter, em média, o dobro da quantidade de gordura abdominal do que é geralmente encontrado em mulheres pré-menopausa (9). Outros métodos além da medida de IMC poderiam, portanto, estar disponíveis na identificação de indivíduos com maior risco de morbidade relacionada à obesidade em função do acúmulo de gordura abdominal.

Durante os últimos 10 anos ou mais, aceitou-se que uma maior relação cintura:quadril (RCQ maior que 1,0 em homens e maior que 0,85 em mulheres) indica acúmulo de gordura abdominal (10). Entretanto, evidências recentes sugerem que apenas a circunferência abdominal – medida do ponto médio entre a borda inferior da caixa torácica e a crista ilíaca – pode fornecer um correlato mais prático da distribuição de gordura abdominal e relação saúde-doença associada (11-13).

A circunferência abdominal é uma medida simples e conveniente que não está relacionada à estatura (10), se correlaciona próxima de IMC e RCQ (13) e é um índice aproximado de massa de gordura intra-abdominal (14-16) e gordura corpórea total (17). Além disso, as alterações na circunferência abdominal refletem alterações nos fatores de risco para doença cardiovascular (DCV) (18) e outras formas de doença crônica, mesmo que os riscos pareçam variar em diferentes populações.

Alguns especialistas consideram que a medida de quadril fornece informações adicionais valiosas relacionadas à massa muscular gluteofemoral e estrutura óssea (19). A RCQ pode, portanto, continuar sendo um método de pesquisa útil, mas os indivíduos podem ser identificados como estando em risco aumentado de morbidade relacionada à obesidade pelo uso da circunferência abdominal apenas como um método de triagem inicial.

As populações diferem no nível do risco associado com uma circunferência abdominal em particular, de forma que pontos de corte globalmente aplicáveis não possam ser desenvolvidos. Por exemplo, a gordura abdominal tem mostrado ser menos fortemente associada a fatores de risco para DCV e diabetes melito não dependente de insulina (NIDDM) em mulheres negras do que em mulheres brancas (20). Também, pessoas descendentes do sul da Ásia (Bangladesh, Índia e Paquistão) que vivem em sociedades urbanas possuem maior prevalência de muitas das complicações da obesidade que outros grupos étnicos (21). Essas complicações estão associadas à distribuição de gordura abdominal, que é marcadamente maior para um certo nível de IMC do que nos europeus. Finalmente, apesar das mulheres terem quase o mesmo risco absoluto de doença de artéria coronária (DAC) que os homens com mesma RCQ (22, 23), elas mostram aumentos no risco relativo de DAC em circunferências abdominais menores do que os homens. Dessa forma, há uma necessidade de desenvolver pontos de corte específicos de circunferência abdominal apropriados para diferentes populações.

As circunferências de cintura específicas para sexo fornecidas na Tabela 2.2 denotam risco relativo aumentado para uma amostra ao acaso dos Países Baixos de 2.183 homens e 2.698 mulheres com idade entre 20 e 59 anos (23).

2.5 Métodos adicionais para a avaliação de obesidade

Além dos métodos de avaliação antropométrica previamente resumidos, há vários outros métodos úteis para medir a gordura corpórea em certas situações clínicas e na pesquisa de obesidade. Esses métodos são particularmente úteis quando se tenta identificar os determinantes genéticos e ambientais da obesidade e suas interações, na medida em que possibilitam que a natureza variável e complexa da obesidade seja dividida em componentes separados. Assim, os indivíduos obesos podem ser caracterizados pela medida da composição corpórea, distribuição anatômica de gordura, ingestão de energia e resistência insulínica, entre outros.

Uma lista das características de obesidade consideradas adequadas para medida em estudos de genética foi recentemente aceita (24) e está resumida na Tabela 2.3. As medidas em uma dada categoria não possuem necessariamente a mesma validade.

2.6 Classificando a obesidade na infância

Até o momento, não há o mesmo nível de concordância sobre a classificação de sobrepeso e obesidade em crianças e adolescentes como em adultos. Há certa confusão tanto em termos de uma população-referência globalmente aplicável como na seleção de pontos de corte apropriados para designar uma criança como obesa.

2.6.1 Uso de gráficos de crescimento

Muitos países produziram gráficos de referência para crescimento com base no peso por idade e na estatura pela idade. Entretanto, essas medidas

Tabela 2.2

Circunferência abdominal específica para o sexo e risco de complicações metabólicas associadas à obesidade em caucasianos[a]

Risco de complicações metabólicas	Circunferência abdominal (cm)	
	Homens	Mulheres
Aumentado	≥ 94	≥ 80
Substancialmente aumentado	≥ 102	≥ 88

[a] Esta tabela é apenas um exemplo. A identificação de risco utilizando a circunferência abdominal é população-específica e dependerá dos níveis de obesidade e outros fatores de risco para DCV e NIDDM. Este tema está atualmente em investigação.

TABELA 2.3
Características atualmente recomendadas para medida em estudos genéticos

Característica de obesidade medida	Exemplos de métodos de medida
Composição corpórea	IMC; circunferência abdominal; pesagem debaixo da água; absorciometria de raio X de energia dual (DEXA); diluição de isótopo; bioimpedância; espessura de dobra cutânea
Distribuição anatômica de gordura	Circunferência abdominal; RCQ; tomografia computadorizada; ultra-som; ressonância magnética
Compartimentalização de armazenamento de nutriente	Ácido palmítico [C^{13}]; teste de superalimentação estendida
Ingestão de energia	"Total" pelo registro dietético prospectivo ou recordatório; "composição de macronutriente" pelo registro dietético prospectivo ou recordatório ou por questionário dietético
Gasto de energia	"Total" por água duplamente marcada; "repouso" pela calorimetria indireta; nível de atividade física (NAF) por questionário, detector de movimento, monitor de freqüência cardíaca, etc.

apenas refletem o tamanho de uma criança (estatura e medida de cintura) e não fornecem nenhuma indicação da gordura relativa. A correlação próxima entre estatura e peso durante a infância significa que um índice de peso ajustado para a estatura pode fornecer uma simples medida de gordura.

2.6.2 *População de referência infantil internacional*

A referência de crescimento mais amplamente utilizada, que a OMS recomendou para uso internacional desde o final da década de 1970 (25, 26), foi desenvolvida pelo National Center for Health Statistics (NCHS) dos Estados Unidos. Entretanto, um comitê de especialistas da OMS (2) chamou atenção para uma série de problemas técnicos e biológicos sérios com esta referência de crescimento. A OMS está, portanto, desenvolvendo uma nova referência de crescimento para lactentes e crianças desde o nascimento até os 5 anos. Ela será baseada em uma amostra de lactentes e crianças de diferentes partes do mundo cujos cuidadores sigam as recomendações de saúde internacionalmente reconhecidas. Uma referência similar também será necessária para crianças mais velhas e adolescentes.

2.6.3 *Curvas de referência de IMC por idade*

O IMC do adulto aumenta muito lentamente com a idade, de modo que pontos de corte independentes da idade podem ser utilizados para graduar a gordura. Em crianças, entretanto, o IMC muda substancialmente com a idade, aumentando de modo gradual na infância, caindo durante a idade pré-escolar e então aumentando novamente durante a adolescência e início da maturidade. Por essa razão, o IMC da criança precisa ser avaliado utilizando-se curvas de referência relacionadas à idade.

Tais curvas foram produzidas por uma série de países (6, 27-29). Entretanto, muitas são imperfeitas porque os dados são antigos ou porque a variação de idade é restrita. Gráficos mais recentes de IMC pela idade foram desenvolvidos para crianças britânicas, italianas e suecas (30-32) utilizando o método de Cole (33) do quadrado médio mínimo (LMS), que ajusta a distribuição do IMC para distorção e permite que o IMC em indivíduos seja expresso como um centil exato ou escore de desvio-padrão. O uso de IMC pela idade está atualmente sendo explorado, paralelamente a outras técnicas potenciais, por um especialista que trabalha em grupo para determinar o melhor método de classificar o sobrepeso e a obesidade na infância. Um padrão comum deve permitir a avaliação comparativa da obesidade na infância internacionalmente.

Referências

1. **Garrow JS.** *Obesity and related diseases.* London, Churchill Livingstone, 1988:1-16.
2. *Physical status: the use and interpretation of anthropometry. Report of a WHO Expert Committee.* Geneva, World Health Organization, 1995 (Technical Report Series, No. 854):329.
3. **Kuczmarski RJ et al.** Increasing prevalence of overweight among US adults. The National Health and Nutrition Examination Surveys, 1960 to 1991. *Journal of the American Medical Association*, 1994, 272:205-211.
4. **Swinburn BA et al.** Body composition differences between Polynesians and Caucasians assessed by bioelectrical impedance. *International Journal of Obesity and Related Metabolic Disorders*, 1996, **20**:889-894.
5. **Forbes GB, Reina JC.** Adult lean body mass decline with age: some longitudinal observations. *Metabolism: Clinical and Experimental*, 1970, **19**:653-663.
6. **Rolland-Cachera MF et al.** Body mass index variations – centiles from birth to 87 years. *European Journal of Clinical Nutrition*, 1991, **45**:13-21.
7. **Ross R et al.** Sex differences in lean and adipose tissue distribution by magnetic resonance imaging: anthropometric relationships. *American Journal of Clinical Nutrition*, 1994, **59**:1277-1285.
8. **Norgan NG, Jones PRM.** The effect of standardising the body mass index for relative sitting height. *International Journal of Obesity and Related Metabolic Disorders*, 1995, **19**:206-208.
9. **Lemieux S et al.** Sex differences in the relation of visceral adipose tissue accumulation to total body fatness. *American Journal of Clinical Nutrition*, 1993, **58**:463-467.
10. **Han TS et al.** The influences of height and age on waist circumferences as an index of adiposity in adults. *International Journal of Obesity and Related Metabolic Disorders*, 1997, **21**:83-89.
11. **James WPT.** The epidemiology of obesity. In: Chadwick DJ, Cardew GC, EDS. *The origins and consequences of obesity.* Chichester, Wiley, 1996:1-116 (Ciba Foundation Symposium 201).
12. **Seidell JC.** Are abdominal diameters abominable indicators? In: Angel A, Bouchard C, eds. *Progress in Obesity Research: 7.* London, Libbey, 1995:305-308.
13. **Lean MEJ, Han TS, Morrison CE.** Waist circumference as a measure for indicating need for weight management. *British Medical Journal*, 1995, **311**:158-161.
14. **Han TS et al.** Waist circumference relates to intra-abdominal fat mass better than waist:hip ratio in women. *Proceedings of the Nutrition Society*, 1995, **54**:152A.

15. **Pouliot MC et al.** Waist circumference and abdominal sagittal diameter: best simple anthropometric indexes of abdominal visceral adipose tissue accumulation and related cardiovascular risk in men and women. *American* Journal of Cardiology, 1994, **73**:460-468.
16. **Ross R et al.** Quantification of adipose tissue by MRI: relationship with anthropometric variables. *Journal of Applied Physiology,* 1992, **72**:787-795.
17. **Lean MEJ, Han TS, Deurenberg P.** Predicting body composition by densitometry from simple anthropometric measurements. *American Journal of Clinical Nutrition,* 1996, **63**:4-14.
18. **Han TS et al.** Waist circumference reduction and cardiovascular benefits during weight loss in women. *International Journal of Obesity and Related Metabolic Disorders,* 1997, **21**:127-134.
19. **Björntorp P.** Etiology of the metabolic syndrome. In: Bray GA, Bouchard C, James WPT, eds. *Handbook of obesity.* New York, Marcel Dekker, 1998:573-600.
20. **Dowling HJ, Pi-Sunyer FX.** Race-dependent health risks of upper body obesity. *Diabetes,* 1993, **42**:537-543.
21. **McKeigue PM.** Metabolic consequences of obesity and body fat pattern: lessons from migrant studies. In: Chadwick DJ, Cardew GC, eds. *The origins and consequences of obesity.* Chichester, Wiley, 1996:54-67 (Ciba Foundation Symposium 201).
22. **Larsson B et al.** Is abdominal body fat distribution a major explanation for the sex difference in the incidence of myocardial infarction? The study of men born in 1913 and the study of women, Göteborg, Sweden. *American Journal of Epidemiology,* 1992, **135**:266-273.
23. **Han TS et al.** Waist circumference action levels in the identification of cardiovascular risk factors: prevalence study in a random sample. *British Medical Journal,* 1995, **311**:1401-1405.
24. **Warden CH.** Group report: How can we best apply the tools of genetics to study body weight regulation? In: Bouchard C, Bray GA, eds. *Regulation of body weight: biological and behavioural mechanisms.* Chichester, Wiley, 1996:285-305.
25. *Measuring change in nutritional status.* Geneva, World Health Organization, 1983.
26. **WHO Working Group.** Use and interpretation of anthropometric indicators of nutritional status. *Bulletin of the World Health Organization,* 1986, **64**:929-941.
27. **Must A, Dallal GE, Dietz WH.** Reference data for obesity: 85th and 95th percentiles of body mass index and triceps skinfold thickness. *American Journal of Clinical Nutrition,* 1991, **53**:839-846.
28. **Hammer LD et al.** Standardized percentile curves of body mass index for children and adolescents. *American Journal of Diseases of Children,* 1991, **145**:259-263.
29. **Bláha P et al.** V. celostátní antropologický výzkum detí a mládeze v roce 1991 (České zeme) – vybrané antropometrické charakteristiky. [The 5th nationwide anthropological study of children and adolescents held in 1991 (Czech Republic) – selected anthropometric characteristics.] Československa Pediatrie, 1993, **48**(10):621-630.
30. **Cole TJ, Freeman JV, Preece MA.** Body mass index reference curves for the UK, 1990. *Archives of Diseases of Children,* 1995, **73**:25-29.
31. **Luciano A, Bressan F, Zoppi G.** Body mass index reference curves for children aged 3-19 years from Verona, Italy. *European Journal of Clinical Nutrition,* 1997, **51**:6-10.
32. **Lindgren G et al.** Swedish population reference standards for height, weight and body mass index attained at 6 to 16 years (girls) or 19 years (boys). *Acta Paediatrica,* 1995, **84**(9):1019-1028.
33. **Cole TJ.** The LMS method for constructing normalised growth standards. *European Journal of Clinical Nutrition,* 1990, **44**:45-60.

3. PREVALÊNCIA GLOBAL E TENDÊNCIAS SECULARES NA OBESIDADE

3.1 Introdução

Atualmente, evidências estão emergindo para sugerir que a prevalência de sobrepeso e obesidade está aumentando numa taxa alarmante em todo o mundo. Tanto os países desenvolvidos como os em desenvolvimento são afetados. Além disso, como o problema parece estar aumentando rapidamente em crianças e em adultos, as conseqüências reais para a saúde podem se tornar completamente aparentes apenas no futuro.

A importância de estimar a prevalência e as tendências seculares em sobrepeso e obesidade não pode ser enfatizada excessivamente. O conhecimento do nível e alteração da distribuição de sobrepeso e obesidade pode ser usado para:

- identificar populações em risco particular de obesidade e suas conseqüências associadas de saúde e econômicas;
- ajudar os planejadores de política e de saúde pública na mobilização e relocalização de recursos para o controle de doença;
- fornecer dados de base para monitorar a eficácia dos programas nacionais para o controle de obesidade.

Esta seção fornece uma visão geral global de tendências seculares na obesidade entre adultos. Ela começa com uma nota de cuidado nas comparações entre estudos diferentes e então descreve, em linhas gerais, os resultados do estudo completo MONICA-OMS (MONItoramento de tendências e determinantes nas doenças CArdiovasculares). O cerne da seção, entretanto, é uma revisão de tendências seculares durante os últimos 10 a 20 anos e os dados disponíveis de prevalência mais recentes em cada uma das seis regiões da OMS – África, Américas, sudeste da Ásia, Europa, leste do Mediterrâneo e oeste do Pacífico.

Apesar da disponibilidade limitada de dados nacionalmente representativos (em particular dados de tendência secular), as conclusões seguintes podem ser tiradas:

- A prevalência de obesidade está aumentando em todo o mundo numa taxa alarmante tanto nos países desenvolvidos quanto nos em desenvolvimento.
- Em muitos países em desenvolvimento, a obesidade coexiste com desnutrição (IMC inferior a 18,5). Ela ainda é relativamente incomum nos países da África e Ásia, mas é mais prevalente em populações urbanas do que rurais. Em regiões economicamente avançadas, as taxas de prevalência podem ser tão altas quanto nos países industrializados.
- As mulheres geralmente possuem taxas de obesidade mais altas do que os homens, apesar dos homens terem taxas mais altas de sobrepeso.

- A atual ausência de consistência e concordância entre diferentes estudos na classificação de obesidade em crianças e adolescentes dificulta o fornecimento de uma visão geral da prevalência global de obesidade em grupos etários mais jovens. Não obstante, independentemente do sistema de classificação utilizado, os estudos de obesidade durante a infância e adolescência quase sempre relataram que sua prevalência aumentou.

3.2 Uma nota de cuidado

Vários fatores podem tornar problemáticas as comparações de dados entre diferentes estudos de perfil, a saber:

- *Classificação de obesidade*: numa série de estudos, a classificação de obesidade internacional recomendada pela OMS, isto é, IMC maior ou igual a 30, não foi utilizada.
- *Grupo etário*: o grupo etário escolhido afeta a proporção de indivíduos obesos identificados.
- *Padronização de idade*: em muitos estudos, a estrutura da idade da população não foi padronizada de acordo com uma referência tal como os novos dados da população mundial padrão (1).
- *Período de tempo/ano de coleta de dados*: há uma necessidade de monitoramento contínuo dos programas de modo que os dados atuais estejam sempre disponíveis.
- *Peso e estatura medidos* versus *auto-relatados*: peso e estatura auto-relatados são notoriamente inconfiáveis, em especial no obeso.

Muitos estudos foram excluídos dessa revisão por causa dos problemas causados pelos fatores relacionados anteriormente ou porque foram conduzidos há vários anos sem qualquer acompanhamento e são, portanto, de valor limitado. Os dados de prevalência citados nesta seção são aqueles mais recentemente disponíveis e ilustram a natureza global da prevalência de obesidade; eles em geral foram derivados das pesquisas nacionais representativas. Entretanto, em função da disponibilidade limitada dos dados longitudinais, as tendências seculares com freqüência foram ilustradas com dados de amostras representativas.

Em todas as tabelas desta seção, a obesidade é classificada como IMC maior ou igual a 30, a menos que afirmado de outra maneira.

3.3 O projeto MONICA-OMS

Os dados mais completos sobre a prevalência de obesidade em todo o mundo são aqueles do projeto MONICA-OMS (2). Apesar de as populações não serem necessariamente representativas dos países nos quais elas estão localizadas, as 48 populações mostradas nas Figuras 3.1 e 3.2 podem ser comparadas porque os dados foram coletados no mesmo período, são padronizados pela idade e baseados em pesos e estaturas medidos de acordo com protocolos idênticos. Os dados apresentados foram coletados pela primeira vez entre 1983 e 1986; dados mais recentes foram publicados a partir do Conselho da OMS.* A maioria dos dados é de populações européias.

As Figuras 3.1 e 3.2 apresentam as distribuições de IMC em 48 populações do estudo MONICA para homens e mulheres, respectivamente (3). Apesar desse relatório enfocar os dados relacionados à obesidade, isto é, IMC maior ou igual a 30, é importante observar que um IMC entre 25 e 29,9 é responsável pela maior parte do impacto do sobrepeso em certas co-morbidades da obesidade; foi estimado, por exemplo, que cerca de 64% dos casos de homens e 77% dos casos de mulheres de NIDDM teoricamente seriam prevenidos se ninguém tivesse IMC maior ou igual a 25. Esses números podem ser comparados com aqueles para um ponto de corte de IMC inferior a 30, a saber 44% e 33%, respectivamente (4, 5).

As Figuras 3.1 e 3.2 mostram que em todas menos uma população masculina e na maioria das populações femininas, entre 50 e 75% dos adultos com idade entre 35 e 64 anos estavam com sobrepeso ou obesas durante o período de 1983 a 1986. Em algumas populações, esse número era superior a 75%. Dessa forma, entre 1983 e 1986, a maioria dos adultos nessas populações estava em risco aumentado de doença causada por sobrepeso ou obesidade. Com base na evidência de que a prevalência de obesidade está aumentando mundialmente, a situação atual pode ser ainda pior.

3.4 Região africana

3.4.1 Tendências seculares na obesidade

Muitos países na região africana enfocaram principalmente a desnutrição e a segurança alimentar. Como resultado, as tendências na obesidade foram documentadas em apenas alguns países ou populações africanas. Entretanto, um estudo recente nas ilhas Maurício mostrou a mesma tendência que foi vista nas outras cinco regiões da OMS – um aumento dramático na prevalência de obesidade durante um período de cinco anos tanto em homens quanto em mulheres com idade entre 25 e 74 anos.

---

* Tunstall-Pedoe H et al. Contribution of trends in survival and coronary-event rates to changes in coronary heart disease mortality: 10 years results from 37 WHO MONICA Project populations. *Lancet*, 1999, **353**:1547-1557.

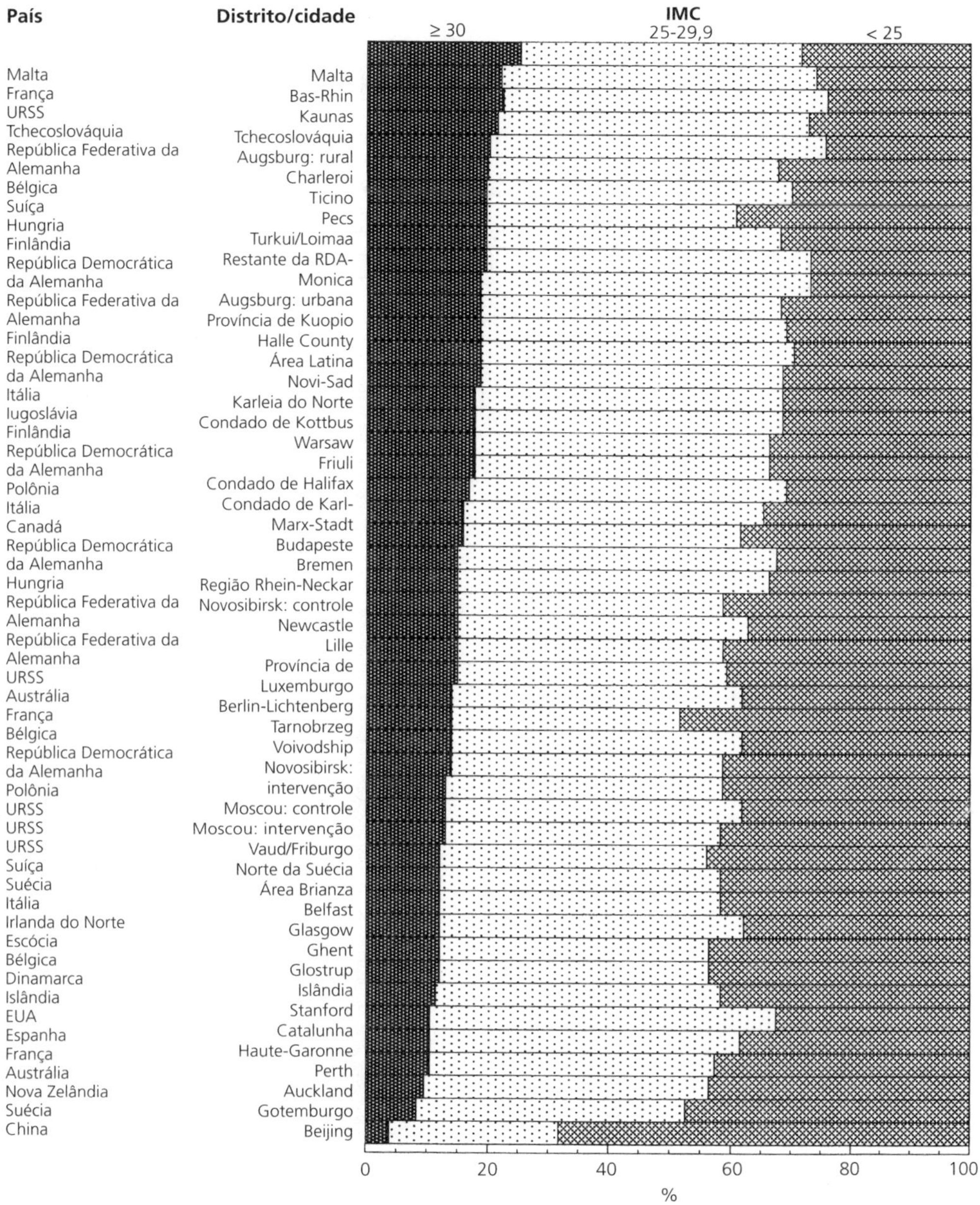

FIGURA 3.1

Distribuição de IMC: proporções padronizadas pela idade de categorias selecionadas nas populações do estudo MONICA, grupo etário 35-64 anos de idade (homens)

Nota 1. São mostradas as proporções de homens classificados como obesos, com sobrepeso e peso normal em 48 populações (principalmente européias) que fazem parte do estudo MONICA OMS. Apesar destas populações não serem necessariamente representativas dos países nos quais estão localizadas, elas podem ser comparadas porque os dados foram coletados no mesmo período, são padronizados pela idade e baseados nas estaturas e pesos medidos de acordo com protocolos idênticos. O estudo MONICA OMS gerou um dos mais completos conjuntos de dados na prevalência de obesidade em todo o mundo. Os dados foram coletados durante o período de 1983-1986 (3).

Nota 2. Os nomes de países são aqueles que eram válidos na época da coleta de dados.

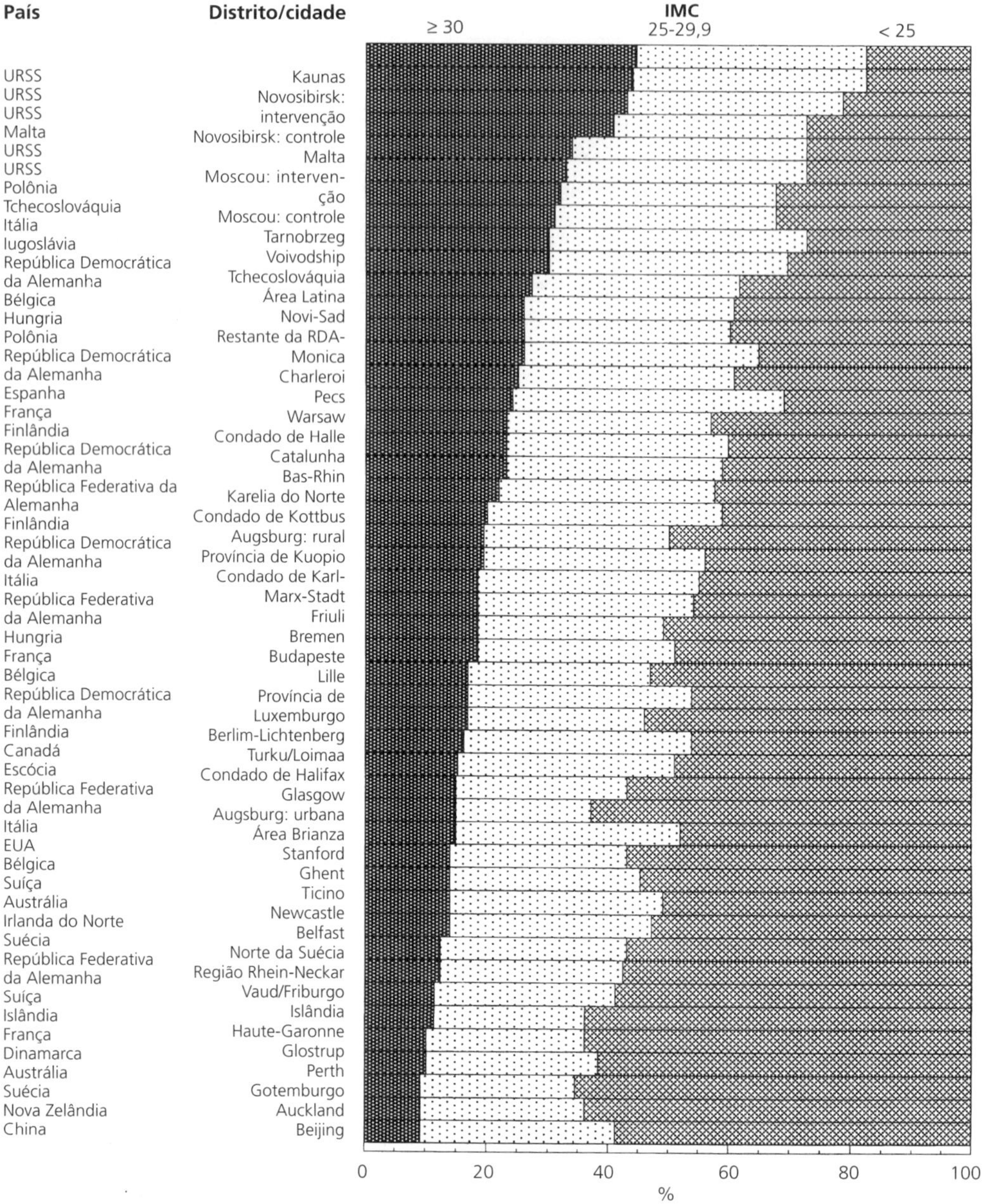

FIGURA 3.2

Distribuição de IMC: proporções padronizadas pela idade de categorias selecionadas nas populações do estudo MONICA, grupo etário 35-64 anos de idade (mulheres)

Nota 1. São mostradas as proporções de mulheres classificadas como obesas, com sobrepeso e peso normal em 48 populações (principalmente européias) que fazem parte do estudo MONICA OMS. Apesar destas populações não serem necessariamente representativas dos países nos quais estão localizadas, elas podem ser comparadas porque os dados foram coletados no mesmo período, são padronizados pela idade e baseados em pesos e estaturas medidos de acordo com protocolos idênticos. O estudo MONICA OMS gerou um dos mais completos conjuntos de dados sobre a prevalência da obesidade em todo o mundo. Os dados foram coletados durante o período de 1983-1986 (3).

Nota 2. Os nomes dos países são aqueles que eram válidos na época da coleta de dados.

A proporção de homens obesos aumentou de 3,4% em 1987 para 5,3% em 1992, enquanto a proporção de mulheres obesas aumentou de 10,4% para 15,2% no mesmo período. Esse aumento foi visto em todos os grupos etários e étnicos (6, 7). Apesar de se poder argumentar que as ilhas Maurício não refletem outros países na região africana, este estudo realça os efeitos adversos da alteração do estilo de vida em populações em rápida modernização e quão rapidamente a obesidade pode se tornar um problema de saúde pública.

3.4.2 *Prevalência atual de obesidade*

Segundo os dados fragmentados e limitados de prevalência disponíveis, é evidente que a obesidade existe tanto nos países em desenvolvimento como nos países mais desenvolvidos na região africana, particularmente entre as mulheres. A Tabela 3.1 mostra dados de uma série de estudos realizados nos países africanos.

Em países em desenvolvimento, os adultos das áreas rurais que ainda mantêm um estilo de vida tradicional ganharam pouco ou nenhum peso com a idade até épocas relativamente recentes. Anteriormente, este foi o caso na África e continua sendo assim nas poucas populações caçadoras-colhedoras remanescentes, como o povo de San, no norte de Botsuana (12). Entretanto, com a melhora da situação socioeconômica e as alterações crescentes em virtude da rápida urbanização, a prevalência de obesidade entre alguns grupos de mulheres negras subiu marcadamente para níveis que excedem aqueles de populações em países industrializados (13). Na realidade, estimou-se que aproximadamente 44% das mulheres africanas vivendo na Península do Cabo eram obesas em 1990 (10).

TABELA 3.1

Prevalência de obesidade (IMC maior ou igual a 30) em alguns países e populações da África

País ou população	Ano	Idade (anos)	Prevalência de obesidade (%)		Referência
			Homens	Mulheres	
Gana	1987-1988	+20	0,9		8
Mali	1991	+20	0,8		8
Ilhas Maurício	1992	25-74	5	15	7
Rodrigues (crioulos)	1992	25-69	10	31	9
África do Sul, Península do Cabo (negros)	1990	15-64	8	44	10
República Unida da Tanzânia	1986-1989	35-64	0,6	3,6	11

3.5 Região das Américas

3.5.1 Tendências seculares na obesidade

Os dados de tendência secular, resumidos na Tabela 3.2, estão disponíveis para o Brasil, Canadá e Estados Unidos. Esses dados indicam que as taxas de obesidade para homens e mulheres estão aumentando não apenas em países desenvolvidos, mas também em países em desenvolvimento e em países como o Brasil, que estão passando por uma rápida transição socioeconômica.

Os Estados Unidos possuem os dados mais completos sobre as tendências nacionais na prevalência de obesidade em um país desenvolvido na Região. Eles baseiam-se nas comparações de dados dos estudos NHES I (1960-1962), NHANES I (1971-1974), NHANES II (1976-1980) e NHANES III (1988-1994) (14). Os números apresentados na Tabela 3.2 para os Estados Unidos são particularmente valiosos, pois foram recalculados a partir dos estudos NHES e NHANES para a classificação da OMS de obesidade, isto é, IMC maior ou igual a 30. Eles sugerem que a obesidade é um problema progressivo nos Estados Unidos; houve um leve aumento na prevalência global estimada de obesidade durante o período coberto pelas três primeiras pesquisas, mas um aumento muito maior entre a terceira e a quarta pesquisa.

Os dados do Brasil fornecem a informação mais valiosa sobre a prevalência de obesidade e tendências em um país em transição na Região. Duas pesquisas comparáveis, nacionalmente representativas e randomizadas sobre nutrição, feitas 15 anos atrás, tornam possível uma investigação detalhada de padrões em mudança do estado nutricional de crianças e adultos, homens e mulheres, ricos e pobres.

TABELA 3.2

Tendências na obesidade (IMC maior ou igual a 30) em países selecionados nas Américas

País	Ano	Idade (anos)	Prevalência de obesidade (%) Homens	Mulheres	Referência
Brasil	1975	25-64	3,1	8,2	15
	1989	25-64	5,9	13,3	15
Canadá	1978	20-70	6,8	9,6	16
	1981	20-70	8,5	9,3	17
	1988	20-70	9,0	9,2	18
	1986-1990	18-74	15,0	15,0	19
Estados Unidos	1960-1962	20-74	10,4	15,1	14
	1971-1974	20-74	11,8	16,1	14
	1976-1980	20-74	12,3	16,5	14
	1988-1994	20-74	19,9	24,9	14

Essas pesquisas, realizadas pela agência brasileira encarregada das estatísticas nacionais em 1974-1975 (Estudo Nacional de Gasto da Família - ENDEF) e em 1989 (Pesquisa Nacional sobre Saúde e Nutrição - PNSN), mostram que a obesidade adulta aumentou em todos os grupos de homens e mulheres. Entretanto, um aumento maior foi observado entre as famílias de menor renda. O problema de déficit nutricional no Brasil está sendo rapidamente substituído pelo do excesso nutricional (15).

3.5.2 *Prevalência atual de obesidade*

Os dados mais recentes para a prevalência de obesidade nos Estados Unidos são aqueles dos estudos NHANES III (1988-1994). Uma reanálise recente dos dados utilizando IMC maior ou igual a 30 para classificar a obesidade é particularmente valiosa para comparações globais e mostrou que cerca de 20% dos homens e 25% das mulheres nos Estados Unidos são obesos. A Tabela 3.3 mostra que, no início da década de 1990, a obesidade estava mais disseminada pelos Estados Unidos do que no Canadá. A análise detalhada dos dados de subgrupos mostra que as mulheres negras e outras minorias nos Estados Unidos tendem a ter taxas particularmente altas de obesidade.

O único país latino-americano que conduziu um estudo de pesquisa nacionalmente representativo nos últimos 10 anos foi o Brasil. A pesquisa PNSN indicou que a obesidade é prevalente no Brasil, afetando cerca de 6% dos homens e 13% das mulheres em 1989 (15).

As evidências do Caribe, especificamente Barbados, Cuba, Jamaica e Santa Lúcia, indicam que a obesidade é um problema significante nesta região. Ela é mais comum nos países com maior produto nacional bruto (GNP) – *gross national product per capita*, afeta mais as mulheres do que os homens e está associada a um aumento paralelo de hipertensão e NIDDM (20). No entanto, como um sistema de classificação não usual é utilizado (homens obesos: IMC maior ou igual a 31,1; mulheres obesas: IMC maior ou igual a 32,3), o estudo não é citado na Tabela 3.3.

TABELA 3.3
Prevalência de obesidade (IMC maior ou igual a 30) em países selecionados nas Américas

País	Ano	Idade (anos)	Prevalência de obesidade (%)		Referência
			Homens	Mulheres	
Brasil	1989	25-64	6	13	15
Canadá	1986-1990	18-74	15,0	15,0	19
Estados Unidos	1988-1994	20-74	19,9	24,9	14

3.6 Região Sudeste da Ásia

3.6.1 Tendências seculares na obesidade

Dados de boa qualidade nacionalmente representativos e de tendência secular para os países na região do sudeste da Ásia não estavam disponíveis. Entretanto, os dados de dois estudos realizados pelo mesmo centro de pesquisas na Tailândia sugerem que as doenças crônicas relacionadas à dieta, incluindo a obesidade, estão aumentando nas populações urbanas afluentes. O primeiro estudo foi conduzido em 1985 entre oficiais tailandeses de 35 a 54 anos de idade; descobriu-se que 2,2% dos 2.703 homens e 3% das 792 mulheres tinham IMC maior ou igual a 30 (21). O segundo estudo, em 1991, foi menor (66 homens e 453 mulheres) e tinha uma variação de idade maior (19-61 anos), mas também avaliava os fatores nutricionais nos tailandeses urbanos afluentes. Os resultados desse estudo mostraram que 3% dos homens e 3,8% das mulheres possuíam IMC maior ou igual a 30. Os números de prevalência para IMC 25-29,9 foram consideravelmente maiores (15,2% em homens e 23,2% em mulheres) (22).

3.6.2 Prevalência atual de obesidade

Apenas dados limitados de prevalência de obesidade estão disponíveis para países na região. Vários estudos sobre o estado nutricional foram realizados, particularmente na Índia, mas geralmente referem-se a desnutrição em grupos populacionais selecionados e não utilizaram a classificação da OMS para obesidade. Como muitos países no sudeste da Ásia estão passando pela chamada "transição nutricional"* atualmente, há uma necessidade especial de coletar dados nacionalmente representativos de prevalência da obesidade de boa qualidade. A transição nutricional está associada a uma alteração na estrutura da dieta, à atividade física reduzida e a aumentos rápidos na prevalência de obesidade (23).

3.7 Região Européia

3.7.1 Tendências seculares na obesidade

Apesar dos dados mais completos sobre a prevalência da obesidade na Europa serem aqueles do estudo MONICA da OMS (2), as 42 populações em 38 centros escolhidos por toda a Europa não são necessariamente representativas de seus países de origem e apenas os dados do primeiro ciclo foram

* A transição rápida, ou mudança, do problema de déficit nutricional (ou desnutrição) para um de excesso nutricional (ou nutrição excessiva e/ou nutrição não balanceada).

publicados até agora.* O melhor quadro das tendências seculares na prevalência de obesidade em países europeus deve, portanto, ser fornecido por dados de pesquisas nacionais. Os dados de tendência em nível populacional sobre a prevalência de obesidade na Europa estão disponíveis para vários países, inclusive Inglaterra, Finlândia, Alemanha, Holanda e Suécia. Alguns destes dados estão resumidos na Tabela 3.4, a partir da qual é possível constatar que a prevalência de obesidade aumentou em cerca de 10 a 40% na maioria dos países europeus nos últimos 10 anos. O aumento mais dramático foi observado na Inglaterra, onde ela mais do que dobrou durante este período (24). Há alguma evidência, entretanto, de que, nos últimos anos, houve menos aumento entre as mulheres em alguns países escandinavos (25).

3.7.2 Prevalência atual de obesidade

A obesidade é relativamente comum na Europa, especialmente entre mulheres e em países do sul e leste da Europa. A prevalência média de obesidade nos centros europeus que participaram do estudo MONICA da OMS entre 1983 e 1986 foi cerca de 15% nos homens e 22% nas mulheres, apesar de haver grande variabilidade tanto dentro como entre os países. A menor prevalência foi encontrada em Gotemburgo, Suécia (homens 7%, mulheres 9%); a maior, em Kaunas, atual Lituânia (homens 22%, mulheres 45%).

Os dados mais recentes de estudos nacionais individuais sugerem que a prevalência de obesidade em países europeus está atualmente na faixa de 10 a 20% em homens e 10 a 25% em mulheres (Tabela 3.5). Em concordância com os dados do estudo MONICA, a prevalência de obesidade é geralmente maior em mulheres do que em homens.

3.8 Região do Leste Mediterrâneo

3.8.1 Tendências seculares na obesidade

Dados de tendência seculares, de boa qualidade, nacionalmente representativos para os países na região do leste mediterrâneo não estão disponíveis.

3.8.2 Prevalência atual de obesidade

Os dados sobre prevalência da obesidade adulta na região do leste mediterrâneo não foram bem documentados em nível nacional, exceto na

---

* O material adaptado foi publicado a partir do Conselho: Tunstall-Pedoe H et al. Contribution of trends in survival and coronary-event rates to changes in coronary heart disease mortality: 10-year results from 37 WHO MONICA project populations. *Lancet*, 1999, **353**:1547-1557.

TABELA 3.4

Tendências na obesidade (IMC maior ou igual a 30) em países europeus selecionados

País	Ano	Idade (anos)	Prevalência de obesidade (%) Homens	Mulheres	Referência
Inglaterra	1980	16-64	6,0	8,0	26
	1986-1987		7	12	
	1991		12,7	15,0	
	1994		13,2	16,0	27
	1995		15,0	16,5	24
Finlândia	1978-1979	20-75	10	10	28
	1985-1987		12	10	
	1991-1993		14	11	
Antiga República Democrática da Alemanha	1985	25-65	13,7	22,2	L. Heinman, comunicação pessoal, 1996
	1989		13,4	20,6	
	1992		20,5	26,8	
Holanda (Países Baixos)	1987	20-29	6,0	8,5	29
	1988		6,3	7,6	
	1989		6,2	7,4	
	1990		7,4	9,0	
	1991		7,5	8,8	
	1992		7,5	9,3	
	1993		7,1	9,1	
	1994		8,8	9,4	
	1995		8,4	8,3	
Suécia	1980-1981	16-84	4,9	8,7[a]	30
	1988-1989		5,3	9,1[a]	

[a] A obesidade é definida como IMC maior a 28,6.

TABELA 3.5

Prevalência de obesidade (IMC maior ou igual a 30) em países europeus selecionados

País	Ano	Idade (anos)	Prevalência de obesidade (%) Homens	Mulheres	Referência
Antiga Tchecoslováquia	1988	20-65	16	20	V. Hainer, comunicação pessoal, 1997; 31
Inglaterra	1995	16-64	15	16,5	24
Finlândia	1991-1993	20-75	14	11	28
Antiga República Federativa da Alemanha	1990	25-69	17	19	32
Antiga República Democrática da Alemanha	1992	25-69	21	27	L. Heinman, comunicação pessoal, 1996
Holanda (Países Baixos)	1995	20-59	8	8	29

Arábia Saudita. Várias pesquisas foram realizadas, mas tenderam a ser apenas para grupos populacionais específicos dentro de um país, como mulheres que freqüentam uma clínica de infertilidade e/ou não classificaram a obesidade como IMC maior ou igual a 30. Não obstante, os dados limitados disponíveis, alguns dos quais são mostrados na Tabela 3.6, indicam que a prevalência de obesidade adulta em países na região é alta e que particularmente as mulheres são afetadas. Em geral, a prevalência de obesidade entre as mulheres é mais alta do que aquela relatada para mulheres na maioria dos países industrializados.

Um estudo transversal nacionalmente representativo foi realizado entre 1990 e 1993 para estudar os efeitos de sexo, idade e distribuição regional sobre a prevalência de sobrepeso e obesidade entre 13.177 indivíduos sauditas adultos randomizados ao acaso. A prevalência de obesidade entre os indivíduos do sexo feminino foi várias vezes maior do que a relatada em países mais industrializados e foi maior entre os indivíduos do sexo masculino para todas as regiões da Arábia Saudita (33).

Nos Emirados Árabes Unidos, a obesidade é reconhecida como o principal problema de saúde pública que pode desempenhar um papel importante no aumento da incidência de outras doenças crônicas. Os dados da Pesquisa Nacional de Nutrição mostraram que 38% das mulheres casadas e 15,8% dos homens casados eram obesos (34). Em Bahrain, a obesidade era mais comum nas áreas urbanas do que nas rurais, especialmente em mulheres (35).

Finalmente, um estudo recente no sul da República Islâmica do Irã revelou que a obesidade é prevalente na população adulta, sendo mais freqüente entre mulheres do que entre homens (36).

TABELA 3.6

Prevalência de obesidade (IMC maior ou igual a 30) em países selecionados do leste mediterrâneo

País	Ano	Idade (anos)	Prevalência de obesidade (%)		Referência
			Homens	Mulheres	
Bahrein:	1991-1992	20-65			35
Urbana			9,5	30,3	
Rural			6,5	11,2	
Chipre	1989-1990	35-64	19	24	13
República Islâmica do Irã (sul)	1993-1994	20-74	2,5	7,7	36
Kuwait	1994	+18	32	41	37
Arábia Saudita:	1990-1993	+15			33
Total			16	24	
Urbana			18	28	
Rural			12	18	
Emirados Árabes Unidos	1992	+17	16	38	34

3.9 Região Oeste do Pacífico

3.9.1 *Tendências seculares na obesidade*

Os dados de tendência sobre a prevalência de sobrepeso e obesidade em países na região oeste do Pacífico estão disponíveis para Austrália, China, Japão e Samoa. Eles estão resumidos na Tabela 3.7 e mostram uma prevalência crescente de obesidade entre australianos e samoanos. Os dados australianos são de três estudos da Fundação Nacional do Coração (*National Heart Foundation*) conduzidos nas seis capitais dos Estados em 1980 e 1983, com duas cidades extras adicionadas em 1989 (38). A população rural não estava incluída.

A análise detalhada de dados da National Nutrition Survey (Pesquisa de Nutrição Nacional) no Japão, conduzida pelo ministro japonês de Saúde e Bem-Estar (n = 5.000 por ano), mostrou que houve um aumento secular na obesidade tanto em homens quanto em mulheres no período de 1976 a 1993. A obesidade entre os homens aumentou numa razão de cerca de 2,4; nas mulheres, no grupo etário de 20 a 29 anos de idade, a obesidade aumentou numa razão de cerca de 1,8 (S. Inoue, comunicação pessoal).

Os dados para 1989 e 1991 da Pesquisa de Nutrição e Saúde da China – *China Health and Nutrition Survey* (CHNS) apresentam um aumento na

TABELA 3.7

Tendências na obesidade (IMC maior ou igual a 30) em países selecionados do oeste do Pacífico

País	Ponto de corte de IMC	Ano (anos)	Idade	Prevalência de obesidade (%)		Referência
				Homens	Mulheres	
Austrália		1980	25-64	9,3	8,0	38
		1983		9,1	10,5	
		1989		11,5	13,2	
China	27	1989	20-45	1,7	4,3	39
		1991		2,9	4,3	
	30	1989	20-45	0,29	0,89	C. Chunming, comunicação pessoal
		1991		0,36	0,86	
Japão	26,4	1976	+20	7,1	12,3	S. Inoue, comunicação pessoal
		1982		8,4	12,3	
		1987		10,3	12,6	
		1993		11,8	13,0	
	30	1976	+20	0,7	2,8	S. Inoue, comunicação pessoal
		1982		0,9	2,6	
		1987		1,3	2,8	
		1993		1,8	2,6	
Samoa: Urbana	30	1978	25-69	38,8	59,1	40
		1991		58,4	76,8	
Rural	30	1978	25-69	17,7	37,0	40
		1991		41,5	59,2	

proporção de homens adultos, mas não em mulheres, que estão gravemente com sobrepeso (IMC maior ou igual a 27) e obesos (IMC maior ou igual a 30) (39). Esta pesquisa longitudinal, atualmente em andamento, é considerada representativa de todas as províncias na China. Como se planeja que as pesquisas sejam realizadas a cada dois anos, a CHNS deve provar uma fonte de dados valiosa para documentar as tendências seculares na obesidade em um país em transição econômica. Os dados da pesquisa de 1993 foram publicados desde a época do Conselho da OMS.*

Tendências seculares também foram observadas em Samoa, onde houve um aumento marcante na prevalência de obesidade entre 1978 e 1991, especialmente entre homens que vivem em áreas rurais. A obesidade não é novidade para as populações do Pacífico e há muito tempo é considerada como atrativo e um símbolo de prosperidade e elevada condição social (40). Entretanto, há evidências de que estas noções tradicionais estão sendo substituídas por uma imagem de tamanho corpóreo pequeno (41).

3.9.2 Prevalência atual de obesidade

A Tabela 3.8 mostra as estimativas mais recentes de taxas de obesidade numa série de países no Pacífico Oeste. A prevalência de obesidade na população em geral da Austrália e da Nova Zelândia parece estar na faixa de 10 a 15%. Os estudos de aborígenes que vivem em diferentes regiões da Austrália não são consistentes com este achado; dependendo do grau de "ocidentalização" das comunidades aborígenes, elas têm ou uma prevalência de obesidade muito maior ou substancialmente menor do que a população australiana em geral (42).

Os dados provisórios da Pesquisa de Nutrição Nacional Japonesa mostraram que a prevalência de obesidade no Japão é de cerca de 2% no sexo masculino e 3% no sexo feminino. Quando um ponto de corte de IMC de 26,4 é utilizado (maior ou igual a 120% do peso corpóreo padrão), os números são ao redor de 12% e 13%, respectivamente. Vários estudos foram conduzidos em grupos populacionais específicos e centros no interior do Japão (S. Inoue, comunicação pessoal).

Provavelmente, a prevalência atual de obesidade na China é mais bem documentada pela terceira Pesquisa Nutricional em toda a Nação (NNS III) – *National Nutricional Survey* de 1992. Esta pesquisa foi conduzida em províncias urbanas e rurais e os dados foram coletados de uma

---

* Wang Y, Popkin B, Zhai F. The nutritional status and dietary pattern of Chinese adolescents, 1991 and 1993. *European Journal of Clinical Nutrition*, 1998, **52**(12):908-916.
Guo X et al. Food price policy can favorably alter macronutrient intake in China. *Journal of Nutrition*, 1999, **129**:994-1001.

amostra representativa maior de homens (n = 14.964) e mulheres (n = 14.590) com idade entre 20 e 45 anos do que o grupo CHNS (n = 5.000, aproximadamente). Os dados do estudo NNS III mostram que a obesidade existente na China, embora em baixa prevalência, é mais comum em mulheres do que em homens (Tabela 3.8) e mais prevalente nas áreas urbanas do que nas rurais. Esses achados são confirmados por um estudo em 11.478 adultos chineses randomizados ao acaso com 40 anos de idade ou mais, apesar de taxas levemente maiores terem sido relatadas do que no grupo etário mais jovem estudado em NNS III (C. Chunming, comunicação pessoal). Uma série de outros conjuntos de dados está disponível, porém a classificação da OMS para obesidade é raramente utilizada neles, eles não são padronizados pela idade e tendem a não ser nacionalmente representativos.

A característica mais notável da Tabela 3.8 é a prevalência de obesidade padronizada pela idade extremamente alta observada nas populações de ilhas do Pacífico da Melanésia, Micronésia e Polinésia. Na Samoa urbana, por exemplo, a prevalência de obesidade foi estimada como sendo maior que 75% em mulheres adultas e quase 60% em homens adultos. Entretanto, Swinburn e cols. (44) recentemente concluíram que os polinésios parecem mais magros do que os caucasianos em qualquer tamanho corpóreo, de modo que a prevalência de obesidade em populações polinésias pode não ser tão alta como é atualmente estimado utilizando-se as classificações derivadas de caucasianos com base no IMC. A prevalência em populações rurais também é extremamente alta, mas menor do que em áreas urbanas.

TABELA 3.8

Prevalência de obesidade (IMC maior ou igual a 30) em países selecionados do oeste do Pacífico

País	Ano	Idade (anos)	Prevalência de obesidade (%)		Referência
			Homens	Mulheres	
Austrália	1989	25-64	11,5	13,2	38
China	1992	20-45	1,20	1,64	C. Chunming, comunicação pessoal
Japão	1993	+20	1,7	2,7	S. Inoue, comunicação pessoal
Nauru (Micronésia)	1987	25-69	64,8	70,3	40
Nova Zelândia	1989	18-64	10	13	43
Papua Nova Guiné (Melanésia):	1991	25-69			40
Urbana costeira			36,3	54,3	
Rural costeira			23,9	18,6	
Região montanhosa			4,7	5,3	
Samoa (Polinésia):	1991	25-69			40
Urbana			58,4	76,8	
Rural			41,5	59,2	

Entre os adultos de 18 a 60 anos de idade na Malásia, descobriu-se que 4,7% dos homens e 7,9% das mulheres tinham um IMC acima de 30. Nas mulheres, os problemas de sobrepeso e obesidade eram mais sérios na população indiana; 17,1% das mulheres indianas tinham um IMC acima de 30 comparado a 8,8% das mulheres malaias e 4,3% das chinesas. Entre a população malaia, uma proporção consideravelmente maior de homens e mulheres tinha um IMC maior que 30 (homens: 5,6% urbanos, 1,8% rurais; mulheres: 8,8% urbanas, 2,6% rurais), enquanto o contrário era verdadeiro para desnutrição; as taxas de prevalência de desnutrição para homens e mulheres eram 7% e 11% nas áreas urbanas e 11% e 14% nas áreas rurais, respectivamente. No total, o sobrepeso (IMC maior ou igual a 25) era mais prevalente do que a desnutrição tanto no conjunto urbano quanto no rural (45).

3.10 Distribuição de índice de massa corpórea em populações adultas

A distribuição de IMC varia significativamente de acordo com o estágio de desenvolvimento atingido numa sociedade transicional. Conforme a proporção da população com baixo IMC diminui, há um aumento quase simétrico na proporção com IMC acima de 25 (Fig. 3.3). Isto indica uma tendência para que ocorra uma mudança ampla de população à medida que as condições socioeconômicas melhoram, com o sobrepeso substituindo a magreza.

Nos primeiros estágios da transição, as seções mais ricas da sociedade mostram um aumento na proporção de pessoas com alto IMC, enquanto a magreza continua sendo a principal preocupação entre os menos ricos. Dessa forma, em países no estágio inicial de transição, o sobrepeso pode coexistir com a desnutrição de forma que a responsabilidade da doença possa ser dobrada.

A distribuição de IMC tende a mudar novamente nas últimas fases da transição, com um aumento na prevalência de IMC alto entre os pobres.

3.11 Obesidade durante a infância e adolescência

A falta de consistência e concordância entre estudos diferentes na classificação de obesidade em crianças e adolescentes (ver Seção 2) significa que ainda não é possível uma visão geral da prevalência global de obesidade nesses grupos etários mais jovens. Não obstante, seja qual for o método utilizado para classificar a obesidade, os estudos desta doença durante a infância e adolescência geralmente têm relatado tanto uma alta prevalência como taxas que estão aumentando. Nos Estados Unidos, por exemplo, a prevalência de sobrepeso (definida pelo percentil 85 de peso por estatura) entre 5 e 24 anos de idade de uma comunidade birracial da Luisiana

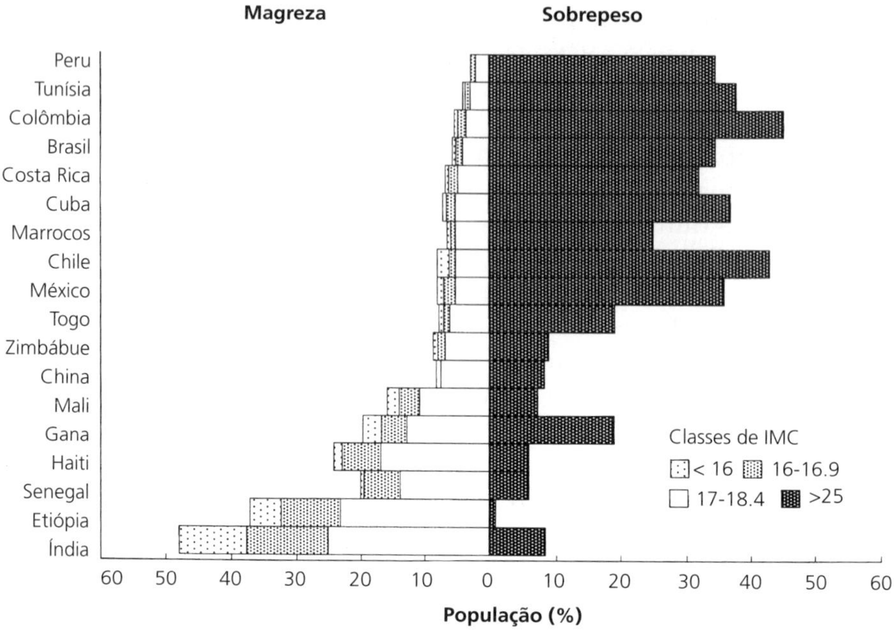

FIGURA 3.3
Distribuição de IMC de várias populações adultas em todo o mundo (ambos os sexos)[a]
Há uma tendência de aumento quase simétrico na proporção de uma população com alto IMC à medida que a proporção de população com baixo IMC diminui.
[a] Fonte: referência 11.

(n = 11.564) aumentou aproximadamente duas vezes entre 1973 e 1994. Além disso, os aumentos anuais relativos em peso e obesidade durante a última parte do período de estudo (1983-1994) foram cerca de 50% maiores do que aqueles entre 1973 e 1982 (46). Uma tendência similar foi observada no Japão. A freqüência de crianças obesas em idade escolar (>120% de peso corpóreo padrão) com idade entre 6 e 14 anos aumentou de 5 para 10%; de crianças extremamente obesas (>140% peso corpóreo padrão), de 1 para 2% entre 1974 e 1993. O aumento foi mais proeminente em estudantes do sexo masculino com idade entre 9 e 11 anos. A obesidade precoce leva a uma probabilidade aumentada de obesidade na vida posterior, assim como a uma prevalência aumentada de distúrbios relacionados à obesidade. No estudo japonês, aproximadamente um terço das crianças obesas se transformaram em adultos obesos (47).

A obesidade infantil não está confinada a países industrializados, pois altas taxas já são evidentes em alguns países em desenvolvimento. A prevalência de obesidade entre crianças em idade escolar com 6 a 12 anos na Tailândia, conforme diagnosticado por relação de peso por estatura excedendo 120% da referência de Bangcok, subiu de 12,2% em 1991 para 15,6% em 1993 (48) e, em estudo recente de meninos em idade escolar com

6 a 18 anos na Arábia Saudita, descobriu-se que a prevalência de obesidade era de 15,8% (49).

Os únicos dados integrados atualmente disponíveis que fornecem uma visão geral da prevalência global de obesidade durante a infância são aqueles compilados pelo Programa de Nutrição da OMS (50, 51). Na análise da OMS, as crianças foram classificadas como obesas quando excediam a mediana de peso por estatura da NCHS mais dois desvios-

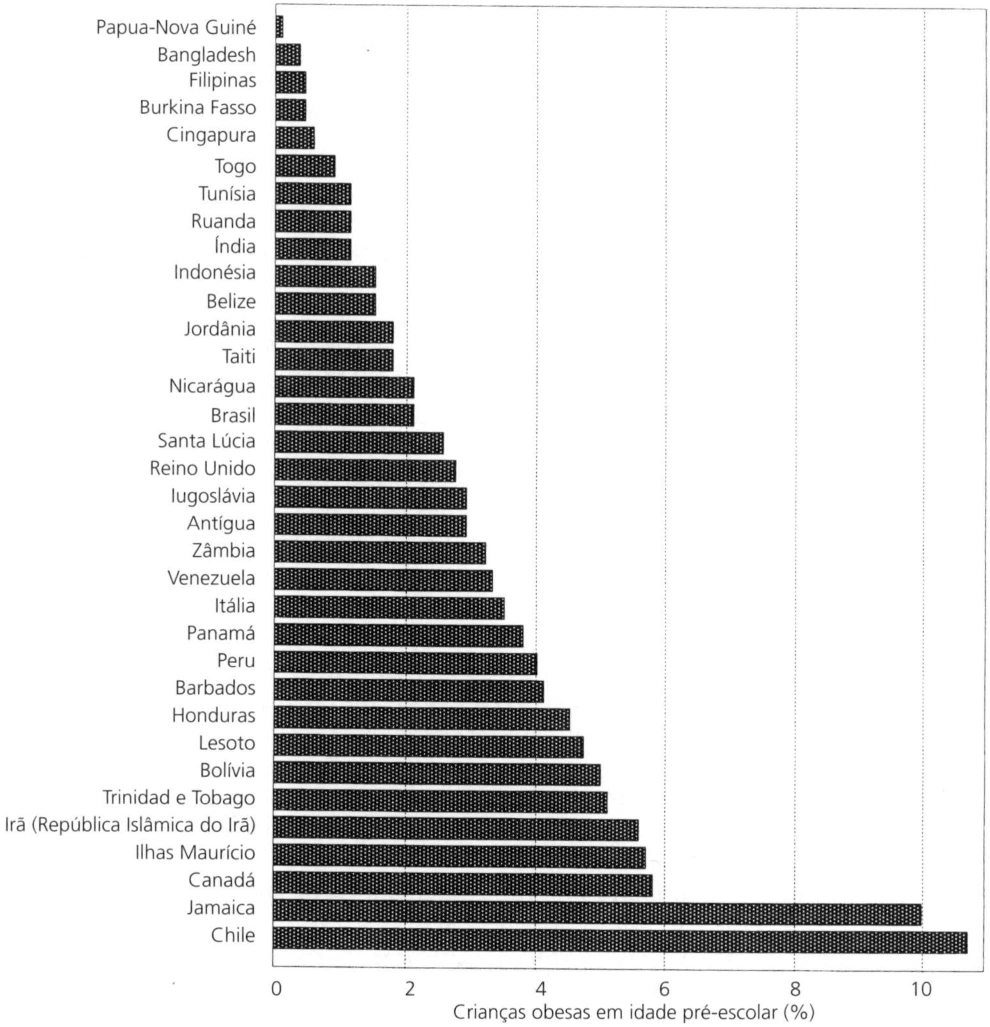

FIGURA 3.4
Prevalência de crianças obesas em idade pré-escolar (0-59 meses) em países e territórios selecionados[a]

A obesidade é definida como mais de dois desvios-padrão acima da referência mediana de peso por estatura (população de referência NCHS).

[a] Fonte: referência 52.

padrão ou Z escores.* A prevalência relatada de crianças obesas para o grupo etário de 0 a 4,99 anos é apresentada na Figura 3.4. Deve-se observar, entretanto, que algumas crianças classificadas como obesas nesse sistema podem, na verdade, ter maior peso relativo mais em função do retardo no desenvolvimento do que como resultado de adiposidade em excesso. Isto é particularmente significativo em países em desenvolvimento que estão sendo submetidos à transição nutricional, em que foi descrito um risco maior de obesidade em crianças com retardo no desenvolvimento (53).

Há uma necessidade urgente de avaliar fontes de dados existentes e futuras com relação a crianças e adolescentes de todas as partes do mundo com base num sistema padronizado de classificação de obesidade.

Referências

1. *World health statistics annual 1995.* Geneva, World Health Organization, 1996.
2. WHO MONICA Project: Risk Factors. *International Journal of Epidemiology,* 1989, **18**(Suppl. 1): S46-S55.
3. WHO MONICA Project: Geographical variation in the major risk factors of coronary heart disease in men and women aged 35-64 years. *World Health Statistics Quarterly,* 1988, **41**:115-140.
4. **Chan JM et al.** Obesity, fat distribution, and weight gain as risk factors for clinical diabetes in men. *Diabetes Care,* 1994, **17**:961-969.
5. **Colditz GA et al.** Weight gain as a risk factor for clinical diabetes mellitus in women. *Annals of Internal Medicine,* 1995, **122**:481-486.
6. **Dowse GK et al.** Changes in population cholesterol concentrations and other cardiovascular risk factor levels after five years of the non-communicable disease intervention programme in Mauritius. *British Medical Journal,* 1995, **311**:1225-1259.
7. **Hodge AM et al.** Incidence, increasing prevalence, and predictors of change in obesity and fat distribution over 5 years in the rapidly developing population of Mauritius. *International Journal of Obesity and Related Metabolic Disorders,* 1996, **20**:137-146.
8. *Physical status:* the use and interpretation of anthropometry. *Report of a WHO Expert Committee.* Geneva, World Health Organization, 1995 (WHO Technical Report Series, No. 854).
9. **Hodge AM, Zimmet PZ.** The epidemiology of obesity. *Baillieres Clinical Endocrinology and Metabolism,* 1994, **8**:577-599.
10. **Steyn K et al.** Risk factors for coronary heart disease in the black population of the Cape Peninsula. *South African Medical Journal,* 1991, **79**:480-485.
11. **Berrios X et al.** Distribution and prevalence of major risk factors of non-communicable diseases in selected countries: the WHO Inter-Health Programme. *Bulletin of the World Health Organization,* 1997, **75**:99-108.

* O Z escore é o desvio do valor de um indivíduo do valor mediano de uma população-referência dividido pelo desvio-padrão da população-referência.

12. **Hansen JDL et al.** Hunter–gatherer to pastoral way of life: effects of the transition on health, growth and nutritional status. *South African Journal of Science*, 1993, **89**:559-564.
13. **Walker ARP.** Epidemiology and health implications of obesity in Southern Africa. In: Fourie J, Steyn S, eds. *Chronic diseases of lifestyle in South Africa: review of research and identification of essential health research priority.* Cape Town, Medical Research Council, 1995, 73-85.
14. **Flegal KM et al.** Overweight and obesity in the United States: prevalence and trends, 1960-1994. *International Journal of Obesity*, 1998, **22**:39-47.
15. **Monteiro CA et al.** The nutrition transition in Brazil. *European Journal of Clinical Nutrition*, 1995, **49**:105-113.
16. **Health and Welfare Canada.** *The health of Canadians: report of the Canada Health Survey.* Ottawa, Ministry of Supplies and Services, Government of Canada, 1981.
17. *Canadian standardized test of fitness: operations manual,* 3rd ed. Ottawa, Fitness Canada, 1986.
18. **Stephens T, Craig CL.** *The well-being of Canadians: highlights of the 1988 Campbell's Survey,* Ottawa, Canadian Fitness and Lifestyle Research Institute, 1990.
19. **Reeder BA et al.** Obesity and its relation to cardiovascular disease risk factors in Canadian adults. *Canadian Medical Association Journal,* 1992, **146**:2009-2019.
20. **Forrester** T **et al.** Obesity in the Caribbean. In: Chadwick DJ, Cardeau G, eds. *The origins and consequences of obesity.* Chichester, Wiley, 1996:17-31.
21. **Tanphaichitr V et al.** Prevalence of obesity and its associated risks in urban Thais. In: Oomura Y et al., eds. *Progress in obesity research,* London, John Libbey, 1990:649-653.
22. **Leelahagul P, Tanphaichitr V.** Current status on diet-related chronic diseases in Thailand. *Internal Medicine,* 1995, **11**:28-33.
23. **Popkin BM.** The nutrition transition in low-income countries: an emerging crisis. *Nutrition Reviews,* 1994, **52**:285-298.
24. **Prescott-Clarke P, Primatesta P.** *Health survey for England 1995.* London, Her Majesty's Stationery Office, 1997.
25. **Pietinen P, Vartiainen E, Männistö S.** Trends in body mass index and obesity among adults in Finland from 1972 to 1992. *International Journal of Obesity and Related Metabolic Disorders*, 1996, **20**:114-120.
26. *Obesity: reversing the increasing problem of obesity in England. A report from the Nutrition and Physical Activity Task Forces.* London, Department of Health, 1995.
27. **Colhoun H, Prescott-Clarke P.** *Health survey for England 1994.* London, Her Majesty's Stationery Office, 1996.
28. **Seidell JC, Rissanen AM.** Time trends in the worldwide prevalence of obesity. In: Bray GA, Bouchard C, James WPT, eds. *Handbook of obesity.* New York, Marcel Dekker, 1998:79-91.
29. **Seidell JC.** Time trends in obesity: an epidemiological perspective. *Hormone and Metabolic Research*, 1997, **29**:155-158.
30. **Kuskowska-Wolk** A, **Bergström R.** Trends in body mass index and prevalence of obesity in Swedish women 1980-89. *Journal of Epidemiology and Community Health*, 1993, **47**:195-199.

31. **Hainiš K, Petrásek R.** Body height, weight and BMI for the Czech and Slovak populations. *Homo,* 1999, **52**:163-182.
32. **Hoffmeister H, Mensink GBM, Stolzenberg H.** National trends in risk factors for cardiovascular diseases in Germany. *Preventive Medicine,* 1994, **23**:197-205.
33. **Al-Nuaim A et al.** Prevalence of diabetes mellitus, obesity and hypercholesterolemia in Saudi Arabia. In: Musaiger AO, Miladi SS, eds. *Diet-related non-communicable diseases in the Arab countries of the Gulf.* Cairo, Food and Agriculture Organization of the United Nations, 1996:73-81.
34. **Musaiger AO.** Trends in diet-related chronic diseases in United Arab Emirates. In: Musaiger AO, Miladi SS, eds. *Diet-related non-communicable diseases in the Arab countries of the Gulf.* Cairo, Food and Agriculture Organization of the United Nations, 1996:99-117.
35. **Al-Mannai A et al.** Obesity in Bahraini adults. *Journal of the Royal Society of Health,* 1996, **116**:30-40.
36. **Pishdad GR.** Overweight and obesity in adults aged 20-74 in southern Iran. *International Journal of Obesity and Related Metabolic Disorders,* 1996, **20**:963-965.
37. **Al-Isa AN.** Prevalence of obesity among adult Kuwaitis: a cross-sectional study. *International Journal of Obesity and Related Metabolic Disorders,* 1995, **19**:431-433.
38. **Bennett SA, Magnus P.** Trends in cardiovascular risk factors in Australia. Results from the National Heart Foundation's Risk Factor Prevalence Study, 1980-1989. *Medical Journal of Australia,* 1994, **161**:519-527.
39. **Popkin BM et al.** Body weight patterns among the Chinese: results from the 1989 and 1991 China Health and Nutrition Surveys. *American Journal of Public Health,* 1995, **85**:690-694.
40. **Hodge AM et al.** Prevalence and secular trends in obesity in Pacific and Indian Ocean island populations. *Obesity Research,* 1995, 3(Suppl. 2):77s 87s.
41. **Craig PL et al.** Do Polynesians still believe that big is beautiful? Comparison of body size perceptions and preferences of Cook Islands, Maori and Australians. *New Zealand Medical Journal,* 1996, **109**:200-203.
42. National Health and Medical Research Council (NHMRC). *Acting on Australia's weight: a strategic plan for the prevention of overweight and obesity.* Canberra, Australian Government Publishing Service, 1997.
43. **Ball MJ et al.** Obesity and body fat distribution in New Zealanders: a pattern of coronary heart disease risk. *New Zealand Medical Journal,* 1993, **106**:69-72.
44. **Swinburn BA et al.** Body composition differences between Polynesians and Caucasians assessed by bloelectrical impedance. *International Journal of Obesity and Related Metabolic Disorders,* 1996, **20**:889-894.
45. **Ismail MN et al.** Prevalence of obesity and chronic energy deficiency (CED) in adult Malaysians. *Malaysian Journal of Nutrition,* 1995, **1**:1-10.
46. **Freedman DS et al.** Secular increases in relative weight and adiposity among children over two decades: the Bogalusa Heart Study. *Pediatrics,* 1997, **99**:420-426.
47. **Kotani K et al.** Two decades of annual medical examinations in Japanese obese children: do obese children grow into obese adults? *International Journal of Obesity and Related Metabolic Disorders,* 1997, **21**:912-921.
48. **Mo-suwan L, Junjuna C, Puetpaiboon** A. Increasing obesity in school children in a transitional society and the effect of the weight control program. *Southeast Asian Journal of Tropical Medicine and Public Health,* 1993, **24**:590-594.

49. **al-Nuaim AR, Bamgboye EA, al-Herbish A.** The pattern of growth and obesity in Saudi Arabian male school children. *International Journal of Obesity and Related Metabolic Disorders*, 1996, **20**:1000-1005.

50. *Diet, nutrition and the prevention of chronic diseases. Report of a WHO Study Group.* Geneva, World Health Organization, 1990 (WHO Technical Report Series, No. 797).

51. WHO Global Database on Child Growth and Malnutrition. Geneva, World Health Organization, 1997 (unpublished document WHO/NUT/97.4, available on request from Department of Nutrition for Health and Development, World Health Organization, 1211 Geneva 27, Switzerland).

52. **Gurney M, Gorstein J.** The global prevalence of obesity – an initial overview of available data. *World Health Statistics Quarterly,* 1988, **41**:251-254.

53. **Popkin BM, Richards MK, Monteiro CA.** Stunting is associated with overweight in children of four nations that are undergoing the nutrition transition. *Journal of Nutrition,* 1996, **126**:3009-3016.

PARTE

2

ESTABELECENDO OS CUSTOS REAIS DO PROBLEMA DE SOBREPESO E OBESIDADE

4. Conseqüências do sobrepeso e da obesidade na saúde de adultos e crianças

4.1 Introdução

As conseqüências da obesidade sobre a saúde são inúmeras e diversas, variando de um risco aumentado de morte prematura a várias doenças não fatais, porém debilitantes, que possuem um efeito adverso sobre a qualidade de vida. A obesidade também é um fator de risco principal para doenças não transmissíveis (DNT) tais como NIDDM, DAC e câncer e, em muitos países industrializados, está associada a vários problemas psicossociais. A obesidade abdominal merece consideração especial por estar associada a grandes riscos para a saúde e pela distribuição de gordura mais periférica.

As conseqüências de sobrepeso e obesidade para a saúde, tanto em adultos como em crianças, são consideradas aqui, enquanto o efeito de perda de peso sobre estas condições é discutido na Seção 5.

Os temas-chave cobertos são:

- As principais conseqüências sobre a saúde associadas ao sobrepeso e à obesidade, a saber NIDDM, DAC, hipertensão, colecistopatias, problemas psicossociais e certos tipos de câncer.
- A ausência de dados detalhados de risco relativo para os vários problemas de saúde associados à obesidade. Estes são disponíveis apenas para alguns países industrializados e mostram que os riscos de sofrer de NIDDM, colecistopatias, dislipidemia, resistência insulínica e apnéia do sono são grandemente aumentados no obeso (risco relativo (RR) muito maior do que 3). Os riscos de DAC e osteoartrite são moderadamente aumentados (RR 2-3) e os riscos de certos cânceres, anormalidades de hormônios reprodutivos e dor na coluna lombar são levemente aumentados (RR 1-2).
- Fatores de interferência como a falha em controlar o tabagismo e a perda de peso não intencional. Quando se remove esses fatores da análise de dados de mortalidade, há quase uma relação linear entre IMC e morte. Quanto mais longa a duração da obesidade, maior é o risco. A obesidade grave está associada com um aumento de 12 vezes na mortalidade entre 25 e 35 anos de idade comparada com indivíduos magros. Isto enaltece a importância de prevenir o ganho de peso por toda a vida adulta.
- Excesso de gordura abdominal. Este é um preditor independente para NIDDM, DAC, hipertensão, câncer de mama e morte prematura.
- Ganho de peso durante o início da idade adulta. A maior parte disto corresponde a gordura corpórea, o que aumenta os riscos para a saúde.
- As muitas condições não fatais, mas debilitantes, que afetam o obeso. Elas são responsáveis por uma qualidade de vida muito reduzida em

pacientes com sobrepeso e freqüentemente constituem a razão primária para contato com o sistema de cuidado de saúde. A maioria destas condições pode ser melhorada com modesta perda de peso.

- As conseqüências psicossociais da obesidade, as quais acarretam importantes implicações para o controle da doença e são agravadas pelo fato de que os profissionais de saúde freqüentemente consideram que os indivíduos obesos não possuem força de vontade e são improváveis de se beneficiar do aconselhamento.
- A associação entre a obesidade e certas conseqüências psicossociais na adolescência e a persistência da obesidade na idade adulta.

4.2 Obesidade como um fator de risco para doenças não transmissíveis

Apesar do fato da obesidade dever ser considerada como uma doença por si mesma, ela também é um dos principais fatores de risco para outras DNT, tais como NIDDM e DAC, juntamente com tabagismo, pressão sangüínea elevada e hipercolesterolemia (1). As conseqüências adversas da obesidade sobre a saúde são influenciadas em maior ou menor extensão pelo peso corpóreo, pela localização de gordura corpórea, pela magnitude de ganho de peso durante a idade adulta e por um estilo de vida sedentário (2).

Como doença crônica, a obesidade possui muitas semelhanças com a hipertensão e a hipercolesterolemia. A Figura 4.1 mostra a relação positiva entre risco relativo de mortalidade e: (a) IMC (como um índice de obesidade); (b) colesterol; e (c) pressão sangüínea diastólica. Na categoria de "risco moderado", que corresponde às variações entre os pontos de corte amplamente aceitos para os níveis de risco menor e maior, um aumento em qualquer das três variáveis aumenta consideravelmente o risco de mortalidade. O aumento é ainda mais acentuado na categoria de "alto risco", implicando maior risco individual. Entretanto, de uma perspectiva populacional, a variação média é mais importante pois abrange o maior número de pessoas (2).

4.3 Dificuldades na avaliação das conseqüências da obesidade sobre a saúde

A maioria das evidências que ligam os problemas de saúde à obesidade vem de estudos prospectivos e transversais baseados em população, apesar de haver informações adicionais das intervenções na comunidade e experiências clínicas. Pode haver confusão sobre as conseqüências do excesso de peso porque os estudos utilizaram diferentes pontos de corte de IMC para definir obesidade e porque a presença de muitas condições

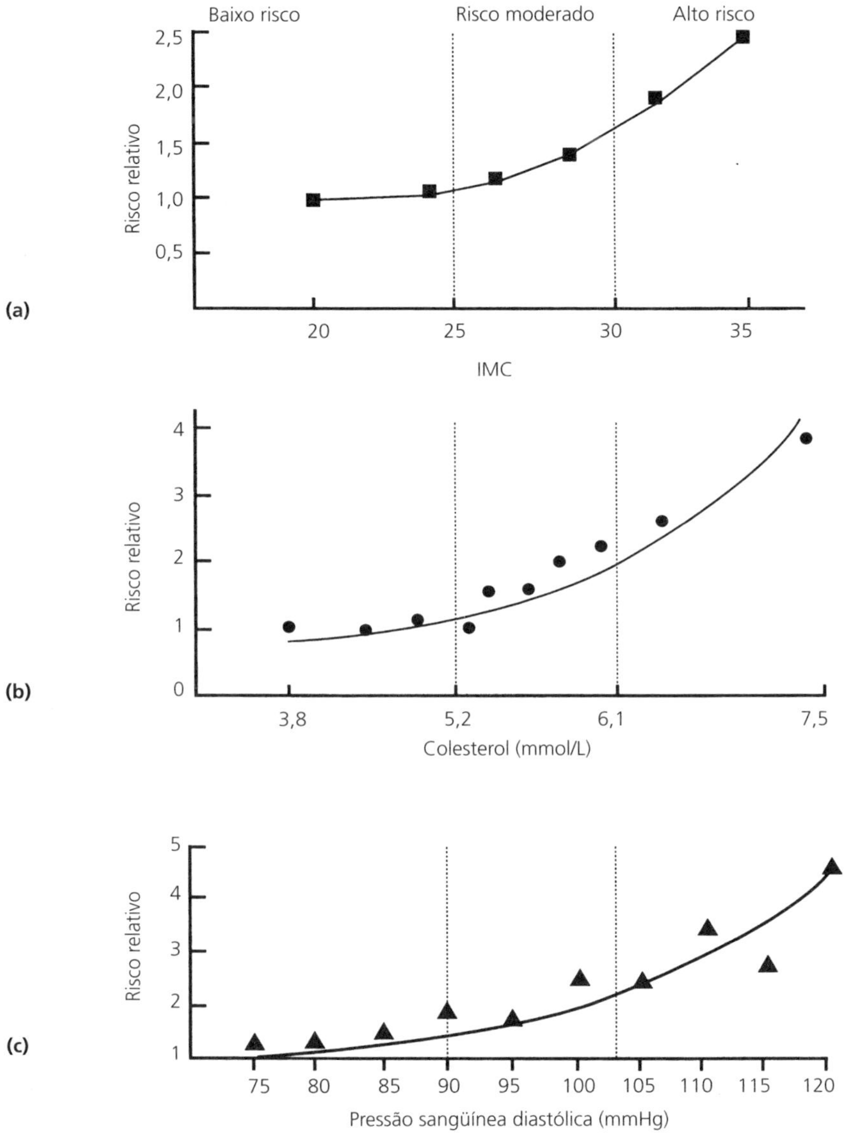

FIGURA 4.1

Relação entre (a) IMC, (b) colesterol e (c) pressão sangüínea diastólica e risco relativo de mortalidade[a]

[a] Adaptado da referência 2 com permissão do editor. Direitos autorais de John Wiley & Sons Ltd. Baseado nos dados de Stamler e cols. (3, 4) para a construção de gráficos de pressão sangüínea e colesterol, e do Nurses' Health Study (5) para o gráfico de IMC. Há aumentos graduados similares em risco relativo de mortalidade como aumento de IMC, pressão sangüínea e colesterol. Entretanto, o risco relativo eleva-se mais rapidamente para colesterol e pressão sangüínea do que para IMC. A elevação no risco relativo de mortalidade é notavelmente mais acentuada para IMC >30, colesterol >6mmol/L e pressão sangüínea diastólica >100mmHg (13,3kPa).

médicas envolvidas no desenvolvimento de obesidade pode confundir os efeitos da obesidade em si.

Os problemas específicos na avaliação das conseqüências da obesidade sobre a saúde incluem:

- *A relação contínua entre gradações de excesso de peso e morbidade.* Os indivíduos que ganharam peso mas ainda estão dentro da variação normal serão avaliados em uma categoria de peso normal, mesmo que possam estar em risco aumentado de co-morbidades em função do ganho excessivo de peso.
- *O estado de saúde atual e os comportamentos de saúde (tais como tabagismo)* podem ter um impacto sobre o peso real e confundir sua associação com a saúde futura ou até com o bem-estar atual. Por exemplo, o tabagismo está associado a um IMC reduzido, de modo que a incidência de câncer de pulmão causado pelo tabagismo parece diminuir com o aumento do peso corpóreo.
- *A duração e o planejamento de estudos epidemiológicos* influenciam a intensidade da associação entre peso e morbidade. O monitoramento a longo prazo é necessário para identificar a variação das conseqüências da obesidade sobre a saúde, enquanto os estudos de menor duração com uma grande população de estudo podem ser úteis na identificação do principal impacto da obesidade. Os estudos a longo prazo também são exigidos onde o prognóstico, por exemplo câncer, é resultado de um processo de múltiplos estágios, com a obesidade tendo um efeito sobre alguns mas não necessariamente todos os estágios. A maioria dos estudos epidemiológicos mede a prevalência ao invés da incidência e, como conseqüência, é freqüentemente confundida com a tendência de sobrevivência e modificação de risco pós-morbidade.
- *O grupo etário estudado* afeta a relação entre obesidade e saúde. Por exemplo, se a incidência de DAC em homens está sendo analisada, a obesidade é um preditor muito mais importante em indivíduos mais jovens do que em indivíduos com idades mais avançadas. O contrário é verdadeiro, entretanto, se a mortalidade total for o ponto final. A razão para isto pode ser que a obesidade numa idade mais precoce afeta os fatores de risco intervenientes de maneira muito mais forte do que posteriormente.
- *O uso de critérios de peso inicial.* A maioria dos estudos epidemiológicos adota (por necessidade) uma abordagem estática para classificar pessoas pelo peso, isto é, indivíduos são geralmente classificados em um grupo de peso no começo do estudo. A associação com enfermidade ou eventos futuros é, portanto, baseada naquela classificação inicial, mesmo que, subseqüentemente, se ganhe ou perca peso. Isto pode dar a impressão de que há uma zona sem risco até IMC 27 ou 28, o que é errôneo; o ganho de peso, independentemente do IMC, é um fator de risco importante, assim como a distribuição da gordura ganha.

4.4 Risco relativo de problemas de saúde associados à obesidade

Os problemas de saúde não fatais, porém debilitantes, associados à obesidade incluem dificuldades respiratórias, problemas musculoesqueléticos crônicos, problemas de pele e infertilidade.

Os problemas crônicos de saúde de maior ameaça à vida associados à obesidade caem em quatro áreas principais: (a) problemas cardiovasculares, inclusive hipertensão, acidente vascular cerebral e DAC; (b) condições associadas à resistência insulínica, por exemplo, NIDDM; (c) certos tipos de câncer, especialmente os cânceres hormonalmente relacionados e do intestino grosso; e (d) colecistopatias.

É importante reconhecer que as diferenças étnicas possuem relação com a prevalência de uma doença em particular; algumas populações minoritárias nos Estados Unidos possuem prevalência maior de certas doenças relacionadas à obesidade (especialmente NIDDM mas, para os americanos negros, também DCV, acidente vascular cerebral e osteoartrite do joelho) em comparação com a população branca (6). Não obstante, apesar da prevalência absoluta poder variar, o risco relativo de qualquer doença em particular (isto é, seja o risco leve, moderada ou grandemente aumentado para uma pessoa obesa quando comparado com uma pessoa magra) é claramente similar em todo o mundo (Tabela 4.1).

TABELA 4.1
Risco relativo de problemas de saúde associados à obesidade[a]

Grandemente aumentado (risco relativo muito maior do que 3)	Moderadamente aumentado (risco relativo 2-3)	Levemente aumentado (risco relativo 1-2)
NIDDM	DAC	Câncer (câncer de mama em mulheres na pós-menopausa, câncer endometrial, câncer de cólon)
Colecistopatia	Hipertensão	Anormalidades de hormônios reprodutivos
Dislipidemia	Osteoartrite (joelhos)	Síndrome de ovário policístico
Resistência insulínica	Hiperuricemia e gota	Infertilidade
Dificuldade respiratória		Dor em coluna lombar em decorrência da obesidade
Apnéia do sono		Risco aumentado de complicações em anestesia
		Defeitos fetais associados à obesidade materna

[a] Todos os valores de risco relativo são aproximados.

4.5 Acúmulo de gordura intra-abdominal (central) e risco aumentado

Comparado com o tecido adiposo subcutâneo, o tecido adiposo intra-abdominal possui:
- mais células por unidade de massa;
- maior fluxo sangüíneo;
- mais receptores de glicocorticóides (cortisol);
- provavelmente mais receptores de andrógeno (testosterona);
- maior lipólise induzida por catecolamina.

Estas diferenças tornam o tecido adiposo intra-abdominal mais suscetível tanto à estimulação hormonal quanto a alterações no acúmulo e metabolismo de lipídeos. Além disso, os adipócitos intra-abdominais estão localizados em posição superior ao fígado na circulação portal. Isto significa que há um aumento marcante no fluxo de ácido graxo não esterificado para o fígado através do sangue portal em pacientes com obesidade abdominal.

Há boas evidências de que a obesidade abdominal seja importante no desenvolvimento de resistência insulínica (ver Seção 4.8.1) e na síndrome metabólica (hiperinsulinemia, dislipidemia, intolerância à glicose, hipertensão) que liga a obesidade à DAC (ver Seção 4.8.2). Algumas populações não caucasianas parecem ser especialmente suscetíveis a este tipo de síndrome, na qual as mudanças no estilo de vida desempenham um papel etiológico particularmente importante (7).

As mulheres na pré-menopausa possuem quantitativamente mais lipoproteína lipase (LPL) e maior atividade de LPL nas regiões subcutâneas glútea e femoral, as quais contêm adipócitos maiores, do que os homens, mas estas diferenças desaparecem após a menopausa (8). Em contraste, os homens mostram variações regionais mínimas na atividade de LPL ou tamanho do adipócito. Estas diferenças podem explicar a tendência de mulheres pré-menopausa depositarem gordura preferencialmente na parte inferior do corpo. O maior nível de tecido adiposo intra-abdominal encontrado em homens comparado com mulheres na pré-menopausa parece explicar, em parte, a maior prevalência de dislipidemia e DAC em homens do que nas mulheres na pré-menopausa.

4.6 Mortalidade relacionada à obesidade

Tem havido muita controvérsia acerca da relação entre obesidade e mortalidade. Enquanto uma série de estudos encontrou uma associação de forma U ou J, com maiores taxas de mortalidade tanto nas faixas de peso maiores quanto nas menores, alguns mostraram um aumento gradual na mortalidade com peso crescente e outros não relataram nenhuma associação.

Muitos estudos relacionando obesidade e mortalidade incluíram em seu projeto tendências que levaram a uma subestimativa sistemática do impacto da obesidade na mortalidade prematura. Essas tendências incluem a falha em controlar o tabagismo (produzindo uma mortalidade artificialmente alta em indivíduos mais magros), controle inadequado de condições como hipertensão e hiperglicemia, que foram aceitas como fatores que causam confusão mas são, em maior grau, efeitos da obesidade (daí algumas análises fatoriais distorcerem a associação verdadeira entre obesidade e mortalidade), falha em controlar a perda de peso associada à doença (levando a uma subestimativa do impacto da obesidade sobre a mortalidade) e a falha na padronização pela idade (9, 10).

O Nurses' Health Study (5), nos Estados Unidos, descobriu que, quando os fatores de interferência são removidos da análise, encontra-se uma relação quase linear e contínua entre IMC e mortalidade, sem nenhum limiar inferior específico (Fig. 4.2). Isto não é surpreendente, dada a maior relação linear entre peso corpóreo e condições como DAC, hipertensão e NIDDM quando o IMC aumenta de 20 para 30 (11-13). Resultados e conclusões similares foram atingidos por outros estudos (10, 14), mas um acompanhamento do estudo NHANES continuou mostrando curvas em forma de U após o controle das variáveis pertinentes. Não obstante, seja qual for a forma da curva, parece que o menor risco de mortalidade está associado a um IMC entre 18 e 25. Esta conclusão foi alcançada pelo American Institute of Nutrition (15) após análise de vários estudos sobre obesidade e risco de mortalidade.

Apesar do aumento na taxa de mortalidade com peso corpóreo relativo aumentado ser mais acentuado para homens e mulheres com menos de 50 anos de idade, o efeito do sobrepeso sobre a mortalidade persiste bem na nona década de vida. O risco aumentado observado em pessoas mais jovens está ligado à duração do sobrepeso, de modo que um esforço especial deve ser feito para controlar o peso de adultos mais jovens (14, 16, 17).

Finalmente, se a obesidade estiver associada a um risco aumentado de mortalidade prematura, pode parecer paradoxo que as taxas de obesidade estejam subindo em muitos países num momento em que as taxas de morte totais nos mesmos países estão, na realidade, caindo. Entretanto, o declínio nas taxas globais de morte é essencialmente conseqüência de reduções nas DCV. Estas, por sua vez, resultam amplamente de taxas decrescentes de tabagismo e da melhora na qualidade dietética (maior ingestão de frutas e vegetais e ingestão reduzida de sal, gordura saturada e colesterol). A incidência de NIDDM, entretanto, é crescente, havendo evidências de que ela se deve ao aumento na prevalência da obesidade. A obesidade aumentada não pode ser completamente explicada pela taxas reduzidas de tabagismo, que parecem estar associadas com pequenos aumentos no peso corpóreo médio da população. O efeito esperado sobre o tempo é um aumento no IMC médio em todo o mundo, que levará a um aumento

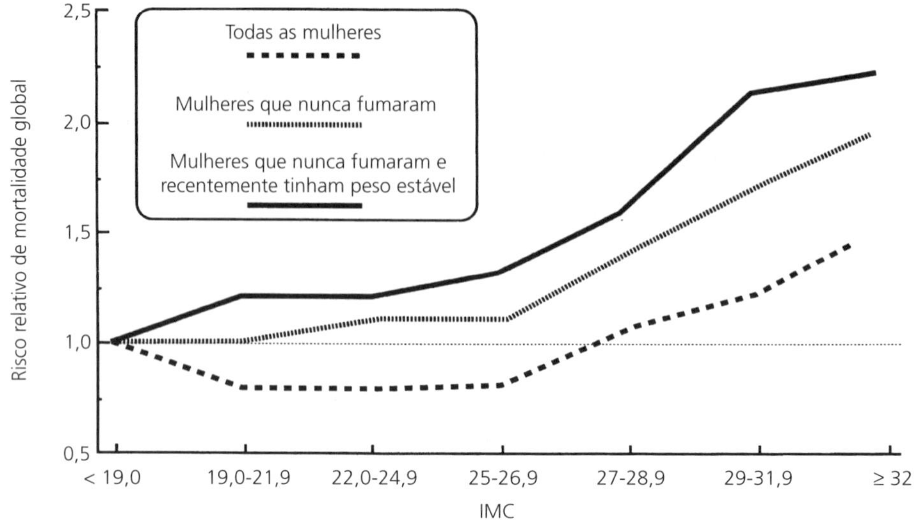

FIGURA 4.2
Relação entre IMC e risco relativo de mortalidade prematura[a]

A relação entre IMC e mortalidade por todas as causas foi examinada utilizando-se dados do Nurses' Health Study, o qual envolveu 115.195 mulheres de meia-idade. Um total de 4.726 mortes ocorreram durante um acompanhamento de 16 anos. Concluiu-se que o excesso aparente de riscos relativos de mortalidade associados à magreza, sugeridos quando a análise incluía todas as mulheres, eram artefatos, pois foram eliminados por responsabilizar o fumo (deixando 1.499 mortes) e doenças subclínicas (deixando 531 mortes). Excluindo as antigas e atuais fumantes, descobriu-se que as mulheres com IMC <22 tinham a menor mortalidade entre as mulheres restantes. Quando a perda de saúde relacionada à doença também foi considerada, as mulheres mais magras (IMC <19) tinham a menor mortalidade. Esta análise é baseada nas mulheres de meia-idade profissionais e, portanto, pode não ser representativa de todos os grupos populacionais.

[a] Baseado em dados de Manson e cols. (5), com permissão e reproduzido de Gill PG, Key issues in the prevention of obesity, *British Medical Bulletin*, 1997, **53**:359-388, com a permissão do editor, Churchill Livingstone.

maior em NIDDM, colecistopatias, hipertensão e aterosclerose. Apesar destes efeitos poderem não ser refletidos nos números das taxas de mortalidade, eles seguramente levarão a uma freqüência maior da morbidade debilitante e prolongada por DNT, que exigem cuidados de saúde dispendiosos.

4.7 Doenças crônicas associadas à obesidade

4.7.1 Doença cardiovascular e hipertensão

Doença cardiovascular – DCV abrange DAC, acidente vascular cerebral e doença vascular periférica. DAC e acidente vascular cerebral são responsáveis por uma grande proporção de mortes em homens e mulheres na maioria dos países industrializados e sua incidência está aumentando em países em desenvolvimento.

A obesidade predispõe um indivíduo a uma série de fatores de risco cardiovascular incluindo hipertensão, colesterol elevado e intolerância à glicose. Entretanto, dados prospectivos num prazo mais longo sugerem que a obesidade também é importante como um fator de risco independente para morbidade e mortalidade relacionadas a DAC (18). O Framingham Heart Study categorizou o peso corpóreo como o terceiro preditor mais importante de DAC entre o sexo masculino, após idade e dislipidemia (19). Similarmente, nas mulheres, um estudo prospectivo em larga escala nos Estados Unidos encontrou uma correlação positiva entre IMC e o risco de desenvolver DAC. O ganho de peso aumentou substancialmente este risco (20). Esses achados são consistentes com os dados de outros países. Um estudo de acompanhamento de 15 anos de 16.000 homens e mulheres no leste da Finlândia concluiu que a obesidade é um fator de risco independente para mortalidade por DAC em homens e contribui para o risco de DAC em mulheres.

Com base no Framingham Heart Study e outros estudos, pode-se concluir que o grau de sobrepeso está relacionado à taxa de desenvolvimento de DCV (22). O risco de DAC associado à obesidade é maior em grupos etários mais jovens e também em pessoas com obesidade abdominal do que naquelas com excesso de gordura nos quadris e coxas (23) (ver Seção 4.5). Além disso, a mortalidade por DAC mostrou-se maior em indivíduos com sobrepeso, mesmo em pesos corpóreos apenas 10% acima da média (24).

Interessantemente, os indianos asiáticos possuem as maiores taxas de incidência de DAC de qualquer grupo étnico estudado, apesar de quase metade deste grupo ser vegetariana por toda a vida. A DAC ocorre numa idade jovem e geralmente segue um curso grave e progressivo. Apesar da prevalência dos fatores clássicos de risco ser relativamente baixa, há uma prevalência substancial de altos níveis de triglicerídeos e baixos de HDL, altos níveis de lipoproteína (a), hiperinsulinemia e obesidade abdominal nesta população (25). Estes parecem constituir os fatores de risco relacionados ao peso nesta população que podem, particularmente, refletir a distribuição central de gordura corpórea.

Hipertensão e acidente vascular cerebral – A associação entre hipertensão e obesidade é bem documentada. Tanto a pressão sistólica quanto a diastólica aumentam com o IMC e os obesos correm mais risco de desenvolver hipertensão do que os indivíduos magros (4, 26). As amplas pesquisas de comunidade nos Estados Unidos (estudo NHANES II) mostram que a prevalência de hipertensão em adultos com sobrepeso é 2,9 vezes maior do que aquela para adultos que não estão com sobrepeso (27). O risco em indivíduos com idade entre 20 e 44 anos é 5,6 vezes maior do que naqueles com idade entre 45 e 74 anos (28), que por sua vez é duas vezes maior do que aquele para adultos que não estão com sobrepeso (29). O risco de desenvolver hipertensão aumenta com a duração da obesidade, especialmente em mulheres, e a redução de peso leva a uma queda na pressão sangüínea (ver Seção 5.3.1).

Uma diferença de 1kPa (7,5mmHg) na pressão diastólica dentro da variação de 70-110mmHg (9,33-14,7kPa) é acompanhada de uma diferença de 29% no risco de DAC e de 46% no risco de acidente vascular cerebral, independente do sexo, grupo etário ou etnia (30).

Enquanto muitos grandes estudos examinaram a relação entre obesidade e DAC, não tem havido a mesma ênfase sobre o acidente vascular cerebral. Um estudo em Honolulu, no qual 1.163 homens não fumantes de idades entre 55 a 68 anos foram examinados, concluiu que o IMC elevado estava associado ao risco aumentado de acidente vascular cerebral tromboembólico (31). Entretanto, os resultados preliminares obtidos com mulheres no estudo Swedish Obese Subjects (SOS) não foram conclusivos (32). Outros estudos concluíram que uma maior RCQ, ao invés do IMC, era o fator de risco associado a acidente vascular cerebral e que esta relação era mais forte do que para qualquer outra variável antropométrica testada (33, 34). Sugeriu-se que, ao invés do peso em uma idade média, um histórico de obesidade de toda a vida é mais importante na avaliação do risco de acidente vascular cerebral (13).

A razão para a associação entre peso corpóreo aumentado e pressão sangüínea elevada não é clara. Uma possibilidade é que a obesidade esteja associada a maiores níveis circulantes de insulina (uma conseqüência da resistência insulínica) e, conseqüentemente, à retenção renal aumentada de sódio, resultando em pressão sangüínea aumentada (35). Como se sabe que o exercício melhora a sensibilidade à insulina, isto talvez pudesse explicar por que o exercício também reduz a pressão sangüínea. Outros possíveis fatores etiológicos incluem renina plasmática elevada ou aumento de atividade de catecolamina (36).

4.7.2 Câncer

Uma série de estudos descobriu uma associação positiva entre o sobrepeso e a incidência de câncer, particularmente de cânceres dependentes de hormônios e gastrointestinais (Tabela 4.2).

Os riscos maiores de câncer endometrial, ovariano, cervical e de mama pós-menopausa foram documentados em mulheres obesas, havendo evidências de risco aumentado de câncer de próstata entre homens obesos. A incidência destes cânceres no obeso é maior naqueles com excesso de gordura abdominal. Acredita-se que isto seja conseqüência direta das alterações hormonais (37). A incidência de cânceres gastrointestinais, como o colorretal e da vesícula biliar, também foi relatada como positivamente associada ao peso corpóreo ou obesidade em alguns estudos, porém não em todos. O câncer de células renais tem sido consistentemente associado a sobrepeso e obesidade, especialmente em mulheres (38, 39).

TABELA 4.2
Cânceres com maior incidência relatada em pessoas obesas

Dependentes de hormônio	Gastrointestinal/hepático/renal
Endometrial	Colorretal
Ovariano	Vesícula biliar
Mama	Pancreático
Colo do útero	Hepático
Prostático	Renal

Além da obesidade total, a distribuição de gordura intra-abdominal e o ganho de peso em adultos têm sido independentemente associados a um maior risco de câncer de mama. Por exemplo, relatou-se que o aumento no acúmulo de gordura intra-abdominal eleva o risco de câncer de mama pós-menopausa, independentemente do peso relativo, em particular quando há uma história familiar da doença. Além disso, o ganho de peso durante a vida adulta tem sido consistentemente associado ao risco aumentado de câncer de mama, mesmo em estudos de coortes que não mostraram nenhuma associação entre o peso relativo da linha de base e o risco subseqüente de câncer de mama (40, 41).

Em um estudo prospectivo maior, no qual 750.000 homens e mulheres foram acompanhados por 12 anos, descobriu-se que as proporções de mortalidade* para qualquer câncer eram 1,33 e 1,55 para homens e mulheres obesos, respectivamente (42). Entretanto, deve-se observar que, em alguns estudos de câncer gastrointestinal e de mama, tem sido difícil determinar se é o efeito dos componentes dietéticos que promove o ganho de peso, como um alto teor de gordura, ou se o importante é o efeito da obesidade em si. Pesquisas adicionais nesta área são necessárias.

Altos níveis de atividade física mostraram diminuir o risco de câncer de cólon em homens na maioria dos estudos e, nas mulheres, na metade dos estudos. Entretanto, o efeito da atividade física sobre o câncer retal não foi significante na maioria dos casos. O câncer de mama e os cânceres do sistema reprodutivo foram menos prevalentes em mulheres que tinham sido atletas na faculdade (43) comparadas a mulheres menos ativas. Os dados do estudo NHANES I indicam que um alto nível de atividade não recreacional é importante na redução do risco de câncer, mas que há apenas uma relação fraca entre o exercício recreacional e o câncer, com exceção do câncer de próstata (44).

---

* Proporção de mortes prematuras (antes dos 65 anos) em uma população com IMC maior ou igual a 30 para mortes prematuras com IMC inferior a 25.

4.7.3 *Diabetes melito*

Uma associação positiva entre obesidade e o risco de desenvolver NIDDM foi repetidamente observada tanto em estudos transversais (45-57) quanto em prospectivos (53, 58-66). A consistência da associação pelas populações, independentemente das diferentes medidas de gordura e critérios para diagnosticar NIDDM, reflete a força da relação. Quando as mulheres com idade entre 30 e 55 anos foram monitoradas por 14 anos, o risco adicional de desenvolver NIDDM para aquelas que eram obesas foi mais de 40 vezes maior do que para mulheres que permaneceram magras (IMC menor do que 22) (61). O risco de NIDDM aumenta continuamente com o IMC e diminui com a perda de peso. A análise de dados dos dois grandes estudos de perspectiva recentes ilustra o impacto do sobrepeso e da obesidade sobre o NIDDM; cerca de 64% dos casos de NIDDM em homens e 74% em mulheres poderiam, teoricamente, ter sido prevenidos se ninguém tivesse tido um IMC além de 25 (61, 66).

A análise detalhada da relação entre obesidade e NIDDM identificou características de pessoas obesas que aumentam ainda mais o risco de desenvolver esta condição, mesmo após o controle pela idade, tabagismo e história familiar. Essas características incluem obesidade durante a infância e adolescência, ganho de peso progressivo a partir dos 18 anos e acúmulo de gordura intra-abdominal. Em particular, o acúmulo de gordura intra-abdominal foi implicado como um fator de risco independente para NIDDM em várias populações e grupos étnicos ao redor do mundo e, em alguns estudos, foi um preditor de NIDDM mais forte até do que a gordura total (52, 56, 60).

A falta de atividade física e uma dieta não saudável, ambas as quais estão associadas ao estilo de vida dos países industrializados, também são importantes fatores de risco modificáveis para sobrepeso e obesidade. A prevalência de NIDDM é 2 a 4 vezes maior nos indivíduos fisicamente menos ativos comparada com os mais fisicamente ativos (67, 68), um efeito que é independente do nível de massa corpórea. Uma dieta saudável pode reverter a deterioração na tolerância à glicose comumente vista em dietas ricas em gordura e pobres em carboidrato e fibras (69).

O acúmulo de gordura intra-abdominal, assim como a obesidade em si, está associado com um aumento no risco de condições pré-diabéticas como intolerância à glicose e resistência insulínica. Os benefícios da perda de peso no controle de NIDDM são discutidos na Seção 5.

4.7.4 *Colecistopatias*

Na população em geral, os cálculos biliares são mais comuns em mulheres e idosos. Entretanto, a obesidade é um fator de risco para cálculos biliares em todos os grupos etários e, tanto em homens como em mulheres, os cálculos biliares podem ocorrer 3 a 4 vezes mais freqüentemente em indivíduos obesos do que em indivíduos não obesos. O risco é ainda maior quando o excesso de gordura está localizado ao redor do abdome. O risco relativo de cálculos biliares aumenta com o IMC. Dados do Nurses' Health Study sugerem que até o sobrepeso moderado pode aumentar esse risco (70).

Acredita-se que a supersaturação da bile com colesterol e a mobilidade reduzida da vesícula biliar, ambas as quais estão presentes no obeso, sejam fatores subjacentes à formação de cálculos biliares. Além disso, como os cálculos biliares aumentam a propensão à inflamação da vesícula biliar, a colecistite aguda e crônica também é mais comum no obeso. Cólica biliar e pancreatite aguda são outras complicações potenciais importantes dos cálculos biliares.

Paradoxalmente, os cálculos biliares também são um problema clínico comum naqueles que estão perdendo peso (ver Seção 5).

4.8 Distúrbios endócrinos e metabólicos associados à obesidade

4.8.1 Distúrbios endócrinos

Pesquisa recente mostrou que os adipócitos (células de gordura) são mais do que apenas depósitos de gordura. Eles também funcionam como células-alvo para uma grande variedade de hormônios e como células endócrinas, produzindo muitos hormônios que atuam localmente e à distância. Padrões hormonais alterados foram observados em pacientes obesos, especialmente naqueles com acúmulo de gordura intra-abdominal (71, 72). As anormalidades hormonais comuns associadas ao acúmulo de gordura intra-abdominal estão relacionadas na Tabela 4.3.

Resistência insulínica – A sensibilidade à insulina varia amplamente entre qualquer grupo de pessoas, mas a resistência insulínica é associada à obesidade com muita freqüência. Ela é especialmente pronunciada com acúmulo de gordura intra-abdominal e, como a massa abdominal aumenta

Tabela 4.3

Anormalidades hormonais comuns associadas ao acúmulo de gordura intra-abdominal

Resistência insulínica e secreção aumentada de insulina
Níveis aumentados de testosterona livre e androstenediona livre associados à diminuição de globulina ligada a hormônios sexuais (SHBG) em mulheres
Níveis de progesterona diminuídos em mulheres
Níveis de testosterona diminuídos em homens
Produção aumentada de cortisol
Níveis diminuídos de hormônio de crescimento

com o aumento da adiposidade, é universalmente encontrada na obesidade muito grave (IMC maior ou igual a 40).

Alguns pesquisadores sugeriram que a resistência insulínica é uma adaptação à obesidade que tende a limitar ainda mais a deposição de gordura (73). Na resistência à insulina, há tendência de oxidação de gordura ao invés de seu armazenamento ou a oxidação de glicose. Dessa forma, se um indivíduo que está ganhando peso continuar ingerindo a mesma quantidade de alimento, a oxidação de gordura irá, em algum momento, se igualar à ingestão dietética de gordura, através da resistência insulínica, e o indivíduo estará em equilíbrio de gordura. Um corolário sugerido pelos dados dos estudos prospectivos (74) é que o mais resistente à insulina entre um grupo de indivíduos de peso corpóreo normal estará protegido do futuro ganho de peso. Entretanto, esta é apenas uma teoria e não é, de forma alguma, universalmente aceita (75). Além disso, a resistência insulínica é claramente maladaptativa em termos de risco de DCV e outras doenças crônicas.

A insulina normalmente inibe a mobilização de gordura do tecido adiposo e ativa LPL. Estes são processos metabólicos que se tornam resistentes à insulina na obesidade. Entretanto, em contraste com a regulação direta de secreção de insulina pela concentração de glicose plasmática, a regulação de secreção de insulina pelos metabólitos de gordura é relativamente fraca. Isto significa que a secreção excessiva de insulina (em função da resistência à insulina) compensa os defeitos no metabolismo de glicose em um grau muito maior que os defeitos no metabolismo de lipídeos. A ruptura da resposta pós-prandial pela insulina leva ao estado dislipidêmico (ver Seção 4.8.2). A resistência insulínica diferencial de órgãos ou tecidos específicos pode ser responsável pelo acúmulo regional de gordura. Por exemplo, acredita-se que a sensibilidade relativa de insulina da gordura intra-abdominal seja necessária para o acúmulo de gordura central.

A atividade física melhora a sensibilidade à insulina em conseqüência da redução de peso e do aumento da aptidão cardiovascular. Entretanto, ela também melhora a sensibilidade à insulina, independentemente destes fatores (76).

Hormônios que afetam a função reprodutora – Na endocrinologia reprodutiva, são vistas associações significantes entre o excesso de gordura corpórea, particularmente a obesidade abdominal, e disfunção ovulatória, hiperandrogenismo e carcinomas sensíveis a hormônio (77). As alterações nos hormônios sexuais circulantes parecem ser subjacentes a essas anormalidades. Na obesidade, as concentrações de androstenodiona e testosterona estão comumente elevadas, enquanto as globulinas ligadas aos hormônios sexuais (SHBG) estão reduzidas e a proporção plasmática de estrona para estradiol também está aumentada. Uma diminuição em SHBG está associada a uma depuração aumentada de testosterona livre e estradiol, resultando em um equilíbrio dos hormônios sexuais alterado.

A obesidade moderada está freqüentemente associada à síndrome de ovário policístico, que é o distúrbio endócrino mais comum da reprodução (78). A obesidade contribui para a piora e a perda de peso, geralmente para a melhora das anormalidades hormonais associadas e da função menstrual de mulheres obesas com síndrome de ovário policístico (79).

Função adrenocortical – Os indivíduos obesos possuem uma concentração plasmática de cortisol circulante com ritmo circadiano normal e cortisol livre urinário normal. Entretanto, a taxa de produção de cortisol é aumentada na obesidade para compensar uma taxa acelerada de quebra de cortisol (80, 81). O cortisol inibe o efeito antilipolítico da insulina em adipócitos humanos, o que, em geral, pode ser particularmente pronunciado na gordura abdominal porque ela contém uma alta densidade de receptores de glicocorticóides. Esse mecanismo pode contribuir para as manifestações de resistência insulínica (82).

Os estudos mostraram que os pacientes com acúmulo de gordura intra-abdominal possuem secreção aumentada de cortisol, provavelmente por possuírem atividade aumentada do eixo hipotalâmico-hipofisário (EHH). O estresse, o álcool e o tabagismo também mostraram estimular a atividade do EHH (83).

4.8.2 Distúrbios metabólicos

Dislipidemia – Os indivíduos obesos caracterizam-se freqüentemente por um estado dislipidêmico no qual os triglicerídeos plasmáticos são elevados, as concentrações de colesterol HDL são reduzidas e os níveis de lipoproteína de baixa densidade apo B (LDL-apo-B) são elevados. Este perfil metabólico é mais freqüentemente visto em pacientes obesos com grande acúmulo de gordura intra-abdominal e foi consistentemente relacionado a um risco aumentado de DAC (84).

O acúmulo excessivo de gordura intra-abdominal também está associado a uma maior proporção de LDL. A alta proporção dessas LDL pequenas e densas pode ser o resultado de distúrbios metabólicos relacionados aos níveis elevados de triglicerídeos ou baixos de HDL que acompanham. Na realidade, o estado hipertrigliceridêmico pode ser o resultado combinado da produção aumentada e da quebra reduzida de lipoproteínas ricas em triglicerídeos (84, 85). Este processo resulta em níveis menores de colesterol HDL e favorece o enriquecimento do LDL por triglicerídeos. O LDL rico em triglicerídeos é então enzimaticamente degradado pela lipase hepática para produzir pequenas e densas partículas de LDL. Uma grande proporção dessas partículas não pode ser identificada simplesmente pela medida do total ou dos níveis de LDL-colesterol porque esses níveis de colesterol estão freqüentemente na variação normal em indivíduos obesos. Um indicador melhor de níveis de LDL pequenas e densas é uma proporção elevada de LDL-apo-B para LDL-colesterol.

A intolerância à gordura (isto é, lipemia prolongada e/ou exagerada após a ingestão de gordura) é agora reconhecida como um componente tanto da resistência insulínica quanto do fenótipo de lipoproteína aterogênica (86).

Síndrome metabólica e obesidade – A associação comum de obesidade com outros fatores de risco de DCV é bem reconhecida. Esse agrupamento foi rotulado de várias formas, inclusive síndrome X e síndrome de resistência insulínica, mas atualmente o termo síndrome metabólica é preferido. Não há nenhuma definição internacionalmente aceita da síndrome, mas uma definição adequada deve incluir dois ou mais dos seguintes fatores:

- intolerância à glicose;
- hipertensão arterial;
- hipertrigliceridemia e HDL baixa;
- resistência insulínica;
- obesidade central.

Resistência insulínica e/ou hiperinsulinemia foram sugeridas como as causas subjacentes que ligam estas condições (87). Cada componente individual da síndrome aumenta o risco de DCV mas, em combinação, interage para aumentar o risco de uma maneira sinérgica.

Os estudos epidemiológicos confirmam que a síndrome metabólica ocorre comumente numa ampla variedade de grupos étnicos incluindo caucasóides, afro-americanos, americanos mexicanos, indianos e chineses asiáticos, aborígenes australianos, polinésios e micronésios. Entretanto, há evidências de que os padrões de fatores de risco observados variam entre e até dentro das populações (88).

4.9 Problemas de saúde debilitantes associados à obesidade

Antes que se desenvolvam enfermidades crônicas de ameaça à vida, os pacientes com sobrepeso e obesos usualmente apresentam-se a médicos de cuidados primários com várias condições que afetam adversamente sua qualidade de vida, quase sempre mecânicas em sua origem e causadas pelas grandes quantidades de excesso de peso que têm de ser carregadas. Apesar de freqüentemente serem consideradas menos sérias, essas condições são debilitantes e algumas vezes dolorosas; elas também podem ser dispendiosas em termos de recursos de saúde consumidos em seu tratamento e as ausências do trabalho que causam. A apnéia do sono pode ter conseqüências fatais associadas a arritmias cardíacas. Infelizmente, poucos dados estão disponíveis sobre os custos econômicos destas condições atribuíveis à obesidade.

4.9.1 Osteoartrite e gota

A obesidade associa-se ao desenvolvimento de osteoartrite e gota e, em mulheres obesas de meia-idade durante ou após a menopausa, a dor na face medial do joelho (justa-articular adiposa dolorosa). Os fatores possíveis que fundamentam a relação entre obesidade e osteoartrite incluem estresse mecânico relacionado à carga aumentada carregada pelo obeso, alterações metabólicas com gordura aumentada e elementos diários (por exemplo, alto teor de gordura) relacionado ao desenvolvimento de obesidade. Os dados indicam que o dano mecânico é usualmente a causa. O risco aumentado de gota associado à obesidade pode estar relacionado à hiperuricemia que acompanha, apesar da distribuição de gordura central também poder estar envolvida, particularmente em mulheres (89-91).

4.9.2 Doenças pulmonares

A obesidade prejudica a função e a estrutura respiratória, acarretando prejuízos fisiológicos e fisiopatológicos. O esforço para respirar aumenta com a obesidade, principalmente como resultado da inflexibilidade extrema da caixa torácica, conseqüente ao acúmulo de tecido adiposo ao redor das costelas, no abdome e diafragma (92). A hipoxemia é comum, parcialmente porque o baixo volume de relaxamento faz com que a ventilação ocorra em volumes abaixo do volume de fechamento (93, 94), e é exacerbada quando se deita por causa da redução de capacidade funcional residual (97).

A apnéia do sono ocorre em mais de 10% dos homens e mulheres com IMC de 30 ou maior; 65 a 75% dos indivíduos com apnéia obstrutiva do sono são obesos. Em um estudo, a apnéia do sono ocorreu em 77% daqueles com IMC acima de 40. Além do IMC, entretanto, a apnéia obstrutiva do sono está relacionada à obesidade central e ao tamanho do pescoço, provavelmente como resultado do estreitamento da via aérea superior quando se deita. A interrupção noturna do sono associa-se com sonolência durante o dia, hipercapnia, dores de cabeça matinais, hipertensão pulmonar e, eventualmente, insuficiência ventricular direita (96, 97).

4.10 Problemas psicológicos associados à obesidade

O estudo SOS concluiu que a proporção de indivíduos que recebem pensões por razões médicas era mais do que duas vezes maior em pacientes obesos do que em controles da população. Os problemas psicológicos no obeso (com as mulheres mais afetadas do que os homens) foram considerados piores naqueles que estão também cronicamente doentes ou lesados, por exemplo, sofrendo de artrite reumatóide, câncer ou lesão da coluna vertebral (98). Os reais custos sociais e econômicos das conseqüências não fatais da obesidade para a saúde podem, portanto, ser seriamente subestimados.

Outros dados sobre os aspectos psicossociais da obesidade relacionam-se principalmente aos Estados Unidos e refletem diferenças culturais que podem ser irrelevantes para outros países, especialmente porque parecem haver diferenças étnicas em atitudes com relação à obesidade. As mulheres negras nos Estados Unidos, por exemplo, são 2 a 3 vezes mais suscetíveis a serem obesas do que as mulheres brancas. Ainda as mulheres negras mostraram experienciar menor pressão social para reduzir seu peso, começam uma dieta mais tarde na vida e são significativamente menos prováveis de realizar dieta em cada marco de desenvolvimento (99). Não obstante, à medida que a prevalência da obesidade aumenta em países em desenvolvimento e as populações são cada vez mais afetadas pelos valores culturais prevalecentes em países industrializados, os problemas psicossociais podem se tornar uma característica cada vez mais comum do perfil de saúde global do obeso.

É importante observar que os mecanismos que levam a uma saúde psicológica prejudicada são diferentes daqueles que fundamentam a enfermidade física. Os problemas psicossociais associados à obesidade não são conseqüências inevitáveis da obesidade mas, ao invés disso, são valores relacionados à cultura, segundo os quais as pessoas vêem a gordura corpórea como "não saudável" e "feia". Stunkard e Sobal (100) observaram que "...a obesidade não cria um fardo psicológico. A obesidade é um estado físico. As pessoas criam o fardo psicológico".

4.10.1 Tendência social, preconceito e discriminação

A obesidade é altamente estigmatizada em muitos países industrializados, em termos tanto de aparência corpórea indesejável como de defeitos de caráter que se supõe indicar. Mesmo crianças tão jovens quanto com 6 anos de idade descrevem a silhueta de uma criança obesa como "preguiçosa", "suja", "estúpida", "mentirosa" e "trapaceira" com maior freqüência do que desenhos de outras formas corpóreas (101).

As pessoas obesas têm que lutar contra a discriminação. A análise de grandes pesquisas mostra que, comparados com seus semelhantes não obesos, aqueles que são obesos são mais suscetíveis a completar menos anos na escola e menos suscetíveis a serem aceitos por escolas prestigiadas ou ingressarem em carreiras desejáveis. Além disso, mulheres jovens com sobrepeso no Reino Unido e nos Estados Unidos ganham significativamente menos do que as mulheres saudáveis que não estão com sobrepeso ou do que as mulheres com outros problemas crônicos de saúde (102).

Atitudes e estereótipos negativos dos profissionais de saúde (incluindo médicos, estudantes de medicina, nutricionistas e enfermeiros) com relação à obesidade são de particular importância. A consciência dessas atitudes negativas pode tornar o obeso relutante em procurar assistência médica em virtude da sua condição (103). Os médicos podem estar pouco interessados em tratar pacientes com sobrepeso, acreditando que eles têm pouca força de vontade e menos chances de se beneficiar do aconselhamento. Os profissionais gerais britânicos tinham menos tendência a prescrever fármacos para o tratamento de dislipidemias para pessoas com sobrepeso (ou para tabagistas) e os médicos afirmaram explicitamente que esta era sua política (104). Apesar de pouco ter sido feito até agora para melhorar os estereótipos e as atitudes dos profissionais de saúde, Wiese e cols. (105) concluíram que a intervenção educacional estava associada com uma atitude mais positiva em relação ao obeso entre os estudantes do primeiro ano de medicina.

4.10.2 Efeitos psicológicos

Pesquisas nesta área não produziram resultados conclusivos. Os escores nos testes psicológicos padrão mostraram diferir pouco, se é que diferiam, entre pessoas obesas e não obesas e a avaliação de auto-estima em crianças e adolescentes obesos não forneceu resultados consistentes (106). Entretanto, a implicação de que a obesidade não possui conseqüências psicológicas está em conflito com a experiência de indivíduos com sobrepeso e com a literatura, na qual fortes tendências culturais e atitudes negativas com relação a pessoas obesas são consistentemente relatadas. Friedman e Brownell (107) sugerem que este "paradoxo" pode ser explicado pela maneira pela qual estes estudos de primeira geração foram conduzidos e que novos estudos devem ser realizados para examinar os fatores de risco dentro da população obesa.

4.10.3 Insatisfação com a forma corpórea

Muitas pessoas obesas possuem uma imagem corpórea alterada, isto é, vêem seus corpos como feios e acreditam que os outros desejam excluí-las do convívio social. Isto ocorre com maior freqüência em mulheres jovens de classe social média e alta, entre as quais a obesidade é menos prevalente, e naquelas que foram obesas desde a infância.

4.10.4 Distúrbios alimentares

O distúrbio de alimentação compulsiva é uma condição psicológica reconhecida (108) que ocorre com freqüência crescente entre as pessoas obesas, das quais cerca de 30% procuram auxílio médico. O distúrbio está particularmente associado a obesidade grave, alta freqüência de oscilação de peso e co-morbidade psiquiátrica pronunciada. Caracteriza-se principalmente por episódios descontrolados de alimentação compulsiva, usualmente no entardecer ou à noite.

Os comedores compulsivos possuem pior temperamento e problemas psicológicos mais graves do que as pessoas obesas que não comem compulsivamente e tendem a abandonar programas de controle de peso baseados na modificação de seu comportamento. Apesar dos comedores compulsivos poderem recuperar peso mais rápido do que os não comedores compulsivos, as perdas de peso a curto e longo prazo entre eles parecem ser similares (109).

A síndrome de "comer à noite" caracteriza-se pelo consumo de pelo menos 25% – embora opiniões mais recentes sugiram até 50% – da ingestão total de energia após a refeição noturna. Esta síndrome parece ser mais comum em pacientes morbidamente obesos e está relacionada a distúrbios de sono, tais como apnéia, sendo atribuída a alterações no ritmo cicladiano, afetando tanto a ingestão alimentar quanto o humor.

O distúrbio noturno relacionado ao sono é um padrão alimentar noturno recentemente delineado caracterizado por comer no despertar do sono. Pode ser uma variante de distúrbio de alimentação compulsiva, mas sua relação com a síndrome de alimentação noturna não é clara.

Não há evidência clara de que estes distúrbios alimentares sejam a causa primária de ganho de peso. Sugeriu-se que a incidência crescente de distúrbios de alimentação está associada à pressão psicológica para emagrecer (110, 111). O fato desses distúrbios não existirem em sociedades nas quais a obesidade é aceita como normal justifica fortemente a tese de que eles têm uma base cultural. Uma vez estabelecidos em pacientes, entretanto, há sérias condições médicas e a cura é difícil.

4.11 Conseqüências de saúde de sobrepeso e obesidade na infância e adolescência

4.11.1 Prevalência

Os sintomas relacionados à obesidade em crianças e adolescentes incluem problemas psicossociais, fatores de risco de DCV aumentados, metabolismo anormal de glicose, distúrbios hepáticos e gastrointestinais, apnéia do sono e complicações ortopédicas (Tabela 4.4).

A conseqüência mais importante da obesidade na infância, a longo prazo, é sua persistência na idade adulta, com todos os fatores de risco associados. Há maior probabilidade da obesidade persistir quando seu início ocorre no final da infância ou adolescência e quando a obesidade é grave (112, 113). O sobrepeso na adolescência também mostrou estar significativamente associado à mortalidade e morbidade a longo prazo (114).

4.11.2 Efeitos psicossociais

A conseqüência mais comum da obesidade em crianças em países industrializados é o precário relacionamento psicossocial. As crianças pré-adolescentes associam a forma (ou silhueta) de um corpo com sobrepeso com funcionamento social precário, sucesso acadêmico prejudicado, aptidão e saúde reduzidas (115), assim como defeitos de ca-

TABELA 4.4
Conseqüências da obesidade infantil para a saúde

Alta prevalência	Prevalência intermediária	Baixa prevalência
Crescimento mais rápido	Esteatose hepática	Complicações ortopédicas
Problemas psicossociais	Metabolismo anormal de glicose	Apnéia do sono
Persistência na idade adulta (para obesidade grave e de início tardio)	Persistência na idade adulta (dependendo da idade de início e gravidade)	Síndrome do ovário policístico
		Pseudotumor cerebral
Dislipidemia		Colelitíase
		Hipertensão

ráter (ver anteriormente). Entretanto, há pouca evidência para sugerir que a auto-estima seja significativamente afetada em crianças jovens obesas (106, 116).

Entre os adolescentes, entretanto, os estudos transversais mostram consistentemente uma relação inversa entre peso corpóreo, auto-estima total e imagem corpórea (106). Uma autoconsciência marcante da forma corpórea e da aparência física se desenvolve durante a adolescência. Por isso, talvez não seja surpreendente que as mensagens sociais negativas difusas associadas à obesidade em muitas comunidades possuam um impacto importante neste estágio. O sobrepeso na adolescência pode também estar associado a posteriores problemas sociais e econômicos. Um grande estudo prospectivo conduzido nos Estados Unidos mostrou que as mulheres com sobrepeso durante a adolescência e início da idade adulta tendiam a ter menores rendas familiares, maiores taxas de pobreza e menores taxas de casamento do que as mulheres com várias outras formas de incapacidade física crônica durante a adolescência (102).

4.11.3 *Fatores de risco cardiovasculares*

Dislipidemia, hipertensão e resistência insulínica são freqüentemente vistas em crianças obesas (117, 118) e a dislipidemia parece estar relacionada ao acúmulo aumentado de gordura abdominal (119). Caprio e cols. (120) sugeriram que a resistência à insulina em crianças também pode estar associada à obesidade abdominal.

Apesar do NIDDM ser muito raro, ele é responsável por um terço de todos os novos casos de diabetes vistos em algumas instituições nos Estados Unidos (121).

Os níveis séricos elevados de lipídeos e lipoproteína, pressão sangüínea e insulina plasmática na infância são todos transportados para o início da idade adulta, sendo a condição de obesidade na infância na linha de base um preditor específico de valores adultos (122, 123).

4.11.4 Complicações hepáticas e gástricas

Foram relatadas complicações hepáticas em crianças obesas, particularmente a esteatose hepática caracterizada pelos níveis elevados de transaminase sérica (124). As enzimas hepáticas anormais podem estar associadas à colelitíase, mas esta condição é rara em crianças e adolescentes.

O refluxo gastroesofágico e os distúrbios de esvaziamento gástrico, que afetam uma minoria das crianças obesas, podem ser conseqüências da pressão intra-abdominal elevada decorrente do aumento de gordura abdominal.

4.11.5 Complicações ortopédicas

É bem documentado que as crianças obesas podem sofrer de complicações ortopédicas. As mais sérias incluem epifisiolise (125) e doença de Blount (deformidade óssea resultante de crescimento excessivo da tíbia) (126, 127), enquanto as anormalidades menores incluem joelho valgo (*genu valgum*) e maior suscetibilidade a torções de tornozelo.

4.11.6 Outras complicações da obesidade infantil

Outras complicações sérias foram relatadas em crianças obesas, incluindo apnéia do sono obstrutiva e pseudotumor cerebral. A apnéia obstrutiva do sono pode causar hipoventilação e até morte súbita em casos graves (128, 129). O pseudotumor cerebral é uma condição rara ligada à pressão intracranial elevada e requer atenção médica imediata.

Referências

1. **Berrios X et al.** On behalf of the Inter-Health sites. Distribution and prevalence of major risk factors of noncommunicable diseases in selected countries: the WHO Inter-Health Programme. *Bulletin of the World Health Organization*, 1997, **75**:99-108.
2. **Bray G.** Coherent, preventive and management strategies for obesity. In: Chadwick DJ, Cardew GC, eds. *The origins and consequences of obesity*. Chichester, Wiley, 1996:228-254 (Ciba Foundation Symposium 201).
3. **Stamler J, Wentworth DN, Neaton JD.** Is relationship between serum cholesterol and risk of premature death from coronary heart disease continuous and graded? Findings in 356,222 primary screenees of the Multiple Risk Factor Intervention Trial (MRFIT). *Journal of the American Medical Association*, 1986, **256**:2823-2828.
4. **Stamler J, Neaton JD, Wentworth DN.** Blood pressure (systolic and diastolic) and risk of fatal coronary heart disease. *Hypertension*, 1989, **13**(5 Suppl.):I2-I12.
5. **Manson JE, Willett WC, Stampfer MJ.** Body weight and mortality among women. *New England Journal of Medicine*, 1995, **333**:677-685.

6. **Kumanyika SK.** Special issues regarding obesity in minority populations. *Annals of Internal Medicine*, 1993, **119**:650-654.
7. **Fujimoto WY et al.** Susceptibility to development of central adiposity among populations. *Obesity Research*, 1995, **3**(Suppl. 2):179S-186S.
8. **Rebuffe-Strive M, Björntorp P.** Regional adipose tissue metabolism in man. In: Vague J, Björntorp P, Guy-Grand B, eds. *Metabolic complications of human obesities.* Amsterdam, Excerpta Medica, 1985:149-159.
9. **Manson JE et al.** Body weight and longevity: a reassessment. *Journal of the American Medical Association*, 1987, **257**:353-358.
10. **Seidell JC et al.** Overweight, underweight, and mortality. A prospective study of 48,287 men and women. *Archives of Internal Medicine*, 1996, **156**:958-963.
11. **Chan JM et al.** Obesity, fat distribution, and weight gain as risk factors for clinical diabetes in men. *Diabetes Care*, 1994, **17**:961-969.
12. **Rissanen A et al.** Risk of disability and mortality due to overweight in a Finnish population. *British Medical Journal*, 1990, **301**:835-837.
13. **Shaper AG.** Obesity and cardiovascular disease. In: Chadwick DJ, Cardew GC, eds. *The origins and consequences of obesity.* Chichester, Wiley, 1996:90-107 (Ciba Foundation Symposium 201).
14. **Lindsted K, Tonstad S, Kuzma JW.** Body mass index and patterns of mortality among Seventh-day Adventist men. *International Journal of Obesity*, 1991, **15**:397-406.
15. **Blackburn GL et al.** Report of the American Institute of Nutrition (AIN) Steering Committee on healthy weight. *Journal of Nutrition*, 1994, **124**:2240-2243.
16. **Gordon T, Doyle JT.** Weight and mortality in men: the Albany Study. *International Journal of Epidemiology*, 1988, **17**:77-81.
17. **Sidney S, Friedman GD, Siegelaub AB.** Thinness and mortality. *American Journal of Public Health*, 1987, **77**:317-322.
18. **Willett WC et al.** New weight guidelines for Americans: justified or injudicious. *American Journal of Clinical Nutrition*, 1991, **53**:1102-1103.
19. **Hubert HB et al.** Obesity as an independent risk factor for cardiovascular disease: a 26-year follow-up of participants in the Framingham Heart Study. *Circulation*, 1983, **67**:968-977.
20. **Manson JE et al.** A prospective study of obesity and risk of coronary heart disease in women. *New England Journal of Medicine*, 1990, **322**:882-889.
21. **Jousilahti P et al.** Body weight, cardiovascular risk factors and coronary mortality. 15 year follow-up of middle-aged men and women in eastern Finland. *Circulation*, 1996, **93**:1372-1379.
22. **Kannel WB, D'Agostino RB, Cobb JL.** Effect of weight on cardiovascular disease. *American Journal of Clinical Nutrition*, 1996, **63**(Suppl. 4):419S-422S.
23. **Han TS et al.** Waist circumference action levels in the identification of cardiovascular risk factors: prevalence study in a random sample. *British Medical Journal*, 1995, **311**:1401-1405.
24. **Willett WC et al.** Weight, weight change, and coronary heart disease in women. Risk within the "normal" weight range. *Journal of the American Medical Association*, 1995, **273**:461-465.
25. **Enas EA, Mehta J.** Malignant coronary artery disease in young Asian Indians: thoughts on pathogenesis, prevention, and therapy. *Clinical Cardiology*, 1995, **18**:131-135.

26. **Stamler R et al.** Weight and blood pressure: Findings in hypertension screening of 1 million Americans. *Journal of the American Medical Association*, 1978, **240**:1607-1610.
27. **Van Itallie TB.** Health implications of overweight and obesity in the United States. *Annals of Internal Medicine*, 1985, **103**:983-988.
28. **Pi-Sunyer FX.** Health implications of obesity. *American Journal of Clinical Nutrition*, 1991, **53**(6 Suppl.):1595S-1603S.
29. **Burton BT et al.** Health implications of obesity: an NIH Consensus Development Conference. *International Journal of Obesity*, 1985, **9**:155-170.
30. **MacMahon S et al.** Blood pressure, stroke and coronary heart disease. Part 1, prolonged differences in blood pressure: prospective observational studies corrected for the regression dilution bias. *Lancet*, 1990, **335**:765-774.
31. **Abbott RD et al.** Body mass index and thromboembolic stroke in nonsmoking men in older middle age. The Honolulu Heart Program. *Stroke*, 1994, **25**:2370-2376.
32. **Sjöström L.** Swedish Obese Subjects, SOS. An intervention study of obesity. In: Ailhaud G et al., eds. *Obesity in Europe 91*. London, John Libbey, 1992:299-306.
33. **Larsson B et al.** Abdominal adipose tissue distribution, obesity, and risk of cardiovascular disease and death: 13 year follow up of participants in the study of men born in 1913. *British Medical Journal Clinical Research Edition*, 1984, **288**:1401-1404.
34. **Lapidus L et al.** Distribution of adipose tissue and risk of cardiovascular disease and death: a 12 year follow up of participants in the population study of women in Gothenburg, Sweden. *British Medical Journal*, 1984, **289**:1257-1261.
35. **Brenner BM, Garcia DL, Anderson S.** Glomeruli and blood pressure. Less of one, more the other? *American Journal of Hypertension*, 1988, **1**:335-347.
36. **Pi-Sunyer FX.** Medical hazards of obesity. *Annals of Internal Medicine*, 1993, **119**:655-660.
37. **Schapira DV et al.** Visceral obesity and breast cancer risk. *Cancer*, 1994, **74**:632-639.
38. **Le Marchand L, Wilkens LR, Mi MP.** Obesity in youth and middle age and risk of colorectal cancer in men. *Cancer Causes and Control*, 1992, **3**:349-354.
39. **Wolk A, Lindblad P, Adami HO.** Nutrition and renal cell cancer. *Cancer Causes and Control*, 1996, **7**:5-18.
40. **Swanson CA et al.** Body size and breast cancer risk among women under age 45 years. *American Journal of Epidemiology*, 1996, **143**:698-706.
41. **Wing RR et al.** Weight gain at the time of menopause. *Archives of Internal Medicine*, 1991, **151**:97-102.
42. **Lew EA, Garfinkel L.** Variations in mortality by weight among 750,000 men and women. *Journal of Chronic Diseases*, 1979, **32**:563-576.
43. **Frisch RE et al.** Lower lifetime occurrence of breast cancer and cancers of the reproductive system among former college athletes. *American Journal of Clinical Nutrition*, 1987, **45**:328-335.
44. **Albanes D, Blair A, Taylor PR.** Physical activity and risk of cancer in the NHANES I population. *American Journal of Public Health*, 1989, **79**:744-750.
45. **Hartz AJ et al.** Relationship of obesity to diabetes: influence of obesity level and body fat distribution. *Preventive Medicine*, 1983, **12**:351-357.
46. **Haffner SM et al.** Do upper-body and centralized adiposity measure different aspects of regional body-fat distribution? Relationship to non insulin-dependent diabetes mellitus, lipids, and lipoproteins. *Diabetes*, 1987, **36**:43-51.

47. **van Noord PA et al.** The relationship between fat distribution and some chronic diseases in 11,825 women participating in the DOM-project. *International Journal of Epidemiology*, 1990, **19**:546-570.
48. **Dowse GK et al.** Abdominal obesity and physical inactivity as risk factors for NIDDM and impaired glucose tolerance in Indian, Creole, and Chinese Mauritians. *Diabetes Care*, 1991, **14**:271-282.
49. **Shelgikar KM, Hockaday TD, Yajnik CS.** Central rather than generalized obesity is related to hyperglycaemia in Asian Indian subjects. *Diabetic Medicine*, 1991, **8**:712-717.
50. **Skarfors ET, Selinus KI, Lithell HO.** Risk factors for developing non-insulin dependent diabetes: a 10 year follow-up of men in Uppsala. *British Medical Journal*, 1991, **303**:755-760.
51. **McKeigue PM et al.** Relationship of glucose intolerance and hyperinsulinaemia to body fat pattern in south Asians and Europeans. *Diabetologia*, 1992, **35**:785-791.
52. **Schmidt M et al.** Associations of waist-hip ratio with diabetes mellitus. Strength and possible modifiers. *Diabetes Care*, 1992, **15**:912-914.
53. **Tai TY et al.** Association of body build with non-insulin-dependent diabetes mellitus and hypertension among Chinese adults: a 4-year follow-up study. *International Journal of Epidemiology*, 1992, **21**:511-517.
54. **Marshall JA et al.** Ethnic differences in risk factors associated with the prevalence of non-insulin-dependent diabetes mellitus. The San Luis Valley Diabetes Study. *American Journal of Epidemiology*, 1993, **137**:706-718.
55. **Shaten BJ et al.** Risk factors for the development of type II diabetes among men enrolled in the usual care group of the Multiple Risk Factor Intervention Trial. *Diabetes Care*, 1993, **16**:1331-1339.
56. **Chou P, Liao MJ, Tsai ST.** Associated risk factors of diabetes in Kin-Hu, Kinmen. *Diabetes Research and Clinical Practice*, 1994, **26**:229-235.
57. **Collins VR et al.** Increasing prevalence of NIDDM in the Pacific island population of Western Samoa over a 13-year period. *Diabetes Care*, 1994, **17**:288-296.
58. **Ohlson LO et al.** The influence of body fat distribution on the incidence of diabetes mellitus. 13.5 years of follow-up of the participants in the study of men born in 1913. *Diabetes*, 1985, **34**:1055-1058.
59. **Modan M et al.** Effect of past and concurrent body mass index on prevalence of glucose intolerance and type 2 (non-insulin-dependent) diabetes and on insulin response. *Diabetologia*, 1986, **29**:82-89.
60. **Lundgren H et al.** Adiposity and adipose tissue distribution in relation to incidence of diabetes in women: Results from a prospective population study in Gothenburg, Sweden. *International Journal of Obesity*, 1989, **13**:413-423.
61. **Colditz GA et al.** Weight as a risk factor for clinical diabetes in women. *American Journal of Epidemiology*, 1990, **132**:501-513.
62. **Haffner SM et al.** Incidence of type II diabetes in Mexican Americans predicted by fasting insulin and glucose levels, obesity, and body-fat distribution. *Diabetes*, 1990, **39**:283-288.
63. **Charles MA et al.** Risk factors for NIDDM in white population. Paris prospective study. *Diabetes*, 1991, **40**:796-799.
64. **Knowler WC et al.** Obesity in the Pima Indians: its magnitude and relationship with diabetes. *American Journal of Clinical Nutrition*, 1991, **53**(6 Suppl.):1543S-1551S.

65. **Cassano PA et al.** Obesity and body fat distribution in relation to the incidence of non-insulin-dependent diabetes mellitus. A prospective cohort study of men in the normative aging study. *American Journal of Epidemiology*, 1992, **136**:1474-1486.
66. **Chan JM et al.** Obesity, fat distribution, and weight gain as risk factors for clinical diabetes in men. *Diabetes Care*, 1994, **17**:961-969.
67. **Schranz AG.** Abnormal glucose tolerance in the Maltese. A population based longitudinal study of the natural history of NIDDM and IGT in Malta. *Diabetes Research and Clinical Practice*, 1989, **7**:7-16.
68. **Helmrich SP et al.** Physical activity and reduced occurrence of non-insulin dependent diabetes mellitus. *New England Journal of Medicine*, 1991, **325**:147-152.
69. **O'Dea K.** Marked improvement in carbohydrate and lipid metabolism in diabetic Australian aborigines after temporary reversion to traditional lifestyle. *Diabetes*, 1984, **33**:596-603.
70. **Maclure KM et al.** Weight, diet, and the risk of symptomatic gallstones in middle-aged women. *New England Journal of Medicine*, 1989, **321**:563-569.
71. **Kissebah AH, Peiris AN.** Biology of regional body fat distribution. Relationship to non-insulin-dependent diabetes mellitus. *Diabetes/Metabolism Reviews*, 1989, **5**:83-109.
72. **Seidell J et al.** Visceral fat accumulation in men is positively associated with insulin, glucose and C-peptide levels, but negatively with testosterone levels. *Metabolism: Clinical and Experimental*, 1990, **39**:897-901.
73. **Eckel RH.** Insulin resistance: an adaptation for weight maintenance. *Lancet*, 1992, **340**:1452-1453.
74. **Swinburn BA et al.** Insulin resistance associated with lower rates of weight gain in Pima Indians. *Journal of Clinical Investigation*, 1991, **88**:168-173.
75. **Wing RR.** Insulin sensitivity as a predictor of weight regain. *Obesity Research*, 1997, **5**:24-29.
76. **Mikines KJ.** The influence of physical activity and inactivity on insulin action and secretion in man. *Acta Physiologica Scandinavica Supplement*, 1992, **609**:1-43.
77. **Kirschner MA et al.** Obesity, androgens, oestrogens, and cancer risk. *Cancer Research*, 1982, **42**(8 Suppl.):3281S-3285S.
78. **Dunaif A.** Polycystic ovary syndrome and obesity. In: Björntorp P, Brodoff BN, eds, *Obesity*. Philadelphia, Lippincott, 1992:594-605.
79. **Kiddy DS et al.** Improvement in endocrine and ovarian function during dietary treatment of obese women with polycystic ovary syndrome. *Clinical Endocrinology*, 1992, **36**:105-111.
80. **Migeon CJ, Green OC, Eckert JP.** Study of adrenocortical function in obesity. *Metabolism: Clinical and Experimental*, 1963, **12**:718-730.
81. **Galvão-Teles A et al.** Free cortisol in obesity: effect of fasting. *Acta Endocrinologica*, 1976, **81**:321-329.
82. **Cigolini M, Smith U.** Human adipose tissue in culture. VIII. Studies on the insulin-antagonistic effect of glucocorticoids. *Metabolism: Clinical and Experimental*, 1979, **28**:502-510.
83. **Björntorp P.** Endocrine abnormalities of obesity. *Metabolism: Clinical and Experimental*, 1995, **44**:21-23.
84. **Despres JP et al.** Regional distribution of body fat, plasma lipoproteins, and cardiovascular disease. *Arteriosclerosis*, 1990, **10**:497-511.

85. **Despres JP.** Obesity and lipid metabolism: relevance of body fat distribution. *Current Opinion in Lipidology*, 1991, **2**:5-15.
86. **Griffin BA, Zampelas A.** Influence of dietary fatty acids on the atherogenic lipoprotein phenotype. *Nutrition Research Reviews*, 1995, **8**:1-26.
87. **Ferrannini E et al.** Hyperinsulinaemia: the key feature of a cardiovascular and metabolic syndrome. *Diabetologia*, 1991, **34**:416-422.
88. **Hodge AM, Zimmet PZ.** The epidemiology of obesity. *Baillieres Clinical Endocrinology and Metabolism*, 1994, **8**:577-599.
89. **Davis MA et al.** Body fat distribution and osteoarthritis. *American Journal of Epidemiology*, 1990, **132**:701-707.
90. **Roubenoff R et al.** Incidence and risk factors for gout in white men. *Journal of the American Medical Association*, 1991, **266**:3004-3007.
91. **Felson DT et al.** Weight loss reduces the risk for symptomatic kneeosteoarthritis in women. The Framingham Study. *Annals of Internal Medicine*, 1992, **116**:535-539.
92. **Naimark A, Cherniack RM.** Compliance of the respiratory system and its components in health and obesity. *Journal of Applied Physiology*, 1960, **15**:377-382.
93. **Holley HS et al.** Regional distribution of pulmonary ventilation and perfusion in obesity. *Journal of Clinical Investigation*, 1967, **46**:475-481.
94. **Don HF et al.** The measurement of gas trapped in the lungs at functional residual capacity and the effects of posture. *Anesthesiology*, 1971, **35**:582-590.
95. **Tucker DH, Sieker HO.** The effects of change in body position on lung volumes and intrapulmonary gas mixing in patients with obesity, heart failure and emphysema. *Journal of Clinical Investigation*, 1960, **39**:787-791.
96. **Vgontzas AN et al.** Sleep apnea and sleep disruption in obese patients. *Archives of Internal Medicine*, 1994, **154**:1705-1711.
97. **Strollo PJ Jr, Rogers RM.** Obstructive sleep apnea. *New England Journal of Medicine*, 1996, **334**:99-104.
98. **Sullivan M et al.** Swedish obese subjects (SOS) – an intervention study of obesity. Baseline evaluation of health and psychosocial functioning in the first 1743 subjects examined. *International Journal of Obesity and Related Metabolic Disorders*, 1993, **17**:503-512.
99. **Striegel-Moore RH et al.** Weight-related attitudes and behaviors of women who diet to lose weight: a comparison of black dieters and white dieters. *Obesity Research*, 1996, **4**:109-116.
100. **Stunkard AJ, Sobal J.** Psychological consequences of obesity. In: Brownell KD, Fairburn CG, eds. *Eating disorders and obesity: a comprehensive handbook.* London, Guilford Press, 1995:417-430.
101. **Staffieri JR.** A study of social stereotype of body image in children. *Journal of Personality and Social Psychology*, 1967, **7**:101-104.
102. **Gortmaker SL et al.** Social and economic consequences of overweight in adolescence and young adulthood. *New England Journal of Medicine*, 1993, **329**:1008-1012.
103. **De Jong W, Kreck RE.** The social psychological effects of overweight. In: Herman CP et al., eds. *Physical appearance, stigma and social behaviour. The Ontario Symposium, vol 3.* Hilsdale, Lawrence Erlbaum, 1986:66-87.
104. **Evans JS et al.** General practitioners' tacit and stated policies in the prescription of lipid-lowering agents. *British Journal of General Practice*, 1995, **45**:15-18.

105. **Wiese HJ et al.** Obesity stigma reduction in medical students. *International Journal of Obesity and Related Metabolic Disorders,* 1992, **16**:859-868.
106. **French SA, Story M, Perry CL.** Self-esteem and obesity in children and adolescents: a literature review. *Obesity Research,* 1995, **3**:479-490.
107. **Friedman M, Brownell KD.** Psychological correlates of obesity: moving to the next research generation. *Psychological Bulletin,* 1995, **117**:3-20.
108. *Diagnostic and statistical manual of mental disorders,* 4th ed. Washington, DC, American Psychiatric Association, 1994.
109. **Wing RR, Greeno CG.** Behavioural and psychosocial aspects of obesity and its treatment. *Baillieres Clinical Endocrinology and Metabolism,* 1994, **8**:689-703.
110. **Tiggemann M, Pickering AS.** Role of television in adolescent women's body dissatisfaction and drive for thinness. *International Journal of Eating Disorders,* 1996, **20**:199-203.
111. **Nelson CL, Gidycz CA.** A comparison of body image perception in bulimics, restrainers, and normal women: an extension of previousfindings. *Addictive Behaviors,* 1993, **18**:503-509.
112. **Abraham S, Collins G, Nordsieck M.** Relationship of childhood weight status to morbidity in adults. *HSMHA Health Report,* 1971, **86**:273-284.
113. **Guo SS et al.** The predictive value of childhood body mass index values for overweight at age 35 years. *American Journal of Clinical Nutrition,* 1994, **59**:810-819.
114. **Must A et al.** Long-term morbidity and mortality of overweight adolescents. A follow-up of the Harvard Growth Study of 1922 to 1935. *New England Journal of Medicine,* 1992, **327**:1350-1355.
115. **Hill AJ, Silver EK.** Fat, friendless and unhealthy: 9-year old children's perception of body shape stereotypes. *International Journal of Obesity and Related Metabolic Disorders,* 1995, **19**:423-430.
116. **Klesges RC et al.** Relationship between psychosocial functioning and body fat in preschool children: a longitudinal investigation. *Journal of Consulting and Clinical Psychology,* 1992, **60**:793-796.
117. **Lauer RM et al.** Coronary heart disease risk factors in school children: The Muscatine study. *Journal of Pediatrics,* 1975, **86**:697-706.
118. **Steinberger J et al.** Relationship between insulin resistance and abnormal lipid profile in obese adolescents. *Journal of Pediatrics,* 1995, **126**:690-695.
119. **Brambilla P et al.** Peripheral and abdominal adiposity in childhood obesity. *International Journal of Obesity and Related Metabolic Disorders,* 1994, **18**:795-800.
120. **Caprio S et al.** Central adiposity and its metabolic correlates in obese adolescent girls. *American Journal of Physiology,* 1995, **269**:E118-E126.
121. **Pinhas-Hamiel O et al.** Increased incidence of non-insulin-dependent diabetes mellitus among adolescents. *Journal of Pediatrics,* 1996, **128**:608-615.
122. **Bao W et al.** Persistence of multiple cardiovascular risk clustering related to syndrome X from childhood to young adulthood. The Bogalusa Heart Study. *Archives of Internal Medicine,* 1994, **154**:1842-1847.
123. **Raitakari OT et al.** Clustering and six year cluster-tracking of serum total cholesterol, HDL-cholesterol and diastolic blood pressure in children and young adults. The Cardiovascular Risk in Young Finns Study. *Journal of Clinical Epidemiology,* 1994, **47**:1085-1093.

124. **Noguchi H et al.** The relationship between serum transaminase activities and fatty liver in children with simple obesity. *Acta Paediatrica Japonica,* 1995, **37**:621-625.

125. **Loder RT.** The demographics of slipped capital femoral epiphysis. An international multicenter study. *Clinical Orthopaedics and Related Research,* 1996, **322**:8-27.

126. **Dietz WH Jr, Gross WL, Kirkpatrick JA Jr.** Blount disease (tibia vara): another skeletal disorder associated with childhood obesity. *Journal of Pediatrics,* 1982, **101**:735-737.

127. **Henderson RC, Greene WB.** Etiology of late-onset tibia vara: is varus alignment a prerequisite? *Journal of Pediatric Orthopedics,* 1994, **14**:143-146.

128. **Silvestri JM et al.** Polysomnography in obese children with a history of sleep-associated breathing disorders. *Pediatric Pulmonology,* 1993, **16**:124-129.

129. **Riley DJ, Santiago TV, Edelman NH.** Complications of obesity-hypoventilation syndrome in childhood. *American Journal of Diseases in Children,* 1976, **130**:671 674.

5. Benefícios e Riscos da Perda de Peso para a Saúde

5.1 Introdução

Enquanto os efeitos da obesidade sobre a saúde e qualidade de vida de indivíduos obesos têm sido estudados detalhadamente, o impacto da perda de peso é muito menos documentado. Os estudos a curto prazo demonstraram claros benefícios da modesta perda de peso na maioria das conseqüências associadas de obesidade, mas há muito poucos estudos bem planejados sobre os benefícios da perda de peso a longo prazo.

Consideram-se aqui os benefícios para a saúde e os riscos da perda de peso e da manutenção de um novo peso menor a longo prazo, com particular referência à mortalidade, à saúde geral e às co-morbidades relacionadas à obesidade, incluindo doenças crônicas, endócrinas e metabólicas e relacionamento psicossocial precário. São mencionados também dois perigos distintos da perda de peso, a saber cálculos biliares e densidade óssea reduzida, assim como a oscilação de peso. Finalmente, uma breve descrição dos efeitos da perda de peso em crianças e adolescentes obesos é fornecida.

Deve-se observar o seguinte:

- São poucos os estudos bem projetados dos efeitos a longo prazo (acima de 2 anos) da perda de peso. As dificuldades associadas a tais estudos incluem a manutenção da perda de peso a longo prazo e a necessidade de distinguir a perda de peso intencional da não intencional.
- A perda de peso intencional resulta em melhoras marcantes em NIDDM, dislipidemia, hipertensão, risco cardiovascular e função ovariana. Há também melhoras na dificuldade respiratória, qualidade de sono, apnéia do sono, dores lombares e articulares e osteoartrite.
- Os únicos perigos distintos de perda de peso são uma incidência aumentada de cálculos biliares (quando a perda de peso é rápida) e, possivelmente, uma redução na densidade óssea.

5.2 Problemas na avaliação dos efeitos de perda de peso a longo prazo

Os problemas na avaliação dos benefícios da perda de peso a longo prazo incluem:

- a dificuldade de manter a perda de peso em adultos durante um longo período;
- levar ou não em consideração a oscilação de peso e como defini-la quando o resultado de um estudo for avaliado;
- distinguir perda de peso "não intencional", que pode refletir doença subjacente, da perda de peso "intencional";
- distinguir os efeitos benéficos da perda de peso em si daqueles das mudanças na dieta e atividade física necessárias para atingi-la.

A distinção entre perda de peso intencional e não intencional é de máxima importância em estudos que relacionam a perda de peso à morbidade ou mortalidade. Se a perda de peso ocorrer não intencionalmente, como resultado de doença subjacente ou enfermidade grave, a associação entre perda de peso e morbidade ou mortalidade será falsamente aumentada. Um fator de interferência resultante de classificação errônea também pode ocorrer se apenas duas medidas de peso forem tomadas, especialmente se a perda de peso for temporária e decorrente de uma enfermidade aguda mínima. Por essa razão, recomenda-se que um mínimo de três – e preferivelmente mais – medidas de peso sejam feitas durante o período do estudo.

5.3 Perda de peso e saúde geral

5.3.1 Perda de peso modesta

Os dados de uma série de estudos mostraram que a perda de peso modesta (de até 10%) melhora o controle glicêmico e reduz tanto a pressão sangüínea quanto os níveis de colesterol (1). A perda de peso modesta também melhora a função pulmonar, atenua a dificuldade respiratória, reduz a freqüência de apnéia do sono, melhora a qualidade de sono e reduz a sonolência durante o dia. Entretanto, o grau de melhora com freqüência depende de quanto tempo a condição esteve presente. A perda de peso modesta também alivia a osteoartrite, dependendo do grau de dano estrutural, assim como a dor lombar e articular.

5.3.2 Perda de peso extrema

Após a gastroplastia de banda vertical, pacientes muito obesos que perderam de 20 a 30kg de peso, numa proporção de 4,5kg por mês nos primeiros 6 meses, ganham benefícios substanciais para a saúde. Eles mostram uma queda marcante nos lipídeos sangüíneos nos dois primeiros anos de acompanhamento e a condição de 43% de pacientes hipertensos e 69% de pacientes com NIDDM é melhorada. Além disso, no nível populacional, as incidências de hipertensão, hiperlipidemia e NIDDM são reduzidas em cerca de um sexto daquelas vistas em pacientes obesos que mantêm seu excesso de peso (2, 3).

5.4 Perda de peso e mortalidade

Infelizmente, a maioria dos estudos sobre perda de peso e mortalidade não considerou a perda de peso não intencional ou o tabagismo. Em um grande estudo de sobrepeso no qual essas variáveis foram avaliadas em mulheres brancas nos Estados Unidos, a perda de peso intencional reduziu consistentemente a mortalidade em mulheres com co-morbidades relacionadas à obesidade, tais como NIDDM ou DCV. Entretanto, os efeitos nas mulheres sem co-morbidades não corresponderam a uma associação entre perda de peso intencional e redução na mortalidade. Dessa forma, o benefício da perda de peso intencional foi mais bem observado nas mulheres com estado de saúde mais precário (4).

Em um estudo de intervenção dietética controlada e randomizada de pacientes pós-infarto na Índia, o efeito da intervenção dietética sobre a mortalidade cardíaca foi maior entre pacientes que tinham perdido cerca de 10% de seu peso corpóreo (5). Assim, mais estudos a longo prazo bem controlados são necessários para definir precisamente os efeitos benéficos da perda de peso sobre a mortalidade.

5.5 Impacto da perda de peso sobre a doença crônica e sobre os distúrbios endócrinos e metabólicos

5.5.1 Doença cardiovascular e hipertensão

Uma série de fatores de risco cardiovasculares relacionados à coagulação sangüínea (hemostáticos, reológicos e fibrinolíticos) foi associada ao sobrepeso (6-8). Em particular, os fatores de coagulação VII e X, que estão diretamente associados ao IMC, estão envolvidos na trombose (9) e no risco aumentado de infarto do miocárdio (10). A perda de peso em indivíduos com sobrepeso mostrou reduzir a agregação de hemácias e melhorar a capacidade fibrinolítica.

A perda de peso induz a queda da pressão sangüínea. Estudos breves com duração de algumas semanas mostram que cada 1% de redução no peso corpóreo leva, em média, a uma queda de 1mmHg (0,133kPa) na pressão sistólica e 2mmHg (0,267kPa) na diastólica (11-14). Quedas significativas na pressão sangüínea podem ocorrer com dietas de baixo teor de energia, apesar de restrições dietéticas moderadas também serem benéficas. A terapia com drogas anti-hipertensivas, a diminuição do consumo de álcool e da ingestão de sal (15, 16) e de gordura saturada (17, 18) contribuem para reduzir ainda mais a pressão sangüínea, independentemente da perda de peso. Estima-se que a perda de 10kg pode produzir uma queda de 10mmHg (1,33kPa) na pressão sangüínea sistólica e de 20mmHg (2,67kPa) na pressão diastólica (19).

Estudos mais prolongados, com o acompanhamento de pacientes originalmente identificados como moderadamente hipertensos por 10 anos, mostram que a mudança dietética positiva associada à interrupção do tabagismo e ao aumento no exercício isotônico (por exemplo, correr) reduz tanto o peso corpóreo quanto a pressão sangüínea. Esses níveis podem ser mantidos por 10 anos e a necessidade de terapia com drogas é significativamente reduzida (12).

5.5.2 Diabetes melito e resistência insulínica

Estudos sobre a perda de peso em pacientes com NIDDM mostraram consistentemente que uma redução de peso de 10 a 20% em indivíduos obesos com NIDDM resulta em melhoras marcantes no controle glicêmico e na sensibilidade insulínica. Essas melhoras podem durar de 1 a 3 anos, mesmo que o peso seja subseqüentemente recuperado. Em 75% dos pacientes recentemente diagnosticados com NIDDM que estavam com sobrepeso, uma perda de 15 a 20% de peso no primeiro ano após o diagnóstico parece reverter o elevado risco de mortalidade por NIDDM (20). Porém, nem todos os pacientes com NIDDM responderam à perda de peso com melhoras metabólicas: a perda de tecido adiposo abdominal pode ser mais importante no controle do diabetes do que a perda de peso em si.

A hiperglicemia freqüentemente diminui assim que se inicia a dieta com baixo teor de energia, sugerindo que a restrição de ingestão dietética possui efeito benéfico independente da perda de peso. A prática de exercícios físicos também aumenta a tolerância à glicose e a sensibilidade insulínica, independentemente da perda de peso. A American Diabetes Association (21) recomenda que os exercícios aeróbicos devem ser realizados com intensidade moderada por 20 a 45 minutos, 3 vezes por semana. Contudo, apesar de estudos epidemiológicos enfatizarem a importância da atividade vigorosa, principalmente pela facilidade de sua avaliação, o gasto total de energia pode ser um fator importante na limitação de NIDDM ao invés de períodos de atividade física intensa (22).

5.5.3 Dislipidemia

Pode-se esperar que os níveis de lipídeos sangüíneos associados à obesidade (altos níveis de triglicerídeos, colesterol elevado e baixo colesterol HDL) retornem ao normal após perda de peso modesta. Estima-se que o LDL-colesterol diminua em 1% para cada quilo perdido (23).

A perda de 10kg pode produzir uma queda de 10% nos níveis totais de colesterol, diminuição de 15% nos níveis de LDL, diminuição de 30% em triglicerídeos e aumento de 8% do colesterol HDL (19). Além disso, descobriu-se que as mudanças mais favoráveis nos níveis de triglicerídeos séricos e colesterol HDL após a perda de peso ocorrem naqueles com uma alta RCQ (24).

5.5.4 Função ovariana

A perda de peso de 5% ou mais durante o tratamento dietético pode melhorar a sensibilidade insulínica e a função ovariana em mulheres com sobrepeso e obesas com hirsutismo e ovários policísticos (25). Em algumas mulheres obesas com amenorréia, a função menstrual normal pode ser restaurada após a perda de peso (26).

5.6 Perda de peso e relacionamento psicossocial

A maioria dos estudos sobre a qualidade de vida de pacientes obesos antes e depois da perda de peso foi conduzida em pacientes após cirurgia para obesidade e todos mostram melhoras dramáticas na qualidade global de vida. O estudo SOS na Suécia (27), por exemplo, mostrou melhoras significantes na interação social, ansiedade, depressão e bem-estar mental que foram mantidas por 2 anos após a cirurgia para obesidade. Apesar de não ser claro se estas melhoras serão vistas com a perda de peso modesta após intervenção não cirúrgica, Klem e cols. (28) recentemente relataram que indivíduos anteriormente obesos que perderam peso por meio de modificação de dieta e/ou exercício notaram que a sua qualidade de vida melhorou substancialmente. Apesar de se basear no auto-relato de indivíduos que estavam mantendo perdas de peso de pelo menos 13,6kg por períodos de mais de 1 ano, isto fornece evidências adicionais sobre os benefícios da perda de peso.

Percebe-se que a realização de dietas com freqüência tem efeitos psicológicos refratários, incluindo depressão, nervosismo e irritabilidade. Porém, os estudos mostraram que a perda de peso está associada a uma diminuição no escore de depressão, particularmente quando ela é atingida pela modificação de comportamento (29, 30).

Um exemplo notável de quão radicalmente os indivíduos com sobrepeso reconhecem seu distúrbio foi fornecido pelos estudos de um grupo de pacientes gravemente obesos antes e após perderem peso em decorrência de cirurgia gástrica (31, 32). Antes da cirurgia, nenhum paciente se sentia atraente e a grande maioria acreditava que as pessoas falavam sobre eles pelas costas no trabalho. Eles também julgavam ter sido discriminados quando procuravam empregos e eram tratados de maneira desrespeitosa pelos profissionais da área médica. Após terem atingido uma perda de peso de 50kg, todos os pacientes disseram preferir ser surdos, disléxicos, diabéticos ou sofrerem de doença cardíaca grave ou acne a retornar ao seu peso anterior. Dada uma escolha hipotética, todos eles preferiram estar no peso normal a ter "dois milhões de dólares" – uma escolha que fizeram em menos de um segundo.

5.7 Perigos da perda de peso

A perda de peso por realização de dieta "de choque" pode resultar em ataques agudos de gota. Entretanto, para a perda de peso intencional e controlada resultando de intervenção médica, apenas dois perigos distintos emergiram de uma variedade de estudos prospectivos:

- *Colecistopatias*. Mulheres que perdem de 4 a 10kg apresentam risco 44% maior de colecistopatia clinicamente relevante e uma perda de peso maior aumenta este risco. A mobilização de colesterol dos estoques de tecido adiposo aumenta com a perda de peso, de forma que o risco de supersaturação de bile com colesterol é maior do que quando o peso é estável. As mulheres na pré-menopausa estão em risco particular por causa da intensificação da secreção biliar de colesterol induzida pelo estrogênio.

- *Densidade óssea reduzida.* A densidade óssea é tipicamente aumentada em pacientes obesos e reduzida após a perda de peso. Em mulheres brancas, descobriu-se que a perda de peso começando aos 50 anos de idade aumentava o risco de fratura de quadril (33). É incerto, entretanto, se há restituição de massa óssea com a recuperação do peso após emagrecer; isto é verdadeiro na opinião de Compson e cols. (34) enquanto, para Avenell e cols. (35), é falso. Há pouca informação sobre o impacto da oscilação de peso sobre a densidade óssea.

Deve-se observar também que, em sociedades nas quais o sobrepeso e a obesidade são vistos como um sinal de afluência, a perda de peso pode ser interpretada como indicação de dificuldades financeiras.

5.8 Oscilação de peso

A oscilação de peso se refere à repetida perda e recuperação de peso que pode ocorrer como resultado de práticas recorrentes de dieta. Entretanto, não há uma definição-padrão de oscilação de peso, de modo que a comparação entre diferentes estudos é difícil (36).

Sugeriu-se que a oscilação de peso está associada a prognósticos de saúde negativos, tornando a futura perda de peso mais difícil e resultando na diminuição da proporção entre os tecidos magro e gordo (37). Porém, as evidências são conflitantes; a variabilidade de peso foi associada ao risco aumentado de DCV e todas as causas de mortalidade em homens, particularmente naqueles que continuam a fumar, mas a associação entre mudança de peso e morte não foi vista nos homens mais pesados (38). Nos Estados Unidos, a Força Tarefa Nacional sobre a Prevenção e Tratamento de Obesidade (*National Task Force on the Prevention and Treatment of Obesity*) (39) recentemente concluiu que as evidências mostravam que o risco aumentado não era suficiente para sobrepujar os benefícios potenciais da perda de peso moderada em pacientes obesos.

5.9 Efeitos da perda de peso em crianças e adolescentes obesos

A perda de peso de apenas 3% em adolescentes obesos diminuiu significativamente a pressão sangüínea, que melhorou ainda mais quando se adicionou exercício ao programa de perda de peso (40). A perda de cerca de 16% de peso em crianças obesas resultou na diminuição paralela nos triglicerídeos séricos e na insulina plasmática no primeiro ano, com aumento no colesterol HDL. Essas alterações permaneceram estáveis no segundo ano do estudo; após 5 anos, o peso corpóreo ainda estava 13% abaixo do valor inicial, a hiperinsulinemia periférica foi reduzida e o colesterol HDL foi mantido mais alto (41).

Os sintomas de esteatose hepática em crianças obesas eventualmente desapareceram quando o excesso de peso foi perdido (42).

Referências

1. **Goldstein DJ.** Beneficial health effects of modest weight loss. *International Journal of Obesity,* 1992, **16**:397-415.
2. **Pories WJK et al.** Surgical treatment of obesity and its effect on diabetes: 10 year follow-up. *American Journal of Clinical Nutrition,* 1992, **55**(2 Suppl.):582S-585S.
3. **Sjöström L,** personal communication, 1995. Quoted in Bray GA, Coherent preventative and management strategies for obesity. In: Chadwick DJ, Cardew GC, eds. *The origins and consequences of obesity.* Chichester, Wiley, 1996:228-254 (Ciba Foundation Symposium 201).
4. **Williamson DF et al.** Prospective study of intentional weight loss and mortality in never-smoking overweight US white women aged 40-64 years. *American Journal of Epidemiology,* 1995, **141**:1128-1141.
5. **Singh RB et al.** Effect on mortality and reinfarction of adding fruits and vegetables to a prudent diet in the Indian experiment of infarct survival (IEIS). *Journal of the American College of Nutrition,* 1993, **12**:255-261.
6. **Ernst E, Matrai A.** Normalisation of hemorrheologic abnormalities during weight reduction in obese patients. *Nutrition,* 1987, **3**:337-339.
7. **Meade TW et al.** Fibrinolytic activity, clotting factors and long-term incidence of ischaemic heart disease in the Northwick Park Heart Study. *Lancet,* 1993, **342**:1076-1079.
8. Department of Health. *Nutritional aspects of cardiovascular disease. Report on health and social subjects 46.* London, Her Majesty's Stationery Office, 1994.
9. **Meade TW, Imeson J, Stirling Y.** Effects of changes in smoking and other characteristics on clotting factors and the risk of ischaemic heart disease. *Lancet,* 1987, **ii**:986-988.
10. **Böttiger LE, Carlson LA.** Risk factors for death for males and females. A study of the death pattern in the Stockholm prospective study. *Acta Medica Scandinavica,* 1982, **211**:437-442.
11. **Reisin E et al.** Effect of weight loss without salt restriction on the reduction in blood pressure in overweight hypertensive patients. *New England Journal of Medicine,* 1978, **298**:1-6.
12. **Stamler J et al.** Prevention and control of hypertension by nutritional hygienic means. Long-term experience of the Chicago Coronary Prevention Evaluation Program. *Journal of the American Medical Association,* 1980, **243**:1819-1823.
13. **Tuck ML et al.** The effect of weight reduction on blood pressure, plasma renin activity and plasma aldosterone levels in obese patients. *New England Journal of Medicine,* 1981, **304**:930-933.

14. **Rissanen A et al.** Treatment of hypertension in obese patients; efficacy and feasibility of weight and salt reduction programs. *Acta Medica Scandinavica*, 1985, **218**:149-156.
15. **Law MR, Frost CD, Wald NJ.** By how much does dietary salt reduction lower blood pressure? III – Analysis of data from trials of salt reduction. *British Medical Journal*, 1991, **302**:819-824.
16. **Elliott P et al.** Intersalt revisited: further analyses of 24 hour sodium excretion and blood pressure within and across populations. *British Medical Journal*, 1996, **312**:1249-1253.
17. **Ferro-Luzzi A et al.** Changing the Mediterranean diet: effects on blood lipids. *American Journal of Clinical Nutrition*, 1984, **40**:1027-1037.
18. **Puska P et al.** Dietary fat and blood pressure: an intervention study on the effects of a low-fat diet with two levels of polyunsaturated fat. *Preventive Medicine*, 1985, **14**:573-584.
19. *Obesity in Scotland. Integrating prevention with weight management. Anational clinical guideline recommended for use in Scotland.* Edinburgh, Scottish Intercollegiate Guidelines Network, 1996.
20. **Lean MEJ et al.** Obesity, weight loss and prognosis in type 2 diabetes. *Diabetic Medicine*, 1990, **7**:228-233.
21. American Diabetes Association Position Statement. Diabetes mellitus and exercise. *Diabetes Care*, 1995, **7**:416-420.
22. **Wareham NJ et al.** Glucose tolerance has a continuous relationship with total energy expenditure. *Diabetologia*, 1996, **39**(Suppl. 1):A8.
23. **Dattilo AM, Kris-Etherton PM.** Effects of weight reduction on blood lipids and lipoproteins: a meta-analysis. *American Journal of Clinical Nutrition*, 1992, **56**:320-328.
24. **Hankey CR et al.** Weight loss improves established indices of ischaemic heart disease risk. *Proceedings of the Nutrition Society*, 1995, **54**(Pt 2):94A.
25. **Kiddy DS et al.** Improvement in endocrine and ovarian function during dietary treatment of obese women with polycystic ovary syndrome. *Clinical Endocrinology*, 1992, **36**:105-111.
26. **Pasquali R et al.** Clinical and hormonal characteristics of obese amenhorrheic hyperandrogenic women before and after weight loss. *Journal of Clinical Endocrinology and Metabolism*, 1989, **68**:173-179.
27. **Sjöström L, Narbro K, Sjöström D.** Costs and benefits when treating obesity. *International Journal of Obesity and Related Metabolic Disorders*, 1995, **19**(Suppl. 6):S9-S12.
28. **Klem ML et al.** A descriptive study of individuals successful at long-term weight maintenance of substantial weight loss. *American Journal of Clinical Nutrition*, 1997, **66**:239-246.
29. **Smoller JW, Wadden TA, Stunkard AJ.** Dieting and depression: a critical review. *Journal of Psychosomatic Research*, 1987, **31**:429-440.
30. **Kunesova M et al.** Predictors of the weight loss in morbidly obese women: one year follow up. *International Journal of Obesity and Related Metabolic Disorders*, 1996, **20**(Suppl. 4):59.
31. **Rand CSW, MacGregor AMC.** Morbidly obese patients' perceptions of social discrimination before and after surgery for obesity. *Southern Medical Journal*, 1990, **83**:1390-1395.

32. **Rand CSW, MacGregor AMC.** Successful weight loss following obesity surgery and the perceived liability of morbid obesity. *International Journal of Obesity,* 1991, **15**:577-579.
33. **Langlois JA et al.** Weight change between age 50 years and old age is associated with risk of hip fracture in white women aged 67 years and older. *Archives of Internal Medicine,* 1996, **156**:989-994.
34. **Compston JE et al.** Effect of diet-induced weight loss on total body bone mass. *Clinical Science,* 1992, **82**:429-432.
35. **Avenell A et al.** Bone loss associated with a high fibre weight reduction diet in postmenopausal women. *European Journal of Clinical Nutrition,* 1994, **48**:561-566.
36. **Jeffery RW.** Does weight cycling present a health risk? *American Journal of Clinical Nutrition,* 1996, **63**(3 Suppl.):452S-455S.
37. **Lissner L et al.** Body weight variability in men: metabolic rate, health and longevity. *International Journal of Obesity,* 1990, **14**:373-383.
38. **Blair SN et al.** Body weight change, all-cause mortality and cause-specific mortality in the Multiple Risk Factor Intervention Trial. *Annals of Internal Medicine,* 1993, **119**:749-757.
39. Weight cycling. National Task Force on the Prevention and Treatment of Obesity. *Journal of the American Medical Association,* 1994, **272**:1196-1202.
40. **Rocchini AP et al.** Blood pressure in obese adolescents: effect of weight loss. *Pediatrics,* 1988, **82**:16-23.
41. **Knip M, Nuutinen O.** Long-term effects of weight reduction on serum lipids and plasma insulin in obese children. *American Journal of Clinical Nutrition,* 1993, **57**:490-493.
42. **Vajro P et al.** Persistent hyperaminotransferasemia resolving after weight loss in obese children. *Journal of Pediatrics,* 1994, **125**:239-241.

6. CUSTOS ECONÔMICOS DO SOBREPESO E DA OBESIDADE

6.1 Introdução

Os custos econômicos do sobrepeso e da obesidade são temas importantes para os provedores de cuidados da saúde e similares idealizadores de políticas. Até o momento, houve apenas algumas tentativas de quantificar o encargo econômico da mortalidade e da morbidade relacionadas à obesidade. Isto está em contraste marcante com o tabagismo e o consumo de álcool, em que um grande número de estudos internacionais foi realizado para determinar a magnitude do encargo econômico que eles representam para a comunidade. Além disso, poucos estudos avaliaram o custo-benefício relativo de intervenções alternativas com o propósito de prevenir ou tratar a obesidade.

As informações disponíveis sobre aspectos econômicos relacionados ao sobrepeso e à obesidade são revisadas nesta seção. O uso e limitações dos estudos do custo de enfermidades sobre doenças relacionadas à obesidade estão resumidos e os passos básicos necessários na realização de tal estudo são então descritos. Uma breve visão geral de alguns estudos em diferentes países que forneceram estimativas dos custos econômicos da obesidade vem a seguir; os achados-chave e as limitações dos métodos utilizados são enfocados e, posteriormente, o custo-benefício das intervenções alternativas com o propósito de prevenir ou tratar a obesidade são revistos. Finalmente, as implicações da atual compreensão da economia da obesidade para a tomada de decisões de políticas públicas são consideradas e as prioridades para futuras pesquisas nesta área são discutidas.

Os seguintes pontos importantes devem ser observados:

- O custo econômico é composto por três componentes:
  - "custos diretos", isto é, para o indivíduo e provedor de serviço, associado ao tratamento da obesidade em si;
  - o "custo da oportunidade" para o indivíduo, isto é, a perda social e pessoal associada à obesidade, geralmente surgindo de morte prematura ou morbidade atribuível;
  - "custos indiretos", normalmente medidos como perda de produção decorrente da ausência no trabalho ou morte prematura.
- O impacto econômico da doença relacionada à obesidade é normalmente estimado pelos estudos de custo da enfermidade. Eles são úteis no desenvolvimento de políticas de saúde pública, mas suas limitações devem ser reconhecidas: os custos intangíveis e muitos dos custos diretos do tratamento e prevenção da doença, especialmente aqueles contraídos fora do sistema de atenção à saúde formal, tendem a ser ignorados. Uma série de estudos, portanto, enfocou o impacto da obesidade sobre considerações sociais e econômicas mais amplas, incluindo a freqüência de licença para tratamento de saúde a longo prazo.

- Os custos econômicos da obesidade foram avaliados em vários países desenvolvidos e estão na faixa de 2 a 7% dos custos totais de cuidados com a saúde. Estas são estimativas conservadoras baseadas em critérios variáveis, porém indicam claramente que a obesidade representa um dos maiores itens de gasto nos orçamentos nacionais de cuidados de saúde.
- Apesar de não haver nenhum estudo sobre o impacto econômico da obesidade em países em desenvolvimento, o encargo econômico de aumentos progressivos de DNT adultas em tais países já foi reconhecido por uma série de agências internacionais, inclusive a OMS e o Banco Mundial. Os custos reais da terapia em países em desenvolvimento excederam aqueles dos países desenvolvidos em função do encargo extra associado à conversão de moedas para pagar a importação de equipamentos e drogas caros, assim como a necessidade de treinamento especializado da equipe. Em vista dos encargos existentes de distúrbios de deficiência nutricional e doenças infecciosas endêmicas, a prevenção da obesidade é crucial não apenas para a abordagem eficaz, mas também para planejar políticas de saúde pública em países em desenvolvimento.
- Os dados preliminares sugerem que uma grande proporção dos custos econômicos da obesidade pode ser evitada por eficientes estratégias de prevenção ou intervenção.

6.2 Estudos de custo da enfermidade

O "custo da enfermidade" é uma técnica utilizada para estimar o impacto financeiro da doença em uma comunidade. Os custos econômicos da obesidade incluem:

- *Custos diretos*: o custo para a *comunidade*, resultando do desvio de recursos para o diagnóstico e tratamento de doenças diretamente relacionadas com a obesidade, assim como pelo custo do tratamento da obesidade em si (incluindo o custo para fornecer serviços de cuidados da saúde aos pacientes e suas famílias e o custo dos provedores de serviços).
- *Custos intangíveis*: o custo para o *indivíduo*, que surge do impacto da obesidade sobre a qualidade de vida geralmente e sobre a saúde especificamente.
- *Custos indiretos*: o bem-estar e benefícios econômicos perdidos para *outros membros da sociedade* por meio da redução nos bens e serviços produzidos, isto é, o impacto sobre a qualidade de vida reduzida do indivíduo obeso sobre o potencial produtivo disponível para o resto da sociedade. Esses custos são normalmente medidos como a produção perdida pela ausência relacionada ao trabalho e morte prematura.

A maioria dos estudos de custo da enfermidade enfoca a medida direta e indireta de custos, enquanto se dá menos atenção à tarefa mais difícil de quantificar os custos intangíveis.

6.2.1 *Usos dos estudos de custo da enfermidade*

Os estudos de custo da enfermidade são úteis no desenvolvimento de políticas públicas porque podem:

- Identificar e analisar como os recursos estão sendo distribuídos atualmente entre diferentes tipos de custos, serviços e doenças.
- Ajudar a identificar as melhoras potenciais no estado de saúde, no caso de uma doença específica, o que pode ser atingido pela aplicação de programas de prevenção eficazes, ou identificar um fator de risco para uma doença. O conhecimento da incidência e prevalência da doença, o conseqüente uso de serviços de saúde e custos podem permitir um cálculo das economias potenciais para uma comunidade, que pode ser atingido por meio de programas de prevenção eficazes, que podem (ou não) ser maiores do que os custos da prevenção.
- Auxiliar os profissionais de saúde a fazer comparações entre o encargo econômico relativo de diferentes doenças, o que pode auxiliar no estabelecimento de prioridades para prevenção, se considerados juntamente com as informações sobre os custos e eficácia das estratégias de prevenção.
- Fornecer dados sobre a relação custo-benefício para apreciação econômica subseqüente.
- Ser usados para demonstrar aos planejadores de políticas e políticos a magnitude do problema de saúde em termos financeiros.

6.2.2 *Limitações dos estudos de custo da enfermidade*

A principal crítica aos estudos de custo da enfermidade é que eles podem ser utilizados de forma errada. Um estudo de custo da enfermidade pode indicar que o tratamento de uma doença é dispendioso. Também pode sugerir que uma doença possui um alto custo social relativo a outras doenças ou problemas sociais, implicando que a sociedade estaria relativamente melhor sem ele. Ainda que isso seja obviamente verdadeiro, não significa que uma maior prioridade deve ser dada ao tratamento do que à doença. O tratamento (ou prevenção) pode ser relativamente ineficaz ou caro, de modo que o estabelecimento de prioridades deve se basear no custo-benefício relativo das intervenções e não no custo apenas da doença. Essa crítica é mais bem explicada por Davey e Leeder (1):

> *"... Ao invés de responder à questão 'onde eu deveria colocar o próximo dólar para cuidado da saúde para atingir o maior ganho na saúde?', os estudos de custo da enfermidade fornecem informações apenas sobre o encargo da enfermidade. Eles se concentram no custo e não dizem nada sobre a eficácia do tratamento e o valor do dinheiro investido."*

Alguns economistas argumentaram que, enquanto os estudos de custo da enfermidade não indicam onde os recursos devem ser distribuídos a curto prazo, eles indicam onde as maiores melhoras potenciais de saúde e economias nos recursos de cuidados da saúde devem ser feitos se as intervenções eficazes estiverem disponíveis.

Uma crítica adicional diz respeito ao enfoque dos estudos de custo da enfermidade sobre os custos diretos de cuidado da saúde e os custos indiretos da produção perdida: menos ênfase está sendo colocada no encargo da doença, morte prematura e qualidade de vida reduzida. Como estes últimos custos intangíveis são menos fáceis de serem medidos em termos monetários, eles tendem a ser ignorados. As doenças associadas a grandes custos de cuidados da saúde, porém com morbidade e mortalidade relativamente baixas (tais como doença dental), podem, portanto, representar um encargo muito maior do que outras doenças associadas a altos custos em termos de morte prematura e redução na qualidade de vida, mas baixos custos de cuidado da saúde (tais como o suicídio de jovens).

A definição de cuidado de saúde incorporada em estudos de custo da enfermidade tende a ser mais específica e ignora muitos dos custos diretos do controle da doença e sua prevenção, especialmente aqueles que surgem fora do sistema formal de atenção à saúde. Isto é particularmente verdadeiro para a obesidade, pois o gasto pessoal tende a ser a mais alta categoria de custo direto em programas de perda de peso contraídos por indivíduos com sobrepeso e obesos. O impacto da estreita variação de custos diretos incluídos nos estudos tende a variar de acordo com os tipos de doenças e fatores de risco.

6.2.3 Etapas da realização de um estudo de custo da enfermidade

As seguintes etapas básicas precisam ser observadas na realização de um estudo de custo da enfermidade sobre a doença relacionada à obesidade no qual, de acordo com os critérios da OMS, o sobrepeso é definido como IMC entre 25 e 29,9 e obesidade, como IMC maior que 30:

- identificar as doenças relacionadas ao sobrepeso e obesidade;
- quantificar a relação entre obesidade, morbidade e mortalidade da doença associada utilizando critérios-padrão (isto é, as frações atribuíveis à população (FAP); para mais informações, ver a seguir);
- identificar as categorias relevantes de custo econômico a serem estimadas;
- quantificar os custos totais associados à doença relacionada à obesidade;
- utilizar as FAP para distribuição proporcional que compartilhe os custos totais diretamente atribuíveis ao sobrepeso e obesidade;
- realizar uma análise de sensibilidade dos parâmetros epidemiológicos e econômicos (ou suposições) para fornecer uma variação do custo de estimativas.

Fração atribuível à população (FAP) – A estatística epidemiológica necessária para quantificar a relação direta entre um fator de risco de interesse e uma doença (quantificando, dessa forma, seus custos econômicos associados) é a fração atribuível à população, definida como a proporção de eventos totais (por exemplo, mortes ou morbidade) em uma população que poderia ser prevenida se um fator de risco particular (por exemplo, obesidade) pudesse ser eliminado.

A FAP reflete o impacto global da morbidade e da mortalidade associadas a um fator (por exemplo, obesidade) numa população específica. Pode-se interpretá-la a partir de um ponto de vista etiológico (resultados causais atribuídos a um fator de risco em particular) ou de um ponto de vista de prevenção (o número máximo de eventos que poderiam ser prevenidos). Muitos epidemiologistas usam o conceito de "proporção prevenível" como uma generalização útil do conceito de FAP.

Se apenas uma categoria de exposição (por exemplo, obeso ou não obeso) é considerada, a FAP é dada por:

$$\text{FAP} = \frac{p\,(\text{RR} - 1)}{1 + p\,(\text{RR} - 1)}$$

em que p = prevalência de fator de risco (por exemplo, obesidade) em uma população;

RR = risco relativo; incidência da doença em uma pessoa obesa (*Ie*) dividida pela incidência da doença em uma pessoa não obesa (I_0) = I_e/I_0.

A FAP pode ser expressa como fração ou como porcentagem. Assim, uma FAP de 0,73 significa que 73% da incidência da doença poderia ser eliminada pela remoção do fator de risco (ou, de maneira contrária, que o fator de risco é responsável por 73% da incidência da doença).

Uma série de estudos epidemiológicos avaliou o risco relativo de doenças específicas associadas ao excesso de peso corpóreo. A maioria utilizou o IMC como fator de risco; em apenas alguns estudos, o risco da doença foi quantificado em termos de distribuição de gordura corpórea (por exemplo, pelo uso de circunferência da cintura). Tais estudos mostraram uma relação positiva entre o IMC e o desenvolvimento de DAC (2-4), hipertensão (5), acidente vascular cerebral (6), NIDDM (2), colecistopatia (7), apnéia do sono (8) e vários tipos de câncer, incluindo o de mama (9, 10) e o de cólon (11). Além disso, outros estudos mostraram a relação entre excesso de peso corpóreo e complicações obstétricas em mulheres (12), progressão de osteoartrite (13) e artrite reumatóide (14).

É necessária uma revisão sistemática completa (por exemplo, uma metanálise) para fornecer uma compreensão mais clara das relações encontradas em tais estudos entre o excesso de peso e as doenças. Uma vez que esses dados estejam disponíveis, as estimativas de riscos relativos podem ser combinadas com os dados de prevalência de sobrepeso e obesidade específicos para o país, a fim de determinar as FAP que serão utilizadas nos estudos de custo da enfermidade.

6.2.4 O ano de vida ajustado à incapacidade

Uma alternativa para o estudo de custo da enfermidade na avaliação econômica das conseqüências da obesidade e sobrepeso é o ano de vida ajustado à incapacidade (AVAI) (15). Ele pode fornecer estimativas dos encargos impostos pela morte e incapacidade decorrentes de qualquer distúrbio, tornando possível a comparação de populações em diferentes estabelecimentos geográficos e sociais. A proporção de doenças crônicas atribuíveis ao sobrepeso e à obesidade e os custos de seu tratamento variam entre populações e classes sociais. Assim, é desejável o uso de uma medida combinada da perda de expectativa de vida e morbidade prolongada em estimativas nacionais, regionais e globais dos efeitos econômicos do sobrepeso e da obesidade.

A obesidade e o sobrepeso, da mesma maneira que o tabagismo, contribuem para várias DNT. Dessa forma, a perda de AVAI total atribuível à obesidade e ao sobrepeso representaria a fração atribuível à perda total de AVAI em função de DNT associadas ao excesso de peso corpóreo. Realizou-se uma série de estimativas associando a fração atribuível ao tabagismo, facilitando as comparações nacionais e regionais. Esforços deveriam, portanto, ser feitos para gerar estimativas similares da fração atribuível associada à obesidade e ao sobrepeso.

6.3 Estimativas internacionais do custo da obesidade

6.3.1 Estudos em países desenvolvidos

Até o momento, o encargo econômico das doenças relacionadas à obesidade foi estimado em apenas alguns estudos. Alguns dos dados disponíveis para países desenvolvidos são revisados a seguir e resumidos na Tabela 6.1. O objetivo e a metodologia de vários estudos variam consideravelmente em termos de custos de doenças, definição de obesidade, categorias de custo utilizadas e suposições epidemiológicas quanto à relação entre obesidade e doença. Isto torna difícil a comparação de custos entre os países e a extrapolação de resultados de um país para outro. Os dados disponíveis sugerem que, conforme previamente mencionado, 2 a 7% do gasto total de cuidado com a saúde em um país pode ser diretamente atribuível ao sobrepeso e/ou à obesidade.

Austrália – O Conselho Nacional de Saúde e Pesquisa Médica (NHMRC) – *National Health and Medical Researsh Council* repetiu o estudo de Colditz de 1992 (20), utilizando as mesmas doenças relacionadas à obesidade e as mesmas estimativas de risco relativo, mas aplicando as estimativas australianas de prevalência de obesidade (baseadas em IMC maior que 30). O NHMRC estimou o custo direto da obesidade como sendo A$ 464 milhões (1989-1990) e os custos indiretos somando um adicional de A$ 272

TABELA 6.1
Custos econômicos da obesidade[a]

País	Ano	Estudo	IMC	Custos diretos estimados	Custos de de cuidado com saúde nacional
Austrália	1989-1990	NHMRC (16)	>30	A$ 464 milhões	>2%
França	1992	Lévy e cols. (17)	≥27	FF 12 bilhões (francos)	2%
Holanda	1981-1989	Seidell e Deerenberg (18)	>25	NLG 1 bilhão	4%
Estados Unidos	1994	Wolf e Colditz (19)	>29	US$ 45,8 bilhões	6,8%

[a] Como definido pelo ponto de corte de IMC.

milhões. Hipertensão e DAC combinadas foram responsáveis por aproximadamente 60% dos custos econômicos totais da obesidade. Para hipertensão, os custos mais altos foram para os serviços médicos e farmacêuticos, enquanto para DAC, custos hospitalares e indiretos associados à mortalidade prematura foram os mais significantes (16).

Como parte da estimativa total do custo da obesidade, o NHMRC também estimou os custos do tratamento da obesidade dentro do sistema de cuidado de saúde formal na Austrália, os quais foram responsáveis por aproximadamente 10% do custo econômico total da obesidade.

A estimativa fornecida pelo NHMRC deve ser considerada pelas mesmas razões que o estudo de Colditz nos Estados Unidos. É interessante o fato de que, enquanto os custos do tratamento da obesidade no setor de cuidado da saúde somaram um total de menos de A$ 80 milhões, uma pesquisa de 1992 do Consumer Advocacy and Financial Counselling Association of Victoria (21) estimou que 300.000 consumidores compraram, de vários centros, um programa de perda de peso na Austrália a cada ano, e que a indústria gerava um superávit de A$ 500 milhões por ano. Isto mostra que uma proporção substancial do custo econômico da obesidade gira fora do setor de cuidado de saúde formal.

Finlândia – Avaliou-se o impacto da obesidade sobre vários indicadores de utilização de cuidado de saúde entre 10.000 adultos finlandeses na Pesquisa Nacional sobre Saúde e Segurança Social (*National Survey on Health and Social Security*) em 1987 (22). Os custos de medicamentos, consultas médicas e internação de pacientes em hospitais aumentaram com o aumento de IMC. O excesso na utilização de cuidados de saúde deveu-se principalmente à maior necessidade de medicação, cujo custo subiu cerca de 12% quando o IMC foi aumentado de 25 para 40. Com base nestes dados estima-se que, se todos os finlandeses estivessem com peso normal, as economias anuais seriam da mesma magnitude se todos os tabagistas na Finlândia tivessem de parar de fumar em caráter permanente.

França – Para estimar o custo direto das doenças relacionadas à obesidade na França em 1992, Lévy e cols. (17) identificaram os custos diretos da atenção à saúde pessoal, cuidado hospitalar, serviços médicos e drogas para doenças com uma relação bem estabelecida com a obesidade, incluindo NIDDM, hipertensão, hiperlipidemia, DAC, acidente vascular cerebral, tromboembolismo venoso, osteoartrite do joelho, colecistopatia e certos tipos de câncer. A proporção das doenças atribuíveis à obesidade (definidas pelo ponto de corte de IMC maior ou igual a 27) variou de cerca de 25% para hipertensão e acidente vascular cerebral a cerca de 3% para câncer de mama. Os custos diretos da obesidade foram estimados como sendo quase 12 bilhões de francos ou aproximadamente 2% do gasto de cuidados com saúde totais em 1992. Os custos de hipertensão relacionados representaram 53% dos custos diretos totais de obesidade.

Holanda – O custo do uso excessivo de cuidado médico e os custos associados à obesidade na Holanda foram estimados usando-se os dados de 58.000 participantes nas Pesquisas de Entrevista de Saúde (*Health Interview Surveys*) realizadas de 1981 a 1989 (18). Os custos de cuidado de saúde incluem consultas com clínicos gerais e especialistas, internações em hospitais e o uso de drogas prescritas. Os indivíduos obesos (IMC maior ou igual a 30) e com sobrepeso (IMC entre 25 e 30) apresentaram maior tendência a ter consultado um clínico geral. Os custos totais com clínicos gerais atribuíveis a obesidade e sobrepeso foram equivalentes a 3 a 4% do gasto total com profissionais em geral no país. Para hospitalizações, a fração atribuível à obesidade foi de 3%; para sobrepeso, 2%. O uso excessivo de medicações para pessoas obesas e com sobrepeso, entretanto, foi surpreendente: comparados com indivíduos não obesos, os obesos tenderam 5 vezes mais a utilizar diuréticos e 2,5 vezes mais a tomar medicações para DCV. Estimou-se que, desses dados, os custos diretos de sobrepeso e obesidade foram cerca de 4% dos custos totais de cuidado de saúde na Holanda, a mesma magnitude que a dos custos de cuidado de saúde atribuíveis a todas as formas de câncer.

Como o estudo não cobriu todas as categorias potenciais de custo relevantes à obesidade, foi a primeira estimativa de custo a incluir o impacto do sobrepeso e essa categoria foi responsável por cerca de 48% dos custos totais do ganho de peso em excesso.

Estados Unidos – O primeiro estudo nacional realizado sobre o custo econômico da obesidade foi o de Colitz (20). As doenças incluídas na estimativa de custo foram NIDDM, DCV, hipertensão, colecistopatia e os cânceres de cólon e de mama pós-menopausa. A obesidade foi definida como um IMC maior do que 29. Os custos totais atribuíveis à obesidade em 1986, incluindo os diretos e indiretos, foram estimados em US$ 39,3 bilhões, representando 5,5% dos custos globais da enfermidade para os Estados Unidos naquele ano. As FAP utilizadas para doenças particulares foram NIDDM, 0,57; DCV, 0,19; hipertensão, 0,26; câncer de mama, 0,06;

câncer de cólon, 0,02. Entretanto, as estimativas de riscos relativos utilizadas por Colditz estão atualmente sendo revisadas por uma série de grupos para conduzir estimativas de FAP e custos econômicos de acordo com critérios de classificação concordantes para sobrepeso e obesidade.

A estimativa original de Colditz deve ser considerada conservadora porque as estimativas para muitas doenças relacionadas à obesidade e para várias categorias relevantes de custo econômico foram excluídas. Colditz salienta que a adição de distúrbios musculoesqueléticos à sua estimativa teriam elevado o número para US$ 56,3 bilhões ou 7,8% do custo da enfermidade para os Estados Unidos em 1986.

Em 1994, Wolf e Colditz (19) publicaram uma estimativa revisada dos custos econômicos da obesidade nos Estados Unidos, estendendo a faixa de doenças associadas à obesidade incluídas na análise e atualizando seus cálculos. Eles estimaram que o custo local da obesidade em 1990 foi de US$ 68,8 bilhões , dos quais US$ 45,8 bilhões foram devidos ao custo direto de doença associada à obesidade. Os restantes US$ 23,3 bilhões foram uma estimativa dos custos indiretos de obesidade em função da produtividade perdida (cerca de US$ 4 bilhões ou 25.591.480 dias de trabalho anuais) e mortalidade prematura por doenças associadas à obesidade (cerca de US$ 19 bilhões). Esses números devem ainda ser considerados conservadores.

6.3.2 *Estudos sobre as conseqüências econômicas mais amplas*

Métodos além dos estudos de custo da enfermidade foram utilizados para determinar o impacto econômico das doenças relacionadas à obesidade, por exemplo, estudos sobre a influência da obesidade sobre a obtenção de classe social (ver a seguir) ou sobre os pagamentos de pensão e incapacidade física.

É importante observar que os custos indiretos da doença relacionam-se à perda de produtividade do trabalhador em função da ausência no trabalho, troca de equipe e produtividade reduzida como resultado de morbidade relacionada à obesidade, juntamente com ganhos perdidos decorrentes de morte prematura por uma doença relacionada à obesidade. Uma concepção errônea comum entre profissionais de saúde é que a doença, o desemprego e os benefícios de bem-estar social devem ser incluídos nos custos indiretos das doenças. Os economistas não os incluem nos estudos de custo da enfermidade porque eles são vistos como uma transferência da população que paga impostos para os que recebem os benefícios. Há um debate contínuo entre os economistas de saúde sobre incluir ou não os custos indiretos em um estudo e como mensurá-los de maneira confiável.

Obtenção de classe social – Os estudos transversais em muitas sociedades afluentes mostram uma relação inversa entre o nível educacional e a prevalência de obesidade. Porém, além das indicações de como a condição socioeconômica leva à obesidade, há indicações de que o contrário pode também ser verdadeiro. Os indivíduos obesos podem estar sujeitos a desvantagens econômicas tais como prêmios maiores para apólices de seguro de vida.

Um estudo de recrutas dinamarqueses mostrou que, após o ajuste para classe social parental, nível de educação e inteligência, menos homens obesos atingiram uma classe social relativamente alta comparado aos homens não obesos (23). Da mesma maneira, um estudo prospectivo de mulheres jovens nos Estados Unidos mostrou que as obesas tendiam menos a se casar e tinham menos anos de estudo escolar, assim como uma renda menor comparadas às mulheres não obesas (24). Esses resultados são embasados por uma série de outros estudos prospectivos que mostram que adultos jovens obesos não atingem a mesma classe social que os similares não obesos. Apesar de tais dados deverem ser interpretados com cuidado, sugerem que a discriminação social pode limitar o potencial socioeconômico do obeso.

Freqüência de licença para tratamento de saúde a longo prazo – No estudo SOS (25) na Suécia, a freqüência de licença para tratamento de saúde a longo prazo (mais de 6 meses) foi relatada como sendo 1,4 e 2,4 vezes maior em homens e mulheres obesos, respectivamente, comparada à população sueca em geral. Do mesmo modo, a taxa de pensões por invalidez prematuras foi relatada como sendo aumentada num fator de 1,5 a 2,8 entre os participantes do estudo. Na Suécia, a perda total da produtividade em função da obesidade foi estimada em cerca de 7% do custo total das perdas de produtividade em virtude da licença para tratamento de saúde e pensões por incapacidade física.

Incapacidade para trabalho prematura – Num grande estudo prospectivo finlandês (26), a obesidade foi associada a um risco duas vezes maior de incapacidade prematura para o trabalho em homens e 1,5 vez maior em mulheres. A maioria das pensões prematuras atribuíveis à obesidade foram devidas a doenças cardiovasculares e musculoesqueléticas. De todas as pensões por incapacidade para essas doenças em mulheres, 25% foram unicamente atribuíveis ao sobrepeso e à obesidade.

6.3.3 Estudos em países em desenvolvimento

Apesar de não haver estudos comparáveis do impacto econômico da obesidade em países em desenvolvimento, a OMS e o Banco Mundial recentemente enfocaram o crescente encargo associado a DNT em adultos rapidamente emergentes nesses países (15,27), nos quais elas não substituíram doenças infecciosas como causa de morte. Em países em desenvolvimento, cerca de 50% das mortes em 1990 foram causadas por DNT, mas em 2020 espera-se que essa proporção chegue a quase 77%. Em 1990, cerca de

42% das mortes foram atribuídas a condições infecciosas e reprodutivas, enquanto em 2020 espera-se que essa proporção diminua para cerca de 12%. Em contraste, em países desenvolvidos, 87% das mortes em 1990 foram por DNT e espera-se que essa proporção aumente apenas levemente – para 90% – em 2020.

As necessidades de tratamento das populações urbanas que crescem rapidamente e classes médias cada vez mais afluentes em países em desnvolvimento já estão sobrecarregando muitos serviços médicos. Além disso, conforme mencionado anteriormente, os custos reais de terapia associada a DNT em países em desenvolvimento excederam aqueles dos países desenvolvidos; a necessidade de utilizar câmbio estrangeiro escasso para pagar os impostos de equipamento, drogas caras e o treinamento de equipe especializada cria um encargo extra.

Em estudos recentes do Banco Mundial, a exemplo do Chile (28), o encargo da doença foi expresso em números de AVAI perdidos. As DNT são responsáveis por uma taxa de 5 e 9 vezes maior de morte prematura do que as doenças transmissíveis em homens e mulheres, respectivamente, e taxas 10 e 5 vezes maiores de incapacidade. Os números de AVAI perdidos em homens são 15 vezes e, em mulheres, 20 vezes maiores para DNT do que para infecções. Até agora, o encargo da doença atribuível ao ganho de peso em excesso e à obesidade não foi calculado, mas o câncer representa um encargo substancial, assim como NIDDM e DCV. Há, dessa forma, em países em desenvolvimento, a necessidade de aplicar novos métodos econômicos para determinar a proporção destas doenças atribuíveis ao ganho de peso em excesso de modo que o impacto de um dos principais contribuintes para DNT possa ser avaliado.

6.3.4 Conclusões

Estudos internacionais sobre os custos econômicos da obesidade mostraram ser responsáveis por entre 2 e 7% dos custos totais de cuidado da saúde, o nível dependendo da variação de doenças e categorias de custo incluídas na análise. Os números são baseados principalmente em dados transversais e devem ser considerados uma estimativa conservadora do custo real das doenças relacionadas à obesidade por uma série de razões:

- Na maioria dos estudos, apenas um número limitado de doenças relacionadas à obesidade foram avaliadas em custo.
- A maioria dos estudos excluiu algumas categorias de custo diretas relevantes da análise.
- Na maioria dos casos, apenas os custos econômicos associados à obesidade (IMC maior ou igual a 30) foram incluídos na análise. A inclusão dos custos associados ao sobrepeso (isto é, IMC entre 25 e 29,9) aumentaria substancialmente o custo porque o número de indivíduos com sobrepeso em uma comunidade é geralmente maior num fator de 3-4

do que aqueles que são obesos; o custo econômico do uso de drogas, por exemplo, aumenta em torno de 65% se a categoria de sobrepeso for incluída (18).

Apesar de não haver estudos comparáveis do impacto econômico da obesidade em países em desenvolvimento, os custos reais da terapia associada a DNT em tais países tendem a exceder aqueles dos países desenvolvidos.

6.4 Custos econômicos e benefícios do tratamento da obesidade

6.4.1 Análise das experiências de controle de obesidade

Infelizmente, muito pouca informação está disponível sobre os benefícios econômicos do tratamento, mas algumas extrapolações podem ser feitas a partir de dados preliminares e iniciais do estudo de intervenção SOS em grande escala de 1.743 homens e mulheres obesos na Suécia (25).

Após 2 anos de acompanhamento, Sjöström e cols. encontraram uma série de benefícios em indivíduos que foram cirurgicamente tratados e que individualmente perderam entre 30 e 40kg. Assim, a qualidade de vida melhorou de forma significativa e vários fatores de risco cardiovasculares diminuíram substancialmente. A prevalência de NIDDM – 13% em controles e 16% no grupo de intervenção antes do tratamento – diminuiu em 68% no grupo de intervenção e apenas 16% nos controles. Em outras palavras, dois terços de NIDDM foram "curados" pela intervenção na obesidade. Além disso, a incidência de NIDDM foi de apenas 0,5% no grupo de intervenção quando comparada a 7% nos controles. Observou-se uma redução de risco de 4 a 5 vezes no desenvolvimento de hipertensão, hipertrigliceridemia e redução de HDL-colesterol. Durante 2 anos de acompanhamento, a incidência de NIDDM foi muito baixa no grupo de intervenção, mas 30 vezes maior nos controles. Os dados sobre os pontos finais de outras doenças ainda não estão disponíveis.

Para tentar estimar as conseqüências econômicas deste estudo controlado, os resultados de tratamento e custos associados podem ser comparados aos custos estimados de indivíduos obesos não tratados. Se o NIDDM for tomado como exemplo, a redução de risco de 14 vezes no grupo de tratamento sugere que o NIDDM foi prevenido em grande extensão. Além disso, dois terços dos pacientes com NIDDM estabelecido foram "curados". Aplicar estes resultados ao custo estimado de NIDDM relacionado à obesidade na França diminuiria os custos totais de obesidade nesse país em aproximadamente 3% enquanto, nos Estados Unidos, os custos seriam reduzidos em quase 20%. Cálculos similares com relação à alteração nos fatores de risco cardiovasculares não são fáceis, mas uma grande proporção dos indivíduos obesos que facilmente seriam elegíveis para tratamento para hipertensão e hiperlipidemia não necessitariam de tal tratamento. Na França, isto resultaria em uma redução de custos de 25%.

Há pouca informação disponível sobre o impacto potencial do tratamento da obesidade na experiência SOS para tratamento de saúde e pensões, que constitui outro importante componente dos custos da obesidade. Isto é difícil de avaliar porque os pacientes tratados não foram acompanhados por tempo suficiente, mas os dados iniciais indicaram que uma série de dias de trabalho perdidos aumentou mais rapidamente nos controles do que nos grupos de intervenção (25). Além disso, as melhoras marcantes na qualidade de vida de pacientes tratados não são apenas um resultado importante por si mesmos, mas também sugerem que se pode esperar outros benefícios que poderiam reduzir os custos da saúde após um acompanhamento mais longo.

Entretanto, é importante incluir nos custos aqueles da intervenção em si (isto é, cirurgia) e a revisão de seguimento. O custo real do procedimento cirúrgico não está disponível, mas os números de acompanhamento sugerem que, apesar da intervenção cirúrgica, a freqüência de visitas a um médico era a mesma nos indivíduos controles e nos indivíduos com intervenção no segundo ano após a cirurgia.

O estudo SOS é o único estudo completamente controlado, de grande escala, a longo prazo dos efeitos do tratamento radical da obesidade e perda de peso substancial. Os resultados deste estudo fornecerão informações valiosas sobre as conseqüências médicas e econômicas da intervenção eficaz na obesidade em um período limitado. Os resultados preliminares são muito promissores.

6.4.2 *Economias de custo potenciais associadas à redução na prevalência de obesidade*

Poucos estudos forneceram estimativas do impacto potencial de uma redução na prevalência populacional de obesidade sobre os custos de cuidado com a saúde.

Em um estudo nos Estados Unidos (29), os pacientes obesos com NIDDM foram designados para um programa de perda de peso de 12 semanas envolvendo uma dieta de 800kcal$_{th}$ (1kcal$_{th}$ = 4,18kJ). Os indivíduos perderam uma média de 15,3kg durante as 12 semanas mas, num acompanhamento de 1 ano, haviam recuperado 9kg. Os autores estimaram que a economia média nos custos de prescrição por indivíduo durante 1 ano foi de US$ 442,80. Enquanto esse estudo mostrou uma economia de custo de prescrição significante, os tamanhos das amostras foram pequenos e a ingestão de energia associada com o programa de perda de peso foi muito pequena. Dessa forma, seria insensato supor que esses resultados seriam reproduzidos em condições diferentes.

Como uma extensão do estudo de custo da obesidade discutido anteriormente nesta seção, o NHMRC estimou a economia anual potencial para o sistema de cuidado de saúde australiano que resultaria se a prevalência de obesidade fosse reduzida em 20% no ano 2000 (linha de base 1989), conforme especificado pelos Objetivos e Alvos de Saúde Nacional (30) (*National Health Goals and Targets*). O método utilizado neste estudo foi recalcular a FAP com base na prevalência-alvo da obesidade (e na suposição de que as estimativas de risco relativas permanecem constantes) para cada doença relacionada à obesidade. O custo estimado de 1989-1990 para cada doença relacionada à obesidade foi então multiplicado pela alteração na FAP para estimar a economia potencial anual. O NHMRC estimou que uma economia anual de A$59 milhões em gasto de atenção à saúde e um potencial de 2.300 anos de vida poderiam ser recuperados se o alvo obesidade fosse atingido.

Embora os cálculos do NHMRC mostrem a economia de custo potencial que poderia ser atingida se a prevalência de obesidade-alvo fosse atingida, eles não fornecem informações sobre o gasto público e privado que seria necessário para fundar programas para atingir este alvo. Portanto, a análise não esclarece se investir recursos escassos da comunidade na prevenção ou no tratamento de obesidade e sobrepeso representa ou não um uso eficiente desses recursos. Tais decisões devem ser baseadas numa avaliação dos custos e resultados (eficácia) das intervenções alternativas para a prevenção e tratamento do sobrepeso e da obesidade.

6.4.3 *Custo-benefício da prevenção e tratamento da obesidade*

Poucos estudos focalizaram a avaliação econômica da prevenção e do tratamento de sobrepeso e obesidade e, destes, a maioria diz respeito ao tratamento ao invés da prevenção primária. Um número limitado de estudos sobre o custo-benefício do tratamento não medicamentoso *versus* medicamentoso da hipertensão foi conduzido e incluiu medidas de perda de peso. Além disso, uma série de estudos enfocou os benefícios financeiros dos programas de aptidão do local de trabalho (incluindo o benefício da perda de peso) na redução de ausência ao trabalho, mas os métodos utilizados nestes estudos foram criticados (31, 32). Algumas vezes, os autores generalizaram de modo excessivo e utilizaram estimativas otimistas dos benefícios de saúde da modificação do fator de risco. Em outros estudos, as categorias relevantes de custo de programa foram incorretamente especificadas e métodos bastante duvidosos de avaliar e medir estes custos foram utilizados. Os resultados parecem, em alguns exemplos, ser manipulados de modo a se considerar a promoção de saúde no local de trabalho um bom investimento.

Os resultados dos dois estudos sobre o custo-benefício das intervenções alternativas para controle de peso são discutidos a seguir.

Custo-benefício de controle da obesidade na prevenção de NIDDM – Em um estudo recente de Segal e cols. (33), tentou-se obter o modelo de custo-benefício potencial de várias intervenções para a prevenção e tratamento de NIDDM na Austrália. Estas intervenções incluíram uma abordagem populacional utilizando mídia de massa enfocando as alterações de estilo de vida (inclusive dieta e exercício), um programa de modificação comportamental para indivíduos gravemente obesos, um programa de grupo tendo como alvo os homens com sobrepeso (baseado num programa estabelecido chamado GutBusters), cirurgia gástrica para os obesos mórbidos e um programa de modificação comportamental para mulheres que tiveram NIDDM gestacional.

Os custos e resultados de várias intervenções foram estimados. Os custos líquidos (ou economias) foram derivados pela adição conjunta de custos do programa e das economias potenciais nos custos de cuidado com saúde futuros pela prevenção de casos de NIDDM. Os resultados foram expressos como anos de NIDDM adiados e anos de vida poupados. Os custos foram baseados nos relatos na literatura, discussões com provedores de serviços e dados de custo de serviço de saúde publicados. Os dados epidemiológicos relatados na literatura foram utilizados na designação da eficácia de vários programas na prevenção de NIDDM. Uma variedade de estimativas foi calculada com base nas diferentes suposições quanto ao sucesso do programa, custos e outras variáveis importantes.

Descobriu-se que as intervenções com melhor custo-benefício eram o Programa "GutBusters" (um programa comercial de sessões de grupo de 6 semanas para homens) e o programa de modificação de estilo de vida pela mídia de massa. Estimou-se que ambos levariam a economias de custo futuras resultando da incidência reduzida de NIDDM, e que estas economias seriam maiores do que os custos do programa. A Tabela 6.2 resume os principais resultados do estudo.

Apesar dos resultados apresentados na Tabela 6.2 dependerem da suposição de sucesso a longo prazo dos vários programas de perda de peso, as estimativas de ampla variação de custo-benefício indicam que eles são robustos. Na realidade, enquanto a análise incorpora o efeito estimado da perda de peso sobre a mortalidade por todas as causas, e não apenas aquela associada a NIDDM, o provável impacto de um programa de intervenção bem-sucedido sobre os outros fatores de risco (tais como colesterol ou pressão sangüínea) não foi levado em consideração. Além disso, as economias esperadas dos futuros custos de cuidado com a saúde se relacionam a NIDDM apenas, ignorando economias possíveis no controle de outras doenças relacionadas à obesidade. Por essas razões, os resultados podem ser conservadores.

Os autores do estudo concluíram que a prevenção de NIDDM por meio de intervenções apropriadas pode representar um uso altamente eficiente dos recursos da comunidade. Tais programas podem atingir uma melhora

TABELA 6.2

Resumo do custo-benefício estimado de várias intervenções para a prevenção de NIDDM[a]

Intervenção[a]	Custo líquido por ano de NIDDM evitado (A$)	Custo líquido por ano de vida ganho (A$)
Cirurgia para gravemente obesos:		
Todos IOG[b] (intolerância oral à glicose)	1.200	4.600
10% IOG, 90% normal[c]	3.500	12.300
Modificação de dieta/comportamento para gravemente obesos:		
Todos IOG	economia	economia
10% IOG, 90% normal	1.600	2.600
Programa de grupo para mulheres com sobrepeso:		
Todas IOG	economia	economia
10% IOG, 90% normal	economia	economia
Programa de dieta/comportamental para mulheres com NIDDM gestacional prévio:		
Todas IOG	800	1.200
30% IOG, 70% normal	2.100	2.400
Meio do Programa	economia	economia

[a] Reproduzido da referência 33 com a permissão do editor.
[b] "IOG" refere-se a programas com alvo naqueles com tolerância prejudicada à glicose.
[c] "Normal" se relaciona à tolerância normal à glicose.

substancial no estado de saúde com pouco custo ou, de fato, com a possibilidade de uma economia líquida no uso de recursos para cuidado da saúde.

Custo-benefício de programas comerciais de perda de peso – Um estudo de Spielman e cols. (34) analisou o custo de perder peso nos programas comerciais na área metropolitana de Boston. O estudo revisou 11 programas comerciais de dieta e estimou, para cada um, o custo desembolsado para o participante (durante um período de 12 semanas) para perder 1kg. Os programas de dieta foram divididos em três grupos:

1. Dietas de teor calórico muito baixo (DTCMB) supervisadas por médicos que fornecem menos de 800kcal$_{th}$/por dia.*
2. Programas de dieta com redução de energia e balanço de nutrientes (PDREBN), o cliente consumindo de 800 a 1.200kcal$_{th}$/dia* (50% de carboidratos, 15 a 20% de proteínas, menos de 30% de gordura).
3. Grupos de apoio que podem ou não oferecer conselhos dietéticos individuais e atuar como um programa de auto-ajuda com equipe voluntária.

Descobriu-se que o custo de um programa comercial de perda de peso de 12 semanas variou muito, de US$ 2.120 para DTCMB mais cara até US$ 108 para o PDREBN mais barato. Os dados estão resumidos na Tabela 6.3.

* 1kcal$_{th}$ = 4,18kJ.

TABELA 6.3

Custo em US$ por quilograma de perda de peso ativa (12 semanas)[a]

Tipo de programa	Peso inicial	
	80kg	136kg
PDREBN com balanço de nutrientes:		
Jenny Craig	23,00	13,50
Nutri-System	19,00	12,00
Nutricionista	15,00	9,00
Vigilantes do Peso	2,50	1,50
Programas DTCMB:		
Health Management Resources (HMR)	17,50	10,00
Medifast	14,00	8,00
Grupos de apoio:		
Takin Off Pounds Sensibly (TOPS)	0,07	0,04

[a] Reproduzido da referência 34 com a permissão do editor.

Esta análise a curto prazo sugere que os grupos de apoio e PDREBN de menor custo foram as intervenções com melhor custo-benefício. Os dietistas foram um pouco mais bem remunerados do que PDREBN, particularmente quando a redução esperada nos gastos usuais de supermercado foi subtraída. Contudo, o estudo pode ser criticado numa série de fundamentos:

- A perda de peso numa amostra de participantes do programa não foi medida. Em vez disso, a perda de peso "esperada" com base na literatura foi utilizada e uma excelente cooperação foi admitida durante todo o programa. A perda de peso pode, desta forma, ser substancialmente superestimada e, na prática, haveria diferenças significantes na perda de peso atingida por diferentes programas. As taxas com queda potencial também são ignoradas.
- O estudo baseou-se num programa de 12 semanas, não levou em consideração os custos e impactos dos programas de manutenção de peso nem o impacto de mais longo prazo sobre os programas competidores.
- Os "custos" financeiros medidos foram restritos aos honorários de início do programa, o custo de quaisquer suplementos alimentares comprados como resultado do programa (por exemplo, fórmula de proteína líquida para DTCMB ou alimentos preparados para PDREBN) e de monitoramento médico e/ou programas de modificação de comportamento associados. Os custos (ou economias) adicionais com compras alimentares diárias, bebidas com teor de energia reduzido, etc., não foram levados em consideração. Assim sendo, para um programa comercial, os custos de alimento preparado mais itens de gêneros alimentares básicos adicionais comprados no supermercado devem ser comparados com as contas usuais de alimentos.

- Os custos "de tempo" de participar dos programas também não foram levados em consideração. Estes custos podem ser significantes e poderiam diferir de um programa para outro.

Se todos os custos tivessem sido incluídos e a eficácia das intervenções fossem medidas, os custos dos programas poderiam ter sido diferentes.

Custos econômicos e benefícios do tratamento da obesidade em países em desenvolvimento – Não foram feitas análises dos custos econômicos do tratamento da obesidade em países em desenvolvimento. Contudo, outras análises dos custos das intervenções na saúde mostram que a prevenção tem maior custo-benefício do que o tratamento, uma vez que a doença não é diagnosticada. Na Tabela 6.4, os custos de vários pacotes de saúde pública (incluindo educação, informação, vigilância e monitoramento) são comparados com aqueles de alguns serviços clínicos de cuidados primários em países em desenvolvimento onde as principais necessidades são o tratamento do trauma e a infecção. Os países em desenvolvimento com baixa renda não possuem recursos para fornecer algo além de serviços de saúde pública e serviços clínicos essenciais. Em países em desenvolvimento de média renda, os altos custos de serviços clínicos sem restrições (ver Tabela 6.4) significam que o custo de lidar com doenças crônicas excede o de todas as outras formas de cuidado de saúde. Dessa forma, haveria mais custo-benefício se o dinheiro gasto na obesidade e outras DNT fosse utilizado na prevenção do que em tratamentos dispendiosos durante o estágio avançado da doença.

A ação de saúde pública para prevenir a obesidade possui o benefício adicional de envolver o estabelecimento de estruturas físicas e sociais novas ou melhoradas dentro de uma comunidade, muitas das quais podem ter efeitos positivos a longo prazo tanto para a geração atual quanto para a futura. Os sistemas de tratamento, contudo, tendem a demandar gasto recorrente à medida que novos casos de obesidade emergem, juntamente com a necessidade de tratamento a longo prazo ou repetido. No momento, a maioria dos indivíduos com ganho de peso em excesso em países em desenvolvimento não é tratada e espera-se que a demanda por auxílio médico e dietético cresça rapidamente. Além disso, os recursos limitados serão desviados para pagar dietas de emagrecimento e outros auxílios para perda de peso.

Em países em desenvolvimento onde as epidemias de DNT estão emergindo ou acelerando, uma grande proporção de mortes por DNT ocorre nos anos médios produtivos da vida, em idades muito mais jovens do que aquelas vistas em países desenvolvidos. Os encargos sobre a saúde atribuíveis ao ganho de peso em excesso em sociedades em transição tendem a ser enormes em função dos números absolutos em risco, a grande redução na expectativa de vida e o fato do problema afetar, em particular, indivíduos com um papel-chave na promoção de desenvolvimento econômico.

TABELA 6.4
Distribuição do gasto público com saúde em países em desenvolvimento, 1990[a]

Tipo de serviço	Distribuição em países em desenvolvimento (US$ por pessoa por anos)[b]		Conteúdos dos pacotes relacionados à saúde	Custo por AVAI (US$)
	Real	Proposto		
Pacote de saúde pública	1	5	Imunizações; programas de saúde escolar; controle de tabaco e álcool; informações sobre saúde, nutrição e planejamento familiar; controle de vetor; prevenção de DST; monitoramento e vigilância.	25
Serviços clínicos essenciais	4-6[c]	10	Tratamento de tuberculose, doenças sexualmente transmissíveis; infecção e traumas menores; controle de crianças doentes; cuidado pré-natal e de parto; planejamento familiar; avaliação, aconselhamento e alívio de dores menores.	25-75
Serviços clínicos sem restrição[d]	13-15	6	Todos os outros serviços de saúde, inclusive tratamento de câncer de baixo custo, DCV, outras condições crônicas, traumas maiores e distúrbios neurológicos e psiquiátricos.	>1.000

[a] Fonte: referências 35 e 36.

[b] As estimativas são para os países em desenvolvimento, isto é, uma média dos custos de países de baixa renda (renda anual US$ 350 *per capita*) e países de média renda (renda anual US$ 2.500 *per capita*). Os números mostrados deveriam ser considerados como aproximados.

[c] Baseado nas estimativas dos relatos do setor de saúde do Banco Mundial, o gasto atual com serviços clínicos essenciais é estimado em 20-30% do gasto público total com saúde.

[d] Estimado como o custo total de pacotes de saúde globais menos o custo de saúde pública e pacotes de serviços clínicos essenciais.

Referências

1. **Davey PJ, Leeder SR.** The cost of cost of illness studies. *Medical Journal of Australia*, 1993, **158**:583-584.
2. **Perry IJ et al.** Prospective study of risk factors for development of non-insulin-dependent diabetes in middle-aged British men. *British Medical Journal*, 1995, **310**:560-564.
3. **Rimm EB et al.** Body size and fat distribution as predictors of coronary heart disease among middle-aged and older US men. *American Journal of Epidemiology*, 1995, **141**:1117-1127.
4. **Walker M.** Weight change and risk of heart attack in middle-aged British men. *International Journal of Epidemiology*, 1995, **24**:694-703.

5. **MacMahon SO et al.** Blood pressure, stroke, and coronary heart disease. Part I, Prolonged differences in blood pressure: prospective observational studies corrected for the regression dilution bias. *Lancet*, 1990, **335**:765-774.
6. **Abbott RD et al.** Body mass index and thromboembolic stroke in nonsmoking men in older middle age. The Honolulu Heart Program. *Stroke*, 1994, **25**:2370-2376.
7. **La Vecchia C et al.** Risk factors for gallstone disease requiring surgery. *International Journal of Epidemiology*, 1991, **20**:209-215.
8. **Carlson JT et al.** High prevalence of hypertension in sleep apnea patients independent of obesity. *American Journal of Respiratory and Critical Care Medicine*, 1994, **150**:72-77.
9. **Zhang S et al.** Better breast cancer survival for postmenopausal women who are less overweight and eat less fat. The Iowa Women's Health Study. *Cancer*, 1995, **76**:275-283.
10. **Yong LC et al.** Prospective study of relative weight and risk of breast cancer: the Breast Cancer Detection Demonstration Project follow-up study, 1979 to 1987-89. *American Journal of Epidemiology*, 1996, **143**:985-995.
11. **Giovannucci E et al.** Physical activity, obesity and risk for colon cancer and adenoma in men. *Annals of Internal Medicine*, 1995, **122**:327-334.
12. **Siega-Riz AM, Adair LS, Hobel CJ.** Institute of Medicine maternal weight gain recommendations and pregnancy outcome in a predominantly Hispanic population. *Obstetrics and Gynecology*, 1994, **84**:565-573.
13. **Spector TD, Hart DJ, Doyle DV.** Incidence and progression of osteoarthritis in women with unilateral knee disease in the general population: the effect of obesity. *Annals of the Rheumatic Diseases*, 1994, **53**:565-568.
14. **Voigt LF et al.** Smoking, obesity, alcohol consumption, and the risk of rheumatoid arthritis. *Epidemiology*, 1994, **5**:525-532.
15. **Murray CJL, Lopez AD, eds.** *The global burden of disease.* Boston, MA, Harvard University Press, 1996.
16. **National Health and Medical Research Council.** Economic issues in the prevention and treatment of overweight and obesity. In: *Acting on Australia's weight: a strategic plan for the prevention of overweight and obesity.* Canberra, Australian Government Publishing Service, 1997:85-95.
17. **Lévy E et al.** The economic cost of obesity: the French situation. *International Journal of Obesity and Related Metabolic Disorders*, 1995, **19**:788-792.
18. **Seidell J, Deerenberg I.** Obesity in Europe prevalence and consequences for the use of medical care. *Pharmaco Economics*, 1994, **5**(Suppl. 1):38-44.
19. **Wolf AM, Colditz GA.** The costs of obesity: the U.S. perspective. *Pharmaco Economics*, 1994, **5**:34-37.
20. **Colditz GA.** Economic costs of obesity. *American Journal of Clinical Nutrition*, 1992, **55**(2 Suppl.):503S-507S.
21. *Tipping the scales.* Melbourne, The Consumer Advocacy and Financial Counselling Association of Australia, 1992.
22. **Häkkinen U.** The production of health and the demand for health care in Finland. *Social Science and Medicine*, 1991, **33**:225-237.
23. **Sonne-Holm S, Sorensen TI.** Prospective study of attainment of social class of severely obese subjects in relation to parental social class, intelligence and education. *British Medical Journal*, 1986, **292**:586-589.

24. **Gortmaker SL et al.** Social and economic consequences of overweight in adolescence and young adulthood. *New England Journal of Medicine*, 1993, **329**:1008-1012.
25. **Sjöström L, Narbro K, Sjöström D.** Costs and benefits when treating obesity. *International Journal of Obesity and Related Metabolic Disorders*, 1995, **19** (Suppl. 6):S9-S12.
26. **Rissanen A et al.** Risk of disability and mortality due to overweight in a Finnish population. *British Medical Journal*, 1990, **301**:835-837.
27. *The World Health Report, 1997. Conquering suffering, enriching humanity*. Geneva, World Health Organization, 1997.
28. *Chile: the adult health policy challenge*. Washington, DC, World Bank, 1995 (World Bank Country Study Series).
29. **Collins RW, Anderson JW.** Medication cost savings associated with weight loss for obese non-insulin-dependent diabetic men and women. *Preventive Medicine*, 1995, **24**:369-374.
30. *National health strategy: pathways to better health*. Canberra, Department of Health, Housing and Community Services, March 1993 (Issues Paper no. 7).
31. **Shephard RJ.** Current perspectives on the economics of fitness and sport with particular reference to worksite programs. *Sports Medicine*, 1989, **7**:286-309.
32. **Shephard RJ.** A critical analysis of work-site fitness programs and their postulated economic benefits. *Medicine and Science in Sports and Exercise*, 1992, **24**:354-370.
33. **Segal L, Dalton A, Richardson J.** *The cost-effectiveness of primary prevention for non-insulin-dependent diabetes mellitus*. Melbourne, Health Economics Unit, Faculty of Business and Economics, Monash University, 1997 (Centre for Health Program Evaluation, Research Report 8).
34. **Spielman AB et al.** The cost of losing: an analysis of commercial weight-loss programs in a metropolitan area. *Journal of the American College of Nutrition*, 1992, **11**:36-41.
35. **World Bank.** *World Development Report 1993: Investing in health: world development indicators*. New York, Oxford University Press, 1993.
36. *Food, nutrition and the prevention of cancer: a global perspective*. Washington, DC, World Cancer Research Fund/American Institute for Cancer Research, 1997.

Parte
3

Compreendendo como o Sobrepeso e a Obesidade se Desenvolvem

7. FATORES QUE INFLUENCIAM O DESENVOLVIMENTO DE SOBREPESO E OBESIDADE

7.1 Introdução

Em termos simples, a obesidade é conseqüência de um desequilíbrio de energia – a ingestão de energia excede o gasto de energia durante um período considerável. Muitos fatores complexos e diversos podem dar origem a um balanço de energia positivo mas, dentre eles, acredita-se que o responsável seja a interação entre uma série desses fatores, ao invés da influência de qualquer fator singular. Em contraste com a percepção amplamente mantida entre o público e partes das comunidades científica e médica, é claro que a obesidade não é simplesmente resultado da permissividade excessiva em relação a alimentos extremamente saborosos ou da ausência de atividade física.

As várias influências de ingestão e gasto de energia consideradas importantes no ganho de peso e no desenvolvimento de obesidade são consideradas a seguir. A Seção 7.2 fornece uma visão geral dos princípios fundamentais do balanço de energia, da regulação fisiológica do peso corpóreo e da dinâmica de ganho de peso. A Seção 7.3 examina o papel dos fatores dietéticos e dos padrões de atividade física no ganho de peso. A Seção 7.4 discute o grande número de forças sociais e ambientais que afetam adversamente a ingestão alimentar e padrões de atividade física e podem, desta forma, sobrepujar os processos regulatórios normais que controlam o balanço de energia a longo prazo. Finalmente, a Seção 7.5 revisa os vários fatores genéticos, fisiológicos ou médicos que podem determinar a suscetibilidade de um indivíduo àquelas forças e que colocam a pessoa em maior risco de ganho de peso e obesidade.

Deve-se observar o seguinte:

- A obesidade pode resultar de um desequilíbrio de energia menor que leva a um ganho de peso gradual, porém persistente, durante um período considerável. Uma vez estabelecido o estado de obesidade, os processos fisiológicos tendem a manter o novo peso.
- O peso corpóreo é regulado primariamente por uma série de processos fisiológicos, mas também é influenciado por fatores sociais e cognitivos externos.
- As tendências epidemiológicas recentes na obesidade indicam que a causa primária do problema da obesidade global está nas alterações ambientais e comportamentais. O rápido aumento nas taxas de obesidade ocorreu num período muito curto para ter havido alterações genéticas significantes nas populações.
- Acredita-se que a proporção crescente de gordura e a densidade de energia aumentada da dieta, juntamente com reduções no nível de atividade física e a elevação do comportamento sedentário, sejam os prin-

cipais fatores que contribuem para a elevação no peso corpóreo médio das populações. Lidar com essas considerações parece ser o meio mais eficaz de combater elevações no nível de sobrepeso e obesidade na comunidade.

- O problema da obesidade global pode ser visto como uma conseqüência dos problemas sociais, econômicos e culturais que atingem países em desenvolvimento e recentemente industrializados, assim como as minorias étnicas e os excluídos em países desenvolvidos. As taxas crescentes de obesidade, NIDDM, hipertensão, dislipidemia e DCV, juntamente com tabagismo e alcoolismo, são conseqüências freqüentes do processo de modernização/aculturação.
- Estudos epidemiológicos, genéticos e moleculares em muitas populações do mundo sugerem que há pessoas mais suscetíveis ao ganho de peso e desenvolvimento de obesidade do que outras. Os fatores genéticos, biológicos e outros pessoais como parar de fumar, sexo e idade interagem para determinar a suscetibilidade de um indivíduo ao ganho de peso.
- Certos grupos étnicos parecem ser especialmente propensos ao desenvolvimento de obesidade quando expostos a um estilo de vida opulento, apesar das suscetibilidades às co-morbidades da obesidade não serem uniformes entre estes grupos.

7.2 Balanço de energia e regulação fisiológica do peso corpóreo

As principais influências sobre o balanço de energia e ganho de peso são mostradas na Figura 7.1.

7.2.1 Princípios fundamentais de balanço de energia

O princípio fundamental de balanço de energia é:

Alterações nos estoques de energia = Ingestão de energia – Gasto de energia

Um balanço positivo de energia ocorre quando a ingestão é maior do que o gasto; ele promove um aumento nos estoques de energia e peso corpóreo. De modo contrário, um balanço de energia negativo ocorre quando a ingestão é menor do que o gasto, promovendo diminuição nos estoques de energia e peso corpóreo.

Em circunstâncias normais, o balanço de energia oscila de refeição para refeição, dia a dia, semana a semana sem qualquer alteração duradoura no peso ou nos estoques corpóreos. Os múltiplos mecanismos fisiológicos atuam em cada indivíduo para igualar a ingestão de energia total ao gasto de energia total e para manter o peso corpóreo estável a longo prazo. Dessa forma, a obesidade só tende a se desenvolver quando há um balanço de energia positivo por um período considerável.

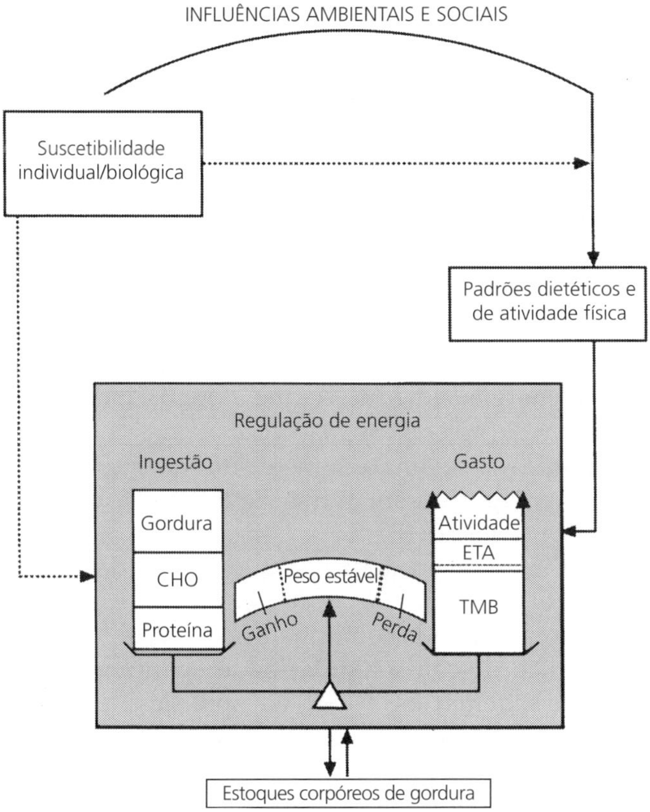

FIGURA 7.1
Influências sobre o balanço de energia e ganho de peso (regulação de energia)

O diagrama mostra os princípios fundamentais do balanço e regulação de energia. Um balanço de energia positivo ocorre quando a ingestão de energia é maior do que o gasto de energia e promove ganho de peso. De modo inverso, um balanço de energia negativo promove diminuição nos estoques corpóreos de gordura e perda de peso. O peso corpóreo é regulado por uma série de processos fisiológicos que possuem a capacidade de manter o peso dentro de uma faixa relativamente estreita (peso estável). Acredita-se que o corpo exerce uma defesa maior contra a desnutrição e perda de peso do que contra o consumo excessivo e ganho de peso. Contudo, poderosas forças sociais e ambientais influenciam a ingestão e o gasto de energia e podem ultrapassar os processos fisiológicos anteriormente mencionados. A suscetibilidade desses indivíduos a essas forças é afetada por fatores genéticos e biológicos como sexo, idade e atividade hormonal, sobre os quais possui pouco ou nenhum controle. Os fatores dietéticos e padrões de atividade física são considerados fatores imediatos modificáveis por intermédio dos quais as forças que promovem ganho de peso atuam.
ETA = efeito térmico do alimento; TMB = taxa metabólica basal; CHO = carboidrato.

Ingestão de energia – A ingestão total de energia se refere a toda a energia consumida como alimento e bebida que possa ser metabolizada pelo corpo. A Tabela 7.1 mostra o conteúdo de energia dos macronutrientes constituintes presentes nos alimentos e bebidas. A gordura fornece a maior parte da energia por unidade de peso; carboidratos e proteínas, a menor quantidade. Fibras são submetidas à degradação bacteriana no intestino

TABELA 7.1
Teor de energia dos macronutrientes

Macronutriente	Contribuição de energia	
	($kcal_{th}$/g)	(kJ/g)
Gordura	9	37
Álcool	7	29
Proteína	4	17
Carboidrato	4	16

grosso para produzir ácidos graxos voláteis, que são então absorvidos e utilizados como energia. Acredita-se que a quantidade de energia vinda das fibras seja de 6,3kJ/g (1,5$kcal_{th}$/g) (1).

Gasto de energia – O segundo elemento da equação do balanço de energia, gasto total de energia, possui os três seguintes componentes principais:

- taxa metabólica basal (TMB);
- termogênese dietética (produção de calor induzida pela refeição);
- atividade física.

A proporção com que cada componente contribui para o gasto de energia total varia de acordo com a regularidade e a intensidade da atividade física. Em adultos sedentários, a TMB é responsável por cerca de 60% do débito total de energia, a resposta termogênica dietética por cerca de 10% e a atividade física pelos restantes 30%. Naqueles que realizam trabalho manual pesado, o gasto total de energia aumenta e a proporção de gasto de energia responsável pela atividade física pode chegar até aproximadamente 50%. A termogênese dietética parece permanecer constante em 10%, deixando a TMB responsável por 40% do gasto total de energia. Apesar da TMB poder variar intrinsecamente entre os indivíduos de peso similar em mais ou menos 25%, dentro de cada indivíduo é firmemente controlada (2). A variável-chave de débito de energia em um indivíduo é o grau de atividade física.

7.2.2 Regulação fisiológica do peso corpóreo

Os fatores sociais e cognitivos podem, em certo grau, influenciar o controle de peso corpóreo, mas é uma série de processos fisiológicos que são responsáveis primariamente pela regulação do peso corpóreo. Em sociedades tradicionais, nas quais as pessoas tendem a ser fisicamente mais ativas e uma vez que os suprimentos alimentares não são limitados, poucos adultos estão abaixo do peso ou com sobrepeso, apesar da interação de ciclos sazonais de trabalho, festividades, suscetibilidades individuais à obesidade por razões fisiológicas ou genéticas e da ampla variação de demandas físicas variáveis em uma sociedade. Tais mecanismos fisiológicos constituem um processo biológico fundamentalmente importante que pode ser observado em todo o reino animal. Acredita-se que o corpo exerça uma defesa mais forte contra a desnutrição e perda de peso do que contra o consumo excessivo e ganho de peso (3).

Os mecanismos fisiológicos responsáveis pela regulação do peso corpóreo não são completamente compreendidos. Contudo, há evidências crescentes de uma variedade de mecanismos sinalizantes dentro do intestino, tecido adiposo e cérebro e talvez em outros tecidos, que percebem o influxo de nutrientes dietéticos, sua distribuição e metabolismo e/ou armazenamento. Esses mecanismos são coordenados pelo cérebro e levam a alterações na alimentação, na atividade física e no metabolismo corpóreo de forma que os estoques de energia corpóreos sejam mantidos. A descoberta recente do hormônio leptina, que é secretado pelos adipócitos em proporção aos seus estoques de triglicerídeo e se liga a receptores no hipotálamo, fornece discernimentos interessantes dos possíveis sinais regulatórios que atuam para manter o balanço de energia. Entretanto, muito ainda deve ser elucidado sobre tais sistemas, alguns dos quais estão ilustrados na Figura 7.2.

7.2.3 Dinâmica do ganho de peso

Apesar da extensa regulação fisiológica do peso corpóreo explicada anteriormente, um balanço positivo de energia pode levar ao ganho de

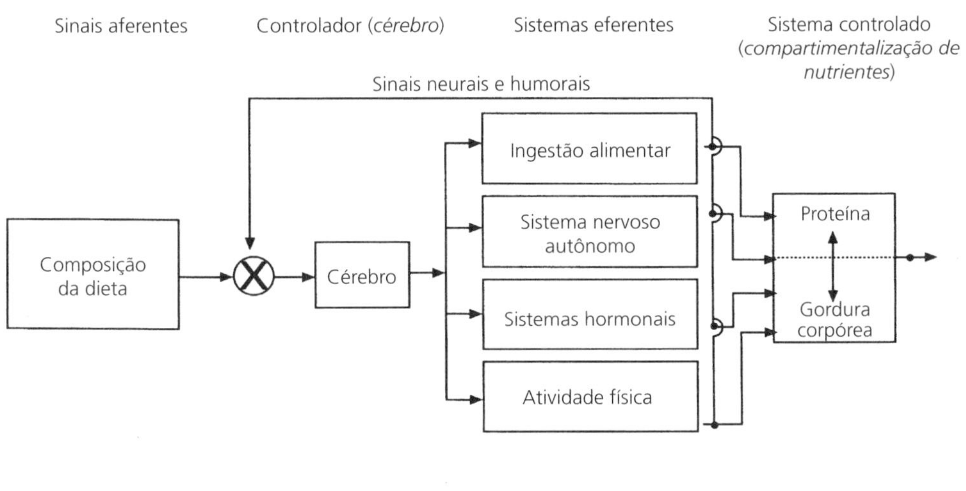

FIGURA 7.2

Processos fisiológicos envolvidos na regulação de peso corpóreo

O diagrama mostra a interação entre os mecanismos diferentes que afetam a energia e a regulação de peso corpóreo entre os indivíduos. O cérebro integra um arranjo de sinais aferentes (nutriente, metabólico, hormonal e neural) e responde pela indução de alterações na ingestão alimentar, atividade do sistema nervoso autônomo, respostas hormonais ou atividade física espontânea. Os diferentes componentes então determinam direta ou indiretamente a proporção de energia dietética depositada como proteína ao invés de gordura.

peso se persistir por um longo período. O início de um balanço de energia positivo crônico decorre de um aumento na ingestão de energia relativa às necessidades, ou como resultado do aumento na ingestão total de energia, da diminuição no gasto total de energia ou uma combinação dos dois. Atualmente há poucas informações sobre as flutuações no balanço de energia que levam ao ganho de peso e obesidade. É possível que grandes desvios de balanço de energia em intervalos regulares possam contribuir para o ganho de peso, mas acredita-se que um pequeno desvio consistente durante um longo período também seja capaz de produzir grandes aumentos no peso corpóreo.

A Figura 7.3 mostra que o processo de ganhar peso pode ser dividido nas três fases seguintes:

- A *fase estática pré-obeso*, quando um indivíduo está em balanço de energia a longo prazo e o peso permanece constante.
- A *fase dinâmica*, durante a qual o indivíduo ganha peso como resultado da ingestão de energia excedendo o gasto de energia durante um período prolongado.

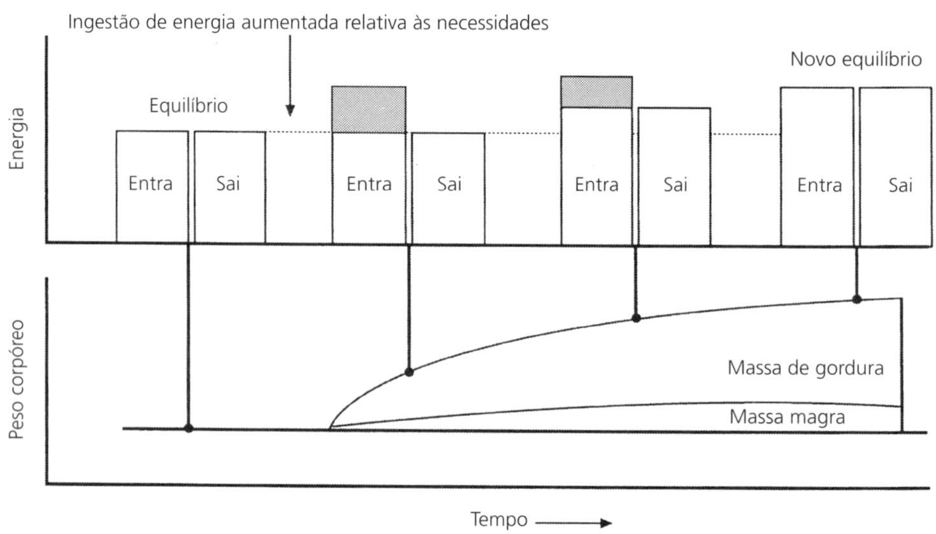

FIGURA 7.3

Efeito sobre o gasto e o balanço de energia e peso corpóreo de um aumento na ingestão de energia relativa às necessidades[a]

Um aumento persistente na ingestão de energia acima das necessidades levará a um ganho gradual no peso corpóreo. Entretanto, a intensidade do desequilíbrio de energia diminui progressivamente conforme se ganha peso em decorrência de um aumento no metabolismo associado a uma massa magra maior e tecido adiposo expandido. Um novo equilíbrio maior de peso é eventualmente estabelecido e novamente defendido pelos mecanismos fisiológicos. Desta forma, é mais difícil perder o peso ganho do que deveria ser experimentar um segundo ciclo de aumento de peso corpóreo. Por exemplo, uma queda na atividade física ocorre simultaneamente a um período adicional de balanço de energia positivo prolongado.

[a] Adaptado, com permissão, de: Schutz Y. Macronutrients and energy balance in obesity. *Metabolism*, 1995, **4** (9 Suppl. 3):7-11 (referência 4).

- A *fase estática obesa*, quando o balanço de energia é recuperado mas o peso agora é maior do que durante a fase estática pré-obeso.

A fase dinâmica pode durar vários anos e freqüentemente envolve flutuações consideráveis no peso (oscilação de peso) como resultado de esforços conscientes do indivíduo para retornar a um peso menor. Entretanto, na ausência de intervenção, a diferença entre a ingestão e o gasto de energia progressivamente diminui. Isto decorre de um aumento na TMB como resultado da maior massa sem gordura (incluindo aquela no tecido adiposo expandido), assim como a um custo de atividade adicional de energia imposto pelo peso extra (5). Pode haver também um aumento na taxa metabólica de repouso (TMR) com alimentação excessiva (6).

Uma vez estabelecida a fase estática obesa, o novo peso parece ser defendido. Isto pode ser mais bem mostrado pela resposta dos indivíduos obesos à alimentação deficiente; eles mostram uma queda na taxa metabólica à medida que o corpo reconhece a perda de energia (7) e um aumento inconsciente impulsionado fisiologicamente na ingestão de energia (8).

7.2.4 Implicações para saúde pública

Dada a epidemia global da obesidade, deve-se ter como objetivos:

- identificar os fatores ambientais, inclusive alterações sociais, que ultrapassaram os processos regulatórios fisiológicos explicados anteriormente;
- determinar se alguns indivíduos são ou não mais suscetíveis a aquelas influências por razões médicas, comportamentais ou genéticas.

7.3 Fatores dietéticos e padrões de atividade física

Os fatores dietéticos e padrões de atividade física influenciam fortemente a equação de balanço de energia e podem ser considerados os principais fatores modificáveis entre as muitas forças externas que promovem o ganho de peso (Fig. 7.1). Em particular, dietas com alto teor de gordura e ricas em energia e estilos de vida sedentários são as duas características mais fortemente associadas à prevalência aumentada de obesidade em todo o mundo.

7.3.1 Fatores dietéticos

Composição de macronutrientes – Experimentos laboratoriais em animais e estudos clínicos em humanos mostraram repetidamente que os fatores dietéticos, em particular em relação à gordura e ingestão de energia, são forte e positivamente associados ao excesso de peso corpóreo. Em contraste, os estudos de dietas e obesidade com base em populações relataram resultados inconsistentes. Tais inconsistências foram atribuídas a uma série de fatores, incluindo inconsistência no projeto do estudo, falhas metodológicas, fatores de confusão e erro de análise sistemático e/ou ao acaso nos dados, especialmente os dietéticos (9). Dessa forma, nos estudos em populações que analisam cuidadosamente os determinantes da obesidade, observa-se uma associação positiva entre os fatores dietéticos e a obesidade idêntica àquela encontrada nos experimentos em animais e nos estudos clínicos em humanos (10).

Ingestão de energia. A gordura dietética possui maior quantidade de energia do que outros macronutrientes (ver Tabelas 7.1 e 7.2). Acredita-se que isto seja largamente responsável pelo efeito de alimentação excessiva ou *consumo excessivo passivo*, como é freqüentemente chamado, experimentado por muitos indivíduos expostos a alimentos com alto teor de gordura (3). O efeito estimulante dos alimentos gordurosos sobre a ingestão de energia também pode ser decorrente da agradável sensação degustativa da gordura quando consumida (11).

O corpo compensa o consumo excessivo de energia de alimentos com alto teor de gordura até certo grau, mas acredita-se que os sinais de controle de apetite induzido pela gordura sejam fracos ou retardados demais para impedir a rápida ingestão de energia de uma refeição gordurosa. As ingestões episódicas de alimentos com alto teor de gordura podem, portanto, superar esses sinais e, desta forma, o controle da ingestão alimentar depende dos processos regulatórios a longo prazo, que parecem muito menos capazes de responder à alimentação excessiva do que à alimentação deficiente com perda de peso. As fibras, em contraste, limitam a ingestão de energia pela diminuição do conteúdo de um alimento, permitindo tempo para que os sinais de controle de apetite ocorram antes que grandes quantidades de energia tenham sido consumidas (3).

Não há evidências claras que sugiram que as altas ingestões de açúcar administrem os sinais de controle de apetite da mesma maneira que a gordura. Contudo, pelas experiências de alimentação a curto prazo, há indicações de que as dietas de baixo teor de gordura e ricas em carboidratos complexos *ad libitum* de baixo conteúdo de energia induzam a perda de peso. Isto não ocorre nas dietas ricas em energia, independentemente do conteúdo de energia ter sido aumentado pela modificação do teor de gordura ou do teor de açúcar da dieta (12). Estudos adicionais são necessários antes que quaisquer conclusões possam ser tiradas deste trabalho.

Estoque de energia e balanço de macronutrientes. A composição de macronutrientes da dieta também influencia a extensão na qual o excesso de energia é armazenado, dependendo da capacidade de armazenamento dos macronutrientes considerados dentro do corpo. Os macronutrientes com baixa capacidade de armazenamento são preferencialmente oxidados quando as ingestões excedem as demandas:

- *Álcool*: nenhuma capacidade de armazenamento dentro do corpo. Portanto, todo o álcool ingerido é oxidado imediatamente. Essa resposta domina as vias oxidativas e reduz as taxas nas quais outros combustíveis são oxidados.

- *Proteína*: capacidade de armazenamento limitada como proteína corpórea, que é acessível apenas por meio da perda de massa corpórea magra. O metabolismo de aminoácidos é firmemente regulado para garantir a oxidação de qualquer excesso.
- *Carboidrato*: pequena capacidade de armazenamento como glicogênio. A ingestão e a oxidação de carboidrato são estreitamente "auto-reguladas". Alterações rápidas e substanciais na oxidação de carboidrato ocorrem em resposta a alterações na ingestão de carboidrato. O carboidrato em excesso também pode ser convertido em gordura, mas esta via metabólica não é utilizada por humanos em qualquer extensão apreciável, a menos que um grande excesso de uma dieta de baixo teor de gordura e alto teor de carboidrato seja consumida. Quando o carboidrato é oxidado, entretanto, menos oxidação de ácido graxo é necessária, de modo que a gordura dietética é armazenada e a gordura endógena é retida. Na alimentação excessiva com carboidratos, cerca de 60 a 80% do excesso de energia podem ser armazenados (13).
- *Gordura*: a capacidade para armazenamento de gordura no corpo é virtualmente ilimitada e o excesso de gordura dietética não aumenta de forma marcada a oxidação de gordura. A gordura dietética em excesso é prontamente armazenada nos depósitos do tecido adiposo com uma eficiência muito alta (cerca de 96%).

Assim, a maioria das evidências sugere que os balanços de carboidrato e proteína, mas não o balanço de gordura, são bem regulados. Está ficando mais claro que as alterações de peso após os desafios para o peso corpóreo decorrem primariamente das rupturas no balanço de gordura, pois estas são responsáveis pela maior parte do desequilíbrio produzido na energia total (13-19).

A longo prazo, entretanto, o balanço de gordura tem de ser regulado para atingir o balanço de energia e de macronutrientes. Acredita-se que, para atingir o balanço de gordura novamente após uma perturbação no balanço de energia, seja necessária uma alteração na massa corpórea de gordura. Isto talvez ocorra porque a oxidação de gordura varia diretamente com a massa corpórea de gordura (20), mas a maneira pela qual a massa de gordura e a oxidação total de gordura estão ligadas não está clara. Como exemplo, um aumento na gordura dietética sem uma alteração rápida na oxidação de gordura produzirá um balanço de gordura positivo e, conseqüentemente, levará a aumentos na massa de gordura corpórea. Conforme a massa de gordura corpórea aumenta, a oxidação de gordura também aumenta. A massa de gordura aumentará até o ponto no qual a oxidação de gordura for igual à ingestão de gordura e a massa de gordura corpórea então estabilizará no novo e maior nível.

Palatabilidade dos alimentos e prazer. A palatabilidade do alimento exerce uma influência importante no comportamento (3). A palatabilidade alimentar tende a promover o consumo, sendo uma das influências mais poderosas na indução de um balanço de energia positivo ao invés de negativo. Ela aumenta tanto a taxa de alimentação quanto a sensação de fome durante e entre as refeições. A presença de gordura no alimento é particularmente agradável e está associada a uma sensação prazerosa na boca. A indústria alimentar capitalizou este fenômeno desenvolvendo alimentos de palatabilidade crescente. Além disso, as sensações prazerosas fornecidas pelos alimentos podem ser vistas como uma recompensa por aqueles que os consomem e podem condicionar o comportamento que favorece o consumo excessivo.

A doçura é um dos paladares mais poderosos, facilmente reconhecidos e prazerosos, de modo que muitos alimentos são adoçados para aumentar sua palatabilidade e consumo. O consumo de açúcar, entretanto, leva a uma supressão subseqüente da ingestão de energia numa quantidade aproximadamente equivalente à quantidade fornecida pelos açúcares (21). Não obstante, espera-se que os alimentos adoçados com alto teor de gordura induzam o consumo excessivo de energia, pois a palatabilidade é intensificada tanto pela doçura quanto pela sensação que deixa na boca e a gordura possui apenas um pequeno efeito supressor sobre o apetite e a ingestão. Uma preferência por misturas de doce e gordura tem sido observada em mulheres obesas e pode influenciar o consumo de energia em excesso (22).

Visão geral da influência dos macronutrientes sobre a regulação do peso corpóreo. A Tabela 7.2 resume as principais características dos macronutrientes. A gordura parece ser o macronutriente-chave que debilita os sistemas regulatórios do peso corpóreo, uma vez que é muito pouco regulada no nível tanto de consumo como de oxidação. Não há atualmente nenhum consenso com relação ao papel da ingestão do açúcar na regulação do peso corpóreo, mas há alguma consideração de que o consumo excessivo de alimentos doce-gordura pode ser um problema, pelo menos em certos subgrupos da população. Finalmente, apesar de altas ingestões de proteína poderem parecer vantajosas no controle da ingestão de energia e contribuírem para uma boa regulação de peso corpóreo, tais ingestões (especialmente de proteína animal) foram associadas a uma série de conseqüências adversas para a saúde.

Padrões dietéticos

Padrão alimentar diário. A pesquisa sobre padrões alimentares e saúde enfocou principalmente as flutuações na glicose sangüínea e as concentrações de lipídeos sangüíneos durante todo o dia, particularmente no contexto do controle de NIDDM. Parece haver alguma vantagem em "beliscar" ao invés de se empanturrar sob condições isocalóricas do ponto de vista do controle glicêmico e da hipertrigliceridemia (23). Contudo, em pelo menos um estudo controlado, não houve efeito de padrões de refeição sobre o metabolismo e o balanço de energia (24).

TABELA 7.2
Características dos macronutrientes

Característica	Proteína	Carboidrato	Gordura
Capacidade de terminar a refeição	Alta	Intermediária	Baixa
Capacidade de suprimir a fome	Alta	Alta	Baixa
Contribuição para a ingestão diária de energia	Baixa	Alta	Alta
Densidade de energia	Baixa	Baixa	Alta
Capacidade de armazenamento no corpo	Baixa	Baixa	Alta
Via metabólica para transferir ingestão em excesso para um outro compartimento	Sim	Sim	Não
Auto-regulação (capacidade de estimular a própria oxidação na ingestão)	Excelente	Excelente	Pobre

Sob condições de vida livre, os padrões de refeição variam muito entre as populações e culturas. Fazer lanches regularmente (alto teor de gordura) esteve associado a uma ingestão dietética aumentada em sociedades ricas, mas esta conclusão permanece controversa (25). Outras evidências das sociedades ricas sugerem que a restrição dietética e o emagrecimento levam a pular o café da manhã, o que pode resultar em consumo excessivo mais tarde no dia (26). Algumas pessoas exibem alimentação adicional durante a noite, possivelmente como parte de uma síndrome de comer à noite (27) que está associada à obesidade, apesar do mecanismo subjacente a esta associação não ser conhecido. Recentemente, em um estudo em que pessoas obesas tentam perder peso, descobriu-se que o prognóstico da perda de peso era melhor em mulheres que comiam mais em menos refeições do que aquelas que comiam menos em mais refeições.*

Distúrbios alimentares. Os distúrbios alimentares, particularmente aqueles que resultam em ingestão de energia em excesso relativa às necessidades, foram implicados no desenvolvimento de obesidade. Entretanto, é incerto se a obesidade é um resultado direto ou uma causa subjacente de tais distúrbios. Para uma discussão mais detalhada dos distúrbios alimentares, inclusive distúrbio de alimentação excessiva e distúrbio de alimentação noturna, ver Seção 4.10.4.

7.3.2 Padrões de atividade física

Os dados transversais freqüentemente revelam uma relação inversa entre IMC e atividade física (28-31), indicando que os indivíduos obesos e com sobrepeso são menos ativos que seus correlativos magros. Contudo,

* Astrup A. ed. *Food and eating habits*, 1996. Background paper prepared by the Food and Eating Habits subgroup of the International Obesity Task Force.

tais correlações não demonstram as relações de causa e efeito e é difícil saber quais indivíduos são menos ativos em função de sua obesidade ou se um baixo nível de atividade causou a obesidade. Os resultados de outros tipos de estudo, entretanto, sugerem que níveis baixos e decrescentes de atividade são primariamente responsáveis; por exemplo, não há obesidade entre atletas de elite, enquanto atletas que desistem da prática de esportes freqüentemente experimentam um aumento no peso e gordura corpóreos (32, 35). Além disso, a tendência secular na prevalência aumentada de obesidade parece ser paralela à redução na atividade física e à elevação no comportamento sedentário. Um dos melhores exemplos disso é fornecido por Prentice e Jebb (36), que utilizaram substitutos aproximados para inatividade, como a quantidade de tempo gasto assistindo televisão ou o número de carros por família. Todos esses estudos sugeriram que a atividade física diminuída e/ou o comportamento sedentário aumentado desempenham um papel importante no ganho de peso e desenvolvimento de obesidade. Essa conclusão também é apoiada pelos dados prospectivos. Dietz e Gortmaker (37), por exemplo, mostraram que a quantidade de horas frente à televisão em crianças pequenas é preditiva do IMC alguns anos mais tarde, enquanto Rissanen e cols. (34) mostraram que um baixo nível de atividade física durante períodos de lazer em adultos é preditivo do ganho de peso substancial (maior ou igual a 5kg) num período de 5 anos. Mais dados prospectivos ajudarão a esclarecer esta relação, mas parece razoável ligar a inatividade física ao futuro ganho de peso.

Os padrões de atividade física possuem uma influência importante sobre a regulação fisiológica do peso corpóreo. Em particular, eles afetam o gasto total de energia, o balanço de gordura e as ingestões alimentares. O Quadro 7.1 descreve os diferentes componentes de "atividade física" e define "inatividade física". O Quadro 7.2 introduz o conceito de níveis de atividade física (NAF).

Contribuição da atividade física para o gasto total de energia – O gasto aumentado de energia é uma característica intrínseca da atividade física e do exercício. As necessidades de energia aumentam dos níveis basais imediatamente após o início de atividade física e o aumento persiste pela duração da atividade física. A quantidade total de energia gasta depende das características da atividade física (modo, intensidade, duração e freqüência) e da realização individual do exercício (tamanho corpóreo, nível da condição de estar habituado e aptidão física). Essas relações foram extensamente revisadas na literatura (43) e as tabelas que fornecem valores aproximados dos custos de energia de várias atividades físicas são amplamente disponíveis.

Se o exercício for vigoroso, o consumo de oxigênio permanece elevado acima dos níveis de repouso por algum tempo após o exercício cessar. Essa resposta metabólica é chamada de "consumo de oxigênio pós-exercício em excesso" (COPE) e decorre da necessidade de restaurar as reservas de energia, especialmente os níveis de glicogênio no fígado e músculos.

QUADRO 7.1

Atividade física

A atividade física é um termo global que se refere a "qualquer movimento corpóreo produzido por músculo esquelético que resulta em um aumento substancial além do gasto de energia em repouso". Ela possui três componentes principais (38):

- *Trabalho ocupacional*: atividades realizadas durante o trabalho.
- *Afazeres domésticos e outros*: atividades realizadas como parte do dia-a-dia.
- *Atividade física no tempo de lazer*: atividades realizadas no tempo livre, à vontade do indivíduo. A atividade é selecionada com base nas necessidades e interesses pessoais. Ela inclui exercício e esporte:
  - *Exercício*: um subgrupo planejado e estruturado de atividade física de tempo de lazer que é usualmente realizada para o propósito de melhorar ou manter a boa forma física.
  - *Esporte*: definido de modo diferente em todo o mundo, mas normalmente implica uma forma de atividade física que envolve competição. Pode também abranger exercícios gerais e uma ocupação específica.

O tempo destinado a cada um dos três componentes varia consideravelmente entre os indivíduos e populações.

Inatividade física (comportamento sedentário)

A inatividade física, ou comportamento sedentário, pode ser definida como "um estado em que o movimento corpóreo é mínimo e o gasto de energia se aproxima da TMR" (39). Contudo:

- A inatividade física representa mais do que uma ausência de atividade; ela também inclui a participação em comportamentos fisicamente passivos como assistir à televisão, ler, trabalhar em um computador, falar com amigos ao telefone, dirigir um carro, meditar ou comer (40).
- A inatividade física pode contribuir para o ganho de peso por outros meios além da redução do gasto de energia. Por exemplo, estudos recentes em adolescentes (41) e adultos (42) demonstraram relações significantes entre inatividade e outras práticas de saúde adversas, como consumo de alimentos menos saudáveis e uma ingestão aumentada de gordura.

Comparada ao custo de energia em si, entretanto, a contribuição de COPE tende a ser modesta. Num estudo recente, estimou-se que, após 2 horas de exercício em intensidade moderada, ela foi responsável por cerca de um extra de 200kJ/dia (48$kcal_{th}$/dia) quando realizada a média durante 24 horas (44). Apesar disto ser pequeno em termos de gasto de energia diária total, possui o potencial de ajudar a manter o balanço de energia se o exercício for realizado regularmente.

Além dos custos de energia imediatos de atividade física aumentada e do período de recuperação (isto é, COPE), o exercício habitual pode influenciar vários outros componentes do gasto de energia, incluindo TMR. Embora esta área de pesquisa ainda seja tema de controvérsia, vários estudos recentes forneceram evidências de uma associação positiva entre níveis de atividade e TMR (45). Como o aumento na TMR é perdido após vários dias de inatividade, isto enfoca o benefício de padrões de exercício regulares e mantidos (46). Além disso, o exercício de resistência, tal como o treinamento com pesos, pode contribuir para a manutenção ou o aumento da massa muscular, favorecendo a elevação da TMR ou prevenindo a diminuição na taxa metabólica na ocorrência de perda de peso (47).

Quadro 7.2

Níveis de atividade física

Os valores de nível de atividade física (NAF) expressam gasto de energia diária como um múltiplo de TMB, permitindo ajuste aproximado para os indivíduos de diferentes tamanhos. Os NAF são uma maneira universalmente aceita de expressar o gasto de energia e ajudar a transmitir um conceito facilmente compreensível.

Os indivíduos cujas ocupações envolvem exercício físico regular tendem a ter valores de NAF de 1,75 ou mais. Aqueles cujos estilos de vida envolvem atividade ocupacional e de tempo de lazer apenas leve provavelmente terão valores de NAF de 1,55 a 1,60. As pessoas que não estão comprometidas com qualquer atividade terão valores de NAF ao redor de 1,4.

Para evitar a obesidade, as populações devem permanecer fisicamente ativas durante toda a vida, num valor de NAF de 1,75 ou mais. Dessa forma:

Estilo de vida	*NAF*
Sedentário	1,4
Atividade limitada	1,55 a 1,60
Fisicamente ativo	≥1,75

Algumas maneiras pelas quais o NAF pode ser aumentado de 1,55 a 1,60 para 1,75 ou mais por uma hora extra de atividade moderada todos os dias são mostradas a seguir. As atividades mais extenuantes necessitam de menos de uma hora por dia para levar o NAF médio global até 1,75.

Duração	*Proporção de atividade*[a]	*Atividade*
1 hora	4-5	Caminhada rápida (6km/h), canoagem (5km/h); ciclismo (12km/h), jardinagem; beisebol; voleibol
45 minutos	6-7	Caminhada nos campos e matas; ciclismo (15km/h); patinação (14km/h); esqui aquático; dança; caminhar na neve
30 minutos	10-12	Qualquer atividade vigorosa, por exemplo, futebol americano; hóquei; corrida (13km/h); rúgbi; handebol; basquete (competição)

[a] Proporção de atividade = múltiplo de TMB.

Gasto de energia no mundo – Há uma crença disseminada de que a vida diária em países menos desenvolvidos requer esforços físicos muito maiores. Por exemplo, uma mulher em um país em desenvolvimento gasta 30 a 150 minutos todos os dias de sua vida simplesmente buscando água (48) e, enquanto realiza seus afazeres domésticos diários, caminha por até 1,5 hora. Entretanto, é difícil designar com precisão o gasto de energia em condições de vida livre. Quando se comparou países desenvolvidos com países em desenvolvimento, foram encontradas poucas diferenças (49). Uma explicação oferecida para esta aparente discrepância é que adultos em países menos desenvolvidos "compensam" por serem inativos sempre que possível. Na Etiópia, por exemplo, a energia gasta na atividade física diminui na estação após a colheita (50). Em segundo lugar, a redução da atividade física para economizar energia representa a primeira linha de defesa contra o estresse de energia causado por energia dietética insuficiente. Tal resposta comportamental pode ser ilustrada por mulheres ruandesas pobremente nutridas, que gastam mais tempo em atividades de baixo custo de energia do que suas correlativas mais bem nutridas (51). No geral, entretanto, é razoável concluir que as pessoas em países menos desenvolvidos, que passam uma porção considerável de seu tempo procurando alimento para a sua próxima refeição e com afazeres pessoais, gastam mais energia em trabalho e atividade física para um dado tamanho corpóreo do que aquelas em países mais desenvolvidos.

Efeito da atividade física sobre o balanço de gordura e substrato

Atividade física regular e balanço de substrato energético. Uma das adaptações mais importantes ao exercício regular é a capacidade aumentada de utilizar gordura ao invés de carboidrato durante atividades físicas moderadas. Essas diferenças se tornam consideráveis quando o exercício é mantido durante um período maior; os indivíduos fisicamente treinados metabolizam mais gordura em certos níveis de gasto de energia do que os não treinados. Mostrou-se, por exemplo, que a taxa de oxidação de gordura em um grupo de indivíduos que não estava em boa forma física aumentou em aproximadamente 20% após um programa de treinamento de aptidão de 12 semanas (52).

Particularmente importante é a observação de que o esforço físico moderado regular permite que indivíduos que vivem livremente consumam, à vontade, uma dieta com 40% de gordura sem armazenar excesso de gordura, enquanto os mesmos indivíduos, quando sedentários, estão em balanço de gordura e energia positivos e, dessa forma, possuem maior risco de ficar com sobrepeso e obesos com o tempo. Se, contudo, lhes for oferecida uma dieta com 20% de gordura, eles permanecem em balanço mesmo quando sedentários (53). Apesar desses estudos fisiológicos deverem ser interpretados com cuidado, eles possuem profundo significado porque sugerem uma interação fundamental entre o nível de atividade física e a proporção de gordura dietética na determinação de ser ou não possível manter o balanço de energia. O nível preciso de gordura dietética que ultrapassa a capacidade corpórea para aumentar a oxidação de gordura em resposta a aumentos no exercício e a extensão na qual o nível de gordura dietética varia entre os indivíduos são desconhecidos. Entretanto, acredita-se que as pessoas que mantêm um peso moderado ou altos níveis de atividade física durante toda a vida podem tolerar dietas com alto teor de gordura (por exemplo, 35 a 40% da energia), enquanto as ingestões de menor quantidade de gordura (20 a 25% da energia) podem ser necessárias para minimizar o desequilíbrio de energia e o ganho de peso em indivíduos e sociedades sedentários. Desta forma, como a maioria das pessoas em países desenvolvidos é sedentária, é razoável supor que o balanço de gordura é atingido num nível de ingestão de gordura de 30% ou menos. Em países em desenvolvimento, o nível de gordura dietética compatível com o balanço de gordura pode ser maior como resultado da quantidade de energia gasta no trabalho e em afazeres pessoais.

Intensidade do exercício e balanço de substrato. As respostas metabólicas às atividades físicas de baixa e alta intensidades são muito diferentes. A extensão na qual a gordura e o carboidrato contribuem para o metabolismo de energia depende da intensidade da atividade; a gordura é predominantemente oxidada durante atividades de baixa intensidade, enquanto o carboidrato é o combustível dominante em altas intensidades. Teoricamente, o maior nível relativo de oxidação de gordura ocorre quando os adultos são moderadamente ativos em cerca de 50 a 60% do máximo. Além disso, os cálculos teóricos sugerem que turnos múltiplos de esforço físico intenso são estímulos melhores para a oxidação de gordura do que o uso de energia equivalente durante níveis mais prolongados de pouca atividade física (54). É importante lembrar que a quantidade de gordura oxidada durante a atividade aumenta com a intensidade e a duração da atividade, apesar da proporção de gordura na mistura de combustível oxidado para contração muscular poder diminuir em intensidades maiores. Também se deve manter em mente que a gordura é oxidada não apenas durante a atividade, mas também no período de recuperação.

Impacto da atividade física na ingestão e na preferência alimentar

Ingestão alimentar. Há uma percepção comum de que o exercício estimula o apetite, levando a uma ingestão alimentar aumentada que até excede o custo de energia das atividades precedentes. Na verdade, há poucas evidências que justificam isto a partir de estudos em humanos. Quando ocorre uma elevação compensatória na ingestão, ela tende a ser precisamente emparelhada ao gasto de energia em indivíduos magros de forma que o balanço de energia seja restabelecido a longo prazo (54, 55). Contudo, Woo e cols. (56) mostraram que as mulheres obesas não compensaram o seu maior gasto de energia induzido pelo exercício com a ingestão aumentada e, desta forma, obtiveram um balanço de energia negativo significante com o exercício. Isto sugere que particularmente aqueles que armazenaram energia em excesso podem se beneficiar do exercício.

A curto prazo, a fome pode ser suprimida pelo exercício intenso e, possivelmente, por exercício de baixa intensidade e de longa duração (54). Entretanto, o efeito é de curta duração, de modo que os aspectos temporais da anorexia induzida pelo exercício podem ser mais bem medidos pela demora em alimentar-se do que pela quantidade de alimento consumido (57).

Preferência alimentar. Permanece incerto se o exercício influencia o tipo de alimento e a mistura de macronutrientes escolhidos pelos indivíduos que vivem livremente. Num pequeno número de estudos longitudinais, uma ingestão maior de alimentos ricos em carboidratos foi observada com um aumento em NAF (58) e uma significante relação positiva foi recentemente encontrada entre o NAF e a ingestão de carboidratos num estudo de intervenção de dieta (59). Contudo, não se sabe se o conselho dietético sobre nutrição ideal para o esporte ou necessidades fisiológicas ajuda a iniciar tais alterações dietéticas (54).

Mais informações são necessárias para designar o valor de uma maior ingestão de alimentos ricos em carboidratos na população em geral, em quem as mudanças no nível de atividade física são relativamente pequenas.

Níveis de atividade física para prevenção de ganho de peso excessivo

Análises de mais de 40 estudos de atividade física nacionais em todo o mundo mostraram que há uma relação significante entre o IMC médio de homens adultos e seu NAF, sendo a probabilidade de sobrepeso substancialmente reduzida em NAF de 1,8 ou maiores (ver Quadro 7.2 para informações sobre NAF). A relação para mulheres, apesar de não ser estatisticamente significante, é similar, mas sua atividade física tende a ser menor (NAF médio 1,6) (49). Sugeriu-se, portanto, que as pessoas deveriam permanecer fisicamente ativas durante toda sua vida e manter um NAF de 1,75 ou mais para evitar ganho de peso excessivo. Pessoas sedentárias que vivem ou trabalham em cidades tipicamente possuem um NAF de apenas 1,55 a 1,60 e os NAF em sociedades industrializadas estão caindo.

As pessoas que fazem uso extenso e crescente de transporte motorizado, trabalho automatizado e atividades de lazer sedentárias podem achar difícil atingir níveis de NAF de 1,75 ou mais simplesmente pelo aumento da atividade durante o "tempo de lazer". Isto é ilustrado pelos cálculos de Ferro-Luzzi e Martino (49), que mostraram que, para um adulto do sexo masculino com média de 70kg, aumentar um NAF de 1,58 para cerca de 1,70 envolve uma média de 20 minutos por dia de exercício vigoroso, tal como correr ou realizar treino com circuito numa proporção de atividade de 11 (nível de atividade atingível apenas por uma pessoa fisicamente em boa forma), ou então 1 hora de caminhada extra todos os dias. Aumentar um NAF de 1,58 para 1,76 exige aproximadamente 1 hora e 40 minutos de caminhada extra (a 4km/h) por dia (Fig. 7.4). Como estas necessidades de atividade são *adicionais* a um período de 24 minutos de "lazer ativo" (12 minutos de esportes e 12 minutos de caminhada) já necessários para um NAF de 1,58, decorre que as populações urbanas sedentárias só tenderão a atingir um NAF de 1,75 ou mais apenas se apoiadas por políticas nacionais vigorosas que estimulem a atividade física. Elas devem, por exemplo, incentivar crianças a serem ativas nas brincadeiras e na escola e propor que a caminhada e o ciclismo sejam os meios mais comuns de ir para o trabalho e para passeios curtos.

7.4 Influências ambientais e sociais

Conforme mencionado anteriormente, o rápido aumento nas taxas de obesidade nos últimos anos ocorreu num período curto demais para que houvesse ocorrido alterações genéticas significantes dentro das populações. Isto sugere que a causa primária deste aumento deve ser procurada nas alterações ambientais e sociais que atualmente afetam uma grande proporção da população mundial.

Esta seção discute os fatores ambientais e sociais que, por seus efeitos sobre a ingestão alimentar e os padrões de atividade física, superaram os processos fisiológicos regulatórios que operam para manter o peso estável a longo prazo. As alterações sociais que influenciam a ingestão alimentar e a atividade física também são brevemente consideradas.

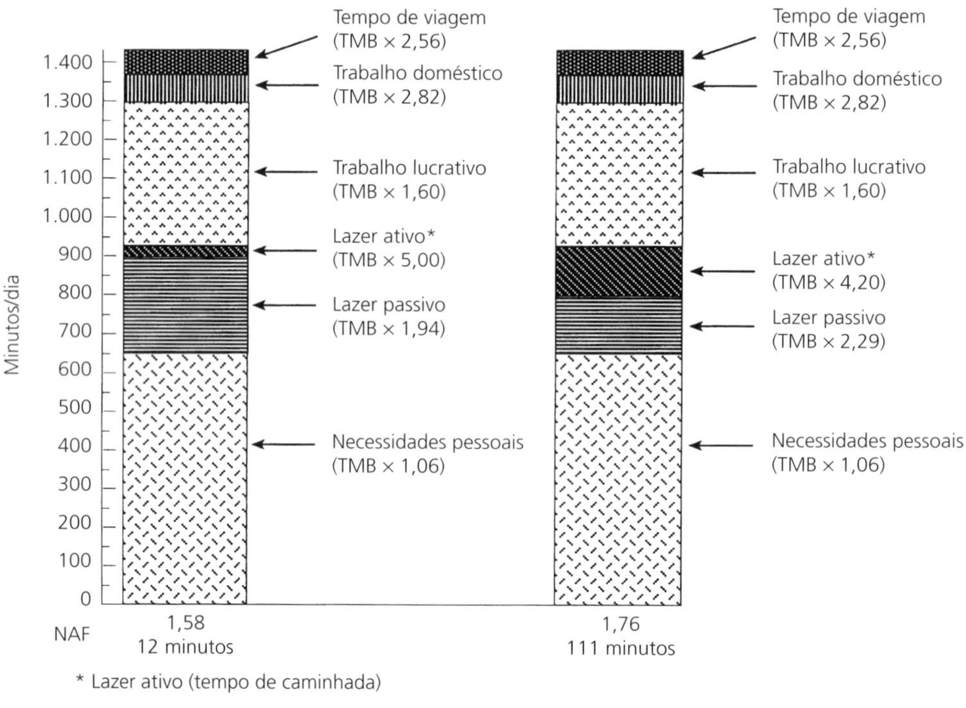

FIGURA 7.4

Lazer ativo necessário para atingir um NAF médio global de 1,76[a]

Este modelo da natureza, duração e oportunidade do lazer ativo necessário para atingir um NAF médio global de 1,76 baseia-se no perfil de atividade do italiano adulto do sexo masculino, com idade entre 30 e 60 anos (60). Admite-se que ele pese 70kg e tenha uma TMB prevista de 1.690 $kcal_{th}$/dia. Ele é sedentário, trabalha em uma atividade leve (fator TMB = 1,60 (61)) e gasta apenas 24 minutos por dia com atividade de lazer (constituída de 12 minutos de esportes e 12 minutos de caminhada) num fator de TMB global de 5,0. Os outros 252 minutos são gastos em lazer passivo (fator de TMB 1,94). Aumentar seu tempo de caminhada diária (velocidade 4km/h, fator de TMB 4,0) para 111 minutos eleva seu NAF diário para 1,76. Os 99 minutos extra de tempo de caminhada foram tirados dos 252 minutos de tempo de lazer passivo; mais especificamente, admitiu-se que ele poderia substituir todo o tempo gasto assistindo à televisão (90 minutos) e 9 minutos gastos lendo pela caminhada.

[a] Adaptado da referência 49 com a permissão do editor. Direitos autorais de John Wiley & Sons Ltd.

7.4.1 *Alteração das estruturas sociais*

A tendência à industrialização e uma economia baseada no comércio voltado a um mercado global na maioria dos países em desenvolvimento ocasionou uma série de melhoras no padrão de vida e nos serviços disponíveis para a população. Entretanto, ela também trouxe várias conseqüências negativas, as quais levaram, direta e indiretamente, a padrões nutricionais e de atividade física prejudiciais que contribuem para o desenvolvimento da obesidade. A alteração das estruturas sociais resultante dessa transição econômica deu origem a novos problemas associados ao desemprego, superpopulação e colapso da família e da comunidade. O deslocamento social com freqüência seguiu a perda de terras que eram tradicionalmente pertencentes a populações indígenas e que passaram a ser utilizadas para a produção para o mercado de exportação (62).

O atual sistema alimentar é fundado em uma abordagem industrial para a agricultura e produção de alimentos, tornando a maioria dos alimentos disponíveis independentemente da estação e fornecendo produções altamente manufaturadas. Apesar disto poder ter contribuído para melhorar a disponibilidade alimentar, não foi necessariamente resolvido o problema da desnutrição em muitos dos países mais pobres nem foi melhorada a qualidade nutricional das dietas dos afluentes (63). Na realidade, alguns aspectos da industrialização da produção de alimentos contribuíram para o consumo de uma dieta mais rica em proteínas e gorduras (particularmente gorduras saturadas) e com menor teor de carboidratos complexos.

O declínio no gasto energético visto com a modernização e outras alterações sociais está associado a um estilo de vida mais sedentário no qual o transporte motorizado, equipamento mecanizado e recursos para poupar trabalho tanto em casa como no trabalho libertaram as pessoas das tarefas fisicamente árduas (Tabela 7.3). A atividade relacionada ao trabalho declinou nas últimas décadas em países industrializados, enquanto o tempo de lazer dedicado à televisão e outros passatempos fisicamente inativos aumentaram (49). No Reino Unido, por exemplo, a distância média andada pelas crianças inglesas com idade de até 14 anos caiu em 20% entre 1985 e 1992 e a distância média feita de bicicleta caiu em 26%, enquanto a distância média viajada de carro aumentou em 40% (64). Os perigos do trânsito e os medos quanto à segurança pessoal também influenciaram o declínio das brincadeiras em áreas públicas.

Algumas das alterações-chave nas estruturas sociais consideradas subjacentes às alterações adversas observadas nos padrões dietéticos e de atividade física implicadas na rápida elevação global na obesidade são mencionadas a seguir.

Modernização – A maioria dos adultos que possui um estilo de vida "tradicional" parece ganhar pouco ou nenhum peso com a idade. Estudos antropométricos relataram a inocorrência de obesidade nas poucas popu-

Tabela 7.3
Exemplos de padrões de atividade que poupam energia nas sociedades modernas

Transporte	O aumento dramático na propriedade de automóveis significa que muitas pessoas agora percorrem curtas distâncias de carro ao invés de caminharem ou irem de bicicleta.
Em casa	Os suprimentos de combustíveis facilmente disponíveis tornam óbvia a necessidade de coletar e preparar combustíveis para iluminar e aquecer; o aquecimento central reduziu a necessidade de gastar energia com a termorregulação. O gasto de energia também é reduzido pelo uso de equipamentos de cozimento e alimentos/ingredientes preparados prontos nas refeições, além do uso de máquinas de lavar e aspiradores de pó para limpeza mais fácil e mais rápida.
No local de trabalho	Mecanização, robótica, computadores e sistemas de controle reduziram marcadamente a necessidade de atividades até moderadas; apenas uma proporção muito pequena da população se envolve em trabalho manual com demanda física.
Locais públicos	Escadas, elevadores e portas automáticas são todos projetados para economizar quantidades substanciais de tempo e energia.
Aquisições sedentárias	Assistir à televisão é a principal causa de inatividade, especialmente no obeso (65). Dados dos Estados Unidos mostram que este hábito está fortemente relacionado à incidência de novos casos de obesidade e à falha das crianças obesas em perder peso (37). Esses resultados são consistentes com pesquisas recentes que mostram que houve reduções notáveis na obesidade quando as reduções no tempo de assistir à televisão foram incluídas em uma intervenção dietética e de atividade (66). As pessoas, em média, agora assistem a mais de 26 horas de televisão por semana no Reino Unido, comparado a 13 horas na década de 1960 (67); as crianças nos Estados Unidos podem passar mais tempo assistindo à televisão do que na escola (68). Os dados de outros países são necessários, assim como outras atividades sedentárias como o uso do computador.
Residência urbana	Nas áreas urbanas de países mais afluentes, crianças, mulheres e pessoas mais velhas relutam em sair sozinhas ou à noite por estarem preocupadas quanto à sua segurança pessoal. As crianças também possuem dificuldade de brincar nas ruas em áreas residenciais em função do trânsito que tenta desviar das principais rodovias congestionadas (69). Portanto, para aquisições de lazer ativo, crianças e adultos normalmente viajam de carro para estabelecimentos de esportes ou para o campo em caráter "especial", ao invés de realizar exercícios rotineiramente como parte de suas vidas diárias. Mais pesquisas são necessárias nesta área para determinar a importância relativa de tais fatores e se eles possuem ou não um impacto sobre a obesidade.

lações caçadoras-coletoras remanescentes do mundo, uma vez que o gasto de energia é geralmente alto e os suprimentos alimentares são escassos em certos períodos do ano (70). Para a maior parcela da população mundial, entretanto, o processo de "modernização" teve um efeito profundo no ambiente e nos estilos de vida durante os últimos 50 a 60 anos.

O alimento é agora mais abundante e a demanda total de energia da vida moderna caiu apreciavelmente. Essas alterações foram subseqüentemente associadas a aumentos dramáticos nas taxas de obesidade. Na realidade, Trowell e Burkitt, que realizaram 15 estudos de caso de alteração epidemiológica nas sociedades em modernização, relatam que a obesidade é a primeira das pretensas "doenças da civilização" a emergir (71). Enquanto os primeiros estudos concluíram que a obesidade usualmente emergia primeiro nas mulheres de meia-idade e então nos homens de meia-idade, particularmente entre os grupos mais ricos, na última década tornou-se claro que a obesidade está sendo cada vez mais vista em grupos etários mais jovens, por exemplo, em crianças e adolescentes. A tendência ou os dados longitudinais geralmente indicam que aumentos constantes nas taxas de obesidade são maiores nas áreas urbanas (72). Entretanto, um relatório recente de Samoa observou um aumento dramático na prevalência de obesidade de 297% nos homens e 115% nas mulheres em uma comunidade rural (73). Isto foi claramente aparente mesmo nos grupos etários de 25 a 34 anos em ambos os sexos.

Síndrome do Novo Mundo. A obesidade pode ser vista como a primeira onda de um agrupamento definido de DNT agora observadas nos países desenvolvidos e em desenvolvimento. Isto foi chamado de "síndrome do Novo Mundo" (74) e já está criando um enorme encargo socioeconômico e público em países mais pobres. As altas taxas de obesidade, NIDDM, hipertensão, dislipidemia e DCV, juntamente com tabagismo e abuso de álcool, estão intimamente associadas com o processo de modernização/aculturação e enriquecimento crescente. A síndrome do Novo Mundo é responsável por níveis desproporcionalmente altos de morbidade e mortalidade em países recentemente industrializados, incluindo o leste da Europa, assim como em minorias étnicas e os menos favorecidos em países desenvolvidos (74). Dessa forma, enquanto a obesidade é vista por profissionais de saúde por uma perspectiva médica, também precisa ser reconhecida como sintoma de um problema social global muito maior.

Reestruturação econômica e transição para economias de mercado – O mundo está passando por um período de rápida transição econômica. Economias fundadas em poucas mercadorias primárias não são mais viáveis e, com freqüência, grandes investimentos são necessários para modernizar indústrias e infra-estruturas a fim de competir num mercado global.

Para muitos países, a transição econômica significou empréstimos vultuosos de bancos internacionais, assim como investimentos de grandes companhias multinacionais em termos mais favoráveis para eles do que para o país hospedeiro. O pagamento dos juros desses empréstimos com taxas crescentes mutilou os serviços de saúde, educação e cultura e as economias locais foram reestruturadas para contar com indústrias apoiadas em mão-de-obra barata (63). Assim, muitos países em desenvolvimento estão ficando cada vez mais dependentes de alimentos não tradicionais importados, possuem taxas muito altas de desemprego e também se deparam com a migração em larga escala de pessoas das áreas rurais para as urbanas, buscando trabalho que, em sua natureza, está se tornando cada vez mais sedentário (75, 76).

Urbanização crescente – Em países menos desenvolvidos, os residentes de áreas urbanas são geralmente mais altos, mais pesados e possuem um IMC maior do que aqueles que vivem em áreas rurais (72). Essa associação entre residência urbana e obesidade é de particular importância dado o número crescente de pessoas que vivem em áreas urbanas. A Europa e a América do Norte não são mais as maiores regiões urbanas do globo. Desde a Segunda Guerra Mundial, a proporção de pessoas que vivem em áreas urbanas em países menos desenvolvidos aumentou de 16,7% em 1950 para 37% em 1994, prevendo-se que cresça para 57% em 2025 (77). Além disso, houve uma mudança em relação à concentração de crescimento da população em algumas cidades grandes de população maior do que 5 milhões, quase sempre chamadas de aglomerações urbanas, e uma mudança da pobreza para as áreas urbanas, particularmente em terras devolutas e favelas.

A residência urbana está associada a uma ampla variedade de fatores que, por sua vez, afetam a dieta, a atividade física e a composição corpórea. Eles incluem alterações no transporte, acesso e uso de estabelecimentos educacionais e de saúde modernos, comunicações, propaganda e disponibilidade de alimentos e grandes diferenças nos perfis ocupacionais, entre outros. Na maioria dos países, os residentes de zonas urbanas consomem menores proporções de carboidratos e maiores proporções de proteínas e gorduras, em especial gordura saturada (78).

Alterações no papel da mulher – Em sociedades industrializadas, um número crescente de mulheres está entrando no mercado de trabalho ou voltando para empregos de período integral ou meio período alguns anos depois do parto. Elas ainda tendem a ter responsabilidade pela saúde e bem-estar da família, mas cada vez menos por afazeres domésticos que consomem mais tempo e mais energia relacionados à limpeza e à cozinha.

Sair para trabalhar deu às mulheres maior influência econômica, especialmente sobre as compras domésticas, e contribuiu para a demanda por alimentos de conveniência e recursos que poupam trabalho, tais como o forno de microondas. Pessoas que trabalham tendem a passar menos tempo fazendo compras, cozinhando e outras tarefas caseiras, de forma que a demanda por produtos de "conveniência" aumentou. As pessoas podem não ter mais tempo, energia, motivação ou habilidade para preparar alimentos a partir de ingredientes básicos. Nos Estados Unidos, a porcentagem de dólares gastos em alimentação fora de casa aumentou em cerca de 40% entre 1980 e 1990 (79).

Alterações nas estruturas sociais – Alterações nas estruturas sociais também levaram a um aumento crescente da população que trabalha em serviços gerais e ocupações profissionais que necessitam de gasto de energia consideravelmente menor do que o trabalho manual fisicamente exigente de sociedades mais tradicionais.

Globalização de mercados mundiais – Atualmente, alimentos e produtos alimentares são mercadorias produzidas, comercializadas e vendidas para vantagem em um mercado não mais amplamente local, mas crescentemente global. Os alimentos são menos freqüentemente vistos como um tema de vida e morte ou de significado religioso ou cultural. Os fabricantes e varejistas procuram minimizar as incertezas e custos e maximizar os retornos. A competição é intensa, tanto dentro como fora das áreas onde esses fabricantes e varejistas estão operando (80).

As grandes companhias se expandiram para controlar as participações cada vez mais crescentes de comércio na agricultura, fabricação e varejo e pequenas fazendas e lojas estão sendo pressionadas para fora do negócio (81). Os efeitos da crise de débito nos países em desenvolvimento, o colapso do comunismo no leste europeu e na antiga União Soviética e o domínio das ideologias de mercado livre estão promovendo a globalização e o desenvolvimento de mercados livres em todo o mundo, arrastando-se até os cidadãos mais isolados que se sustentam em um mercado global (63). A concentração do suprimento alimentar nas mãos de um pequeno número de companhias multinacionais reduz a sua resposta à pressão do consumidor ou do governo e aumenta sua influência sobre a política do governo (82).

7.4.2 *Variação dentro das sociedades*

Condição socioeconômica e obesidade – A condição socioeconômica é usualmente medida em termos de um índice composto por renda, educação, ocupação e, em alguns países desenvolvidos, local de residência (urbana/rural). Entretanto, seus componentes individuais podem ter efeitos independentes e até opostos sobre a ingestão dietética e padrões de atividade física, de forma que costuma ser muito difícil fazer generalizações sobre a relação entre a condição socioeconômica e a obesidade.

Independentemente desses problemas, os estudos mostraram de forma repetida que a alta condição socioeconômica está negativamente correlacionada com a obesidade em países desenvolvidos, em particular entre mulheres, mas positivamente correlacionada com ela nas populações de países em desenvolvimento (83, 84). Evidências adicionais sugerem que, como países menos desenvolvidos atingem níveis mais altos de riqueza, a relação positiva entre a condição socioeconômica e a obesidade é lentamente substituída pela correlação negativa vista em países desenvolvidos (78).

Países em desenvolvimento. Em países em desenvolvimento, as menores taxas de obesidade observadas em populações de condição socioeconômica inferior estão associadas a uma situação na qual as pessoas são limitadas em sua capacidade de obter alimento suficiente, ainda que comprometidas com trabalho manual de moderado a pesado e possuem pouco acesso ao transporte público. Dessa forma, os adultos magros são considerados pobres e o sobrepeso e a obesidade são um sinal de riqueza.

Contudo, conforme aumenta a renda *per capita*, a natureza da dieta nas sociedades tradicionais tende a mudar de uma maneira penetrante e bem documentada (85). Em particular, a ingestão de gordura e proteína animal aumenta, a de gordura e proteína vegetal diminui, a de carboidratos totais e particularmente complexos também diminui e a de açúcar aumenta.

O aumento na renda pode estar associado a um consumo aumentado de itens alimentares de alto teor de gordura fora de casa, como nas Filipinas, ou a um consumo aumentado de carne, como na China. Entretanto, o efeito global tende a ser uma ingestão maior de gordura total e uma prevalência aumentada de obesidade (78).

Países desenvolvidos. Conforme mencionado anteriormente, os países desenvolvidos tendem a mostrar uma relação inversa entre obesidade e condição socioeconômica e entre obesidade e renda, em especial entre as mulheres. Hoje em dia, o estado de privação alimentar é muito incomum em quaisquer grupos populacionais maiores nos países industrializados e a proporção de adultos comprometidos com atividades físicas em casa caiu marcadamente com a modernização. Assim, os grupos de condição socioeconômica inferior precisam ser fisicamente mais ativos ou possuem menos alimento (em termos energéticos) do que aqueles de uma condição socioeconômica superior. Na realidade, os estudos sugerem que as famílias que pertencem a grupos de condição socioeconômica inferiores se comprometem com muito menos atividade física do que aqueles em condições superiores; por exemplo, seus níveis de obesidade se elevaram paralelamente à propriedade de carro e assistir televisão por mais de três horas por dia (36).

Estudos indicam que a alteração na renda possui pouco efeito sobre a estrutura dietética em países onde os níveis de renda já estão bastante altos em relação às necessidades alimentares básicas. Em vez disso, os aumentos na renda não são gastos em maior quantidade de alimento, mas sim em alimentos mais elaboradamente empacotados e industrializados ou de maior qualidade. Nos grupos de renda mais baixa, entretanto, a demanda alimentar é muito mais sensível ao preço e muitas pessoas lutam para obter alimentos de qualidade suficiente para serem considerados uma dieta saudável (86). A dieta dos lares de condição socioeconômica inferior tende a ser rica em energia e ingestões ricas em gordura são uma característica proeminente; os vegetais mais caros e cereais de grãos integrais são consumidos com maior parcimônia.

Educação e conhecimento relacionado à saúde – O nível de educação parece estar inversamente associado ao peso corpóreo em países industrializados. Pesquisas na França, Reino Unido e Estados Unidos mostraram que as proporções de homens e mulheres obesos era maior entre aqueles com nível educacional inferior (87, 88). A relação inversa observada entre a educação e o peso corpóreo pode ser parcialmente atribuída ao fato de que os indivíduos de maior nível educacional tendem mais a seguir as recomendações dietéticas e adotar outros comportamentos para evitar riscos do que aqueles de baixo alcance educacional (89). Nos Estados Unidos, está emergindo entre as seções mais bem educadas da população a tendência de adotar e aderir a diretrizes dietéticas e outros "estilos de vida mais saudáveis" (78). Infelizmente, pouco se sabe sobre a relação entre o nível educacional e a obesidade em países em desenvolvimento, exceto que os adultos das áreas urbanas possuem nível educacional superior aos das áreas rurais.

O benefício do conhecimento nutricional em si parece ser limitado. As pesquisas indicam que, apesar de algumas pessoas saberem do que é composta uma dieta saudável, na prática elas preferem consumir uma dieta relativamente não saudável (90). As taxas de obesidade continuam crescendo, independentemente da freqüência aumentada de realização de dietas entre as pessoas obesas, sugerindo que o conhecimento e as freqüentes tentativas de emagrecer são insuficientes para o controle de peso bem-sucedido.* Contudo, sem as tentativas disseminadas de controlar o peso corpóreo, a prevalência de obesidade em países industrializados poderia ser muito maior.

7.4.3 Influências culturais

Também é essencial em qualquer revisão internacional de obesidade reconhecer que pelo menos dois terços da população mundial consiste em pessoas de origem africana, chinesa ou indiana que vivem em países em desenvolvimento. Para tais pessoas, os fatores de risco e causas percebidas de obesidade com freqüência diferem daquelas das pessoas de origem européia.

A cultura afeta tanto a ingestão alimentar como os padrões de atividade física, apesar dos "atributos culturais" responsáveis não serem bem caracterizados e precisamente medidos no momento. Comportamentos e crenças culturais são aprendidos na infância e, com freqüência, são profundamente mantidos e raramente questionados pelos adultos, que os passam para os seus filhos. Todavia, as atitudes e crenças podem mudar com o decorrer do tempo, conforme mostrado por expectativas de peso e forma corpóreos nos países industrializados, que parecem ter particular importância na determinação do comportamento da pessoa. Diferenças substanciais na prevalência de obesidade entre as populações relativamente ricas indicam que valores culturais e tradições podem mediar ou moderar os efeitos da riqueza sobre as taxas de obesidade.

Influências culturais sobre a ingestão, seleção e preparação alimentar – Os fatores culturais estão entre os determinantes mais fortes da escolha alimentar. Eles incluem pressões de grupos de colegas, convenções

---

* Westenhoefer J. In: *Social and cultural issues of obesity*, 1996. Background paper prepared by Social and Cultural subgroup of the International Obesity Task Force.

sociais, práticas religiosas, condição designada a diferentes alimentos, influências de outros membros do lar e estilos de vida diferentes. O efeito dos fatores culturais pode ser visto, por exemplo, em crianças que cedem à pressão dos colegas pela seleção de alimentos de alto teor de gordura e nos jantares executivos em restaurantes caros com colegas de negócios.

As explicações culturais da obesidade baseiam-se no que tradicionalmente se acredita serem comportamentos "aprendidos". Por exemplo, não é incomum que os pais americanos brancos encorajem seus filhos a consumirem determinados itens alimentares recompensando-os com outros itens alimentares. Recentes pesquisas mostraram que esse padrão culturalmente aprovado de recompensas, na realidade, contribui para que não se goste de alimentos "bons" e para uma preferência pelos "ruins" (91). Em algumas culturas, as refeições de alto teor de gordura são fornecidas em comemorações familiares.

Poucos alimentos são únicos a cozinhas particulares, apesar de alguns poderem ser considerados adequados para consumo por uma cultura mas não por outra. Os seres humanos valorizam o alimento muito mais do que o seu teor de nutrientes, e isto é utilizado para expressar as relações entre as pessoas assim como nas festividades religiosas de celebração, casamentos e outras ocasiões sociais importantes.

Atitudes com relação à saúde, boa forma e atividade. A idéia de se dedicar à atividade física durante o tempo de lazer não é compreendida em muitas culturas e comunidades nas quais a conservação de energia tem sido historicamente uma consideração primária, em especial durante períodos de pouco alimento. A melhora na disponibilidade alimentar fez pouco para mudar tais atitudes com relação à atividade física, que com freqüência persiste pelas gerações mesmo que o fundamento lógico original para sua adoção tenha sido esquecido há muito tempo.

Em contraste, pessoas de países nórdicos, entre outras, apreciam a boa forma e a vitalidade e, dessa forma, possuem uma atitude positiva em relação às atividades físicas. Em tais países, quantidades consideráveis de tempo de lazer são devotadas à atividade vigorosa ao invés de ocupações mais sedentárias.

Imagem corpórea. Na maior parte da história humana, peso e cintura aumentados foram vistos como sinais de saúde e prosperidade. Este ainda é o caso em muitas culturas, especialmente naquelas em que as condições facilitam permanecer magro ou nas quais a magreza nos bebês está associada a um risco aumentado de doença infecciosa. Com freqüência, as mulheres gordas são vistas como atrativos na África, por exemplo, onde algumas comunidades tradicionais possuem "cabanas de engorda" para garotas de elite pubescentes para garantir que elas comecem suas vidas reprodutivas com excedente de energia de gordura periférica (84). Nas comunidades de Porto Rico, o ganho de peso após o casamento é visto como uma mostra de que o marido é um bom provedor e que a mulher é boa esposa, cozinheira e mãe. A perda de peso é socialmente desencorajada e há uma aceitação fatalista disseminada dessa visão de que a perda de peso bem-sucedida pelo obeso não é possível (92).

Em muitos países industrializados, as três décadas passadas testemunharam uma alteração marcante nas atitudes com relação à forma e ao peso corpóreo. A magreza nas mulheres começou a simbolizar competência, sucesso, controle e atratividade sexual, enquanto a obesidade representa preguiça, auto-indulgência e falta de força de vontade.* Tais ideais de magreza existem em uma conjuntura na qual é fácil engordar e tendem a levar à realização de dietas inadequadas, ao fracasso em atingir objetivos de peso não realistas e à oscilação de peso. Pesquisas recentes sugerem que, como muitas culturas tradicionais acolhem os valores e ideais da cultura política ou economicamente dominante dos países industrializados, elas também tendem a ver um aumento nos distúrbios alimentares e práticas de controle de peso não saudáveis (93, 94). Nos Estados Unidos, a preocupação com o sobrepeso é vista em vários grupos étnicos (95), apesar do método "não saudável" preferido de controle de peso tender a variar. Quando comparadas a adolescentes brancas do sexo feminino, as hispânicas relatam um uso maior de diuréticos; as asiáticas, alimentação excessiva compulsiva; as afro-americanas, maiores taxas de vômito (96).

Pesquisas comparando as culturas revelam que o ideal corpóreo masculino é com maior freqüência relacionado à "grandeza" (estrutura grande e muscularidade), mas não necessariamente à gordura (70, 97). Em contraste com as mulheres, os homens geralmente não vêem o tamanho aumentado e a adiposidade como problemas, apesar de correrem mais risco de desenvolver adiposidade abdominal. Eles, portanto, tendem a não procurar o tratamento de que precisam.**

A televisão e as revistas populares têm sido criticadas por fortalecer a associação entre magreza e atratividade (98, 99), especialmente quando apresentam mensagens conflitantes na forma de comerciais de alimentos ricos em energia e com alto teor de gordura. A exposição da mídia e a apresentação de mulheres magras como o ideal aumentam a insatisfação de muitas mulheres com suas formas corpóreas e promovem distúrbios de alimentação (100, 101). Esforços devem ser feitos para garantir que a mídia não crie uma situação na qual a obesidade seja estigmatizada nem promova distúrbios alimentares em muitas sociedades onde tal situação não existe.

---

* Hill AJ. In: *Social and cultural issues of obesity*, 1996. Background paper prepared by Social and Cultural subgroup of the International Obesity Task Force.

** Astrup A, ed. *Food and eating habits*, 1996. Background paper prepared by Food and Eating Habits subgroup of the International Obesity Task Force.

7.4.4 *Impacto das alterações sociais sobre a ingestão alimentar e padrões de atividade*

Governos, a indústria de alimentos, a mídia e os consumidores, entre outros, possuem o potencial de influenciar, positiva ou negativamente, o impacto dos fatores sociais e ambientais, em particular a modernização, sobre o suprimento alimentar e sobre os NAF. Nenhum deles é responsável, isoladamente, por criar um ambiente promotor de obesidade mais do que, atuando sozinho, qualquer outro deles pode efetuar uma alteração significante. Assim, uma associação é claramente necessária se tal ambiente tiver que ser evitado.

Governos e autoridades regionais – Governos e autoridades regionais são responsáveis pela proteção e promoção da saúde da comunidade pela garantia do acesso a um suprimento alimentar seguro, nutritivo e acessível, assim como a estabelecimentos para atividade física regular. A modernização e as demandas de competição do desenvolvimento econômico e saúde algumas vezes criaram uma situação na qual as ações dos governos contribuíram para uma diminuição na atividade física e um aumento na ingestão de alimentos ricos em energia, contrária às suas próprias diretrizes de saúde.

Desenvolvimento e adaptação das diretrizes nacionais dietéticas. As recomendações e diretrizes dietéticas com freqüência não se mantiveram simultâneas a mudanças sociais e avanços na ciência da nutrição ou com os problemas nutricionais específicos das comunidades conforme os países passaram pela transição da nutrição.

Programas de nutrição do governo. Programas governamentais de alimentação estabelecidos em países em desenvolvimento para lidar com a desnutrição freqüentemente seguem adiante, mesmo quando há evidências sugerindo que a desnutrição não existe mais. Tais programas podem algumas vezes contribuir para uma piora do problema de consumo excessivo de energia que decorre da modernização.

Refeições fornecidas em instituições do governo. Os governos e autoridades regionais são responsáveis pelo alimento servido em escolas, hospitais, centros de cuidados diários e organizações governamentais. Mesmo quando não fornecem tais alimentos, eles possuem o poder de estabelecer diretrizes firmes para a sua qualidade e composição. Infelizmente, muitos falharam em deter as diretrizes para o fornecimento de refeições em tais estabelecimentos e monitorar sua implementação.

Atividade física na escola. Os governos e autoridades regionais estão em uma posição para garantir que a atividade física regular seja realizada em todas as escolas. Contudo, muitos permitiram que o tempo destinado a tais atividades nas escolas fosse reduzido e os locais nos quais as crianças antes brincavam com segurança fossem utilizados para outros propósitos.

Regulação da qualidade, anúncios e rotulação alimentares. Muitos governos falharam em responder à alteração do suprimento alimentar estabelecendo ou retificando as regulamentações de alimentos que regem a qualidade e segurança alimentar e a rotulação e propaganda de alimentos. Isto levou a uma situação na qual os consumidores correm o risco de ser mal informados ou confusos pela rotulação precária ou comércio não regulamentado de alimentos. Um relato recente do Consumers International (102) mostrou que, mesmo quando o comércio e a propaganda que governam os regulamentos existem, eles com freqüência não são impostos, de modo que a cooperação com eles é precária.

Políticas de produção alimentar. O desenvolvimento econômico e o envolvimento crescente nos mercados livres com freqüência resultam no abandono pelo governo de uma política de produção alimentar fundamentada nos pequenos produtores regionais de alimentos e a adoção de uma que envolva agricultura de grande escala ou centralizada. Tais políticas com freqüência aumentam o movimento de pessoas das áreas rurais para as cidades e podem resultar em uma perda de diversidade alimentar e na produção de gêneros alimentares tradicionais da produção em grande escala de safras em dinheiro para os mercados de exportação.

O propósito em muitos países em desenvolvimento ainda é aumentar a energia alimentar total disponível para a população de modo que os problemas de desnutrição sejam evitados. Contudo, a ênfase aumentada na produção de alimentos à base de carne ou outros gêneros alimentícios pode aumentar os problemas associados com o conteúdo de energia rapidamente crescente da dieta nacional, especialmente quando estes produtos atuam no suprimento alimentar local e tomam o lugar dos alimentos tradicionais que não são mais amplamente disponíveis.

Excedentes alimentares. Por muitas décadas, o objetivo primário dos governos e da indústria alimentar tem sido manter um suprimento de alimento barato de forma que até as seções mais pobres da sociedade possam comprar quantidades suficientes. O uso de concessão de taxas, subsídios diretos e descontos do produtor para o varejista, no entanto, com freqüência levaram ao suprimento excessivo de mercadorias, de forma que as estratégias econômicas agora tendem a ser direcionadas para a demanda crescente para atingir o suprimento. Como resultado, gêneros alimentícios mais baratos excedentes são exportados de países desenvolvidos para mercados criados nos países em desenvolvimento (103). Isto é ilustrado pela exportação de gorduras vegetais baratas da Austrália, Estados Unidos e Europa para os países vizinhos no Pacífico, América do Sul, Ásia e leste da Europa (76, 104).

Indústria alimentar

Avanços na tecnologia alimentar e desenvolvimento de produto. Os avanços tecnológicos no cultivo, conservação, produção, transporte e armazenamento de alimentos aumentou a disponibilidade anual de uma variedade maior de alimentos para um número maior de pessoas. A contínua globalização desses processos significa que tais tendências na disponibilidade alimentar estão se disseminando de países industrializados para aqueles em desenvolvimento.

Os avanços na tecnologia alimentar também contribuíram para o consumo de dietas cada vez mais dependentes de alimentos industrializados. Atualmente é possível produzir produtos alimentares possuindo quase qualquer variedade de paladar, qualidade de textura e teor de nutriente. Na realidade, as características dos alimentos são com freqüência manipuladas a tal ponto que é difícil para os indivíduos associarem as sugestões visuais, texturais ou de paladar ao teor de energia das refeições. Isto é especialmente importante dada a tendência crescente em direção aos alimentos pré-empacotados e o declínio concomitante no uso de ingredientes naturais e básicos no preparo alimentar doméstico.* Os consumidores estão perdendo o controle sobre o preparo dos alimentos que eles consomem e a composição alimentar está cada vez mais sendo colocada nas mãos dos fabricantes.

Para sobreviver nas competitivas economias de mercado modernas, o negócio não pode permanecer estático mas precisa crescer e manter ou aumentar os benefícios para os acionistas. Se isto não puder ser feito pelas vendas crescentes de gêneros alimentares básicos para aqueles que podem comprá-los, poderá pela troca dos gêneros alimentares básicos por outros produtos, mais caros (isto é, alimentos industrializados, pré-empacotados) (63).

Fast foods. Apesar de se argumentar que os *fast foods* estão disponíveis há séculos, tais alimentos tendiam a ser aqueles de dieta e cultura tradicionais. Atualmente, os *fast foods* e lanches tendem a ser universais em natureza, sendo quase sempre fornecidos por grandes coorporações multinacionais, ricos em gordura e energia e pobres em carboidratos complexos (105). Eles podem não satisfazer completamente e são freqüentemente utilizados como adições regulares à dieta ao invés de serem consumidos como uma refeição ocasional ou prenda.** Além disso, as bebidas que contêm quantidades substanciais de açúcar ou álcool costumam ser consumidas como parte de uma refeição de *fast food*.

Os modernos alimentos de *fast food* proliferaram de forma rápida, estão amplamente disponíveis e com intensa propaganda. Em 1991, relatou-se

---

* Buisson DH. *Consumer food choices for the 2000s – the impact of social and marketing trends.* Paper presented at the CSIRO Food Industry Conference, Adelaide, Australia, 1992.

** Astrup A, ed. *Food and eating habits*, 1996. Background paper prepared by Food and Eating Habits subgroup of the International Obesity Task Force.

que os *fast foods* eram responsáveis por 19% do mercado de abastecimento do consumidor global, valiam US$ 730 bilhões, esperando-se que sua parte do mercado crescesse até 25% em 2000. Nos Estados Unidos, o mercado de *fast foods* valia US$ 78 bilhões em 1992 (106) e mais de 200 pessoas consumiam um hambúrguer a cada segundo do dia. Uma disponibilidade maior foi atingida pelo aumento do número de estabelecimentos comerciais e as oportunidades de comer fora de casa; o número de estabelecimentos comerciais de *fast food* no Reino Unido dobrou entre 1984 e 1993, enquanto o número de restaurantes e cafés permaneceu o mesmo (107).

A evidência direta de que o consumo aumentado de *fast foods* resulta em sobrepeso e obesidade não existe. Entretanto, percebe-se amplamente que isto acontece e que a obesidade aumentou nas sociedades industrializadas conforme as famílias mudaram das refeições preparadas em casa, consumindo mais *fast foods* ou alimentos preparados fora de casa. Os papéis da mídia e do consumidor neste processo são considerados a seguir.

Propaganda e anúncios. A comercialização de alimentos fabricados e estabelecimentos comerciais de varejo encorajou uma propaganda entusiástica. Os tamanhos maiores das porções dão ao consumidor a impressão de "valor melhor" para o dinheiro e estratégias de propaganda tais como "coma tudo o que conseguir por X dólares" representam um estímulo para comer além dos limites biológicos normais. Além disso, esses alimentos e estabelecimentos comerciais são sustentados por campanhas substanciais de propaganda que, em contraste violento com as campanhas de saúde pública ou de nutrição, são extremamente persuasivas e bem-sucedidas.*

Mídia – A mídia, incluindo televisão, rádio e imprensa, desempenha o papel principal na disseminação de informação nas sociedades do consumidor moderno. Ela é parte da educação informal, refletindo e influenciando as atitudes públicas. Contudo, muito mais dinheiro foi gasto na promoção de alimentos ricos em gordura/densos em energia do que na promoção de alimentos mais saudáveis. Por exemplo, 86,2 milhões de libras foram gastos na promoção de confeitos de chocolate no Reino Unido em 1992 comparados com apenas 4 milhões de libras gastos na propaganda de frutas frescas, vegetais e nozes (108).

A mídia informa sobre os alimentos novos e existentes aos consumidores e possui uma influência persuasiva sobre a escolha alimentar. Ela influenciou claramente a alteração dos padrões dietéticos nas décadas recentes.

A televisão, em particular, desempenha um papel principal em informação e influência para as crianças. Isto pode não ser útil; por exemplo, 91% dos alimentos anunciados durante o pico de audiência de televisão

---

* Astrup A, ed. *Food and eating habits*, 1996. Background paper prepared by Food and Eating Habits subgroup of the International Obesity Task Force.

das crianças nos Estados Unidos e uma proporção similar no Reino Unido eram ricos em gordura, açúcar e/ou sal (109, 110). Apesar de as indústrias alimentares e de propaganda argumentarem que o anúncio de alimentos possui pouca influência ou efeito prejudicial sobre os hábitos alimentares das crianças, uma quantidade considerável de evidências sugere que ele influencia a seleção alimentar de crianças e adolescentes, especialmente entre os grupos suscetíveis (63, 111). Assistir à televisão parece estar intimamente ligado ao consumo pelas crianças dos alimentos que elas vêem anunciados (112, 113).

Consumidores – Os consumidores atuam no abastecimento da demanda por uma ampla variedade de produtos e serviços que conduzem ao ganho de peso. Eles com freqüência demandam alimentos processados e refeições de conveniência que tendem a ser mais ricos em gordura e densos em energia, assim como recursos que poupam trabalho tanto em casa como no serviço e que requerem pouco gasto de energia. Embora se reconheça que a demanda do consumidor em si é influenciada por uma série de fatores, incluindo mercado, propaganda, cultura, moda e conveniência, o produto ou serviço não tende a sobreviver na sua forma existente se os consumidores não o desejarem. Os consumidores mais bem educados podem optar por produtos melhores, especialmente aqueles de maior qualidade nutricional.

A maioria das sociedades prefere alimentos doces e, como brindes, alimentos gordurosos (114). Com as rendas crescentes e a maior disponibilidade de tais alimentos, tem havido um aumento marcante em seu consumo. A capacidade de adquirir recursos que poupam trabalho é amplamente bem-vinda para os consumidores em todas as sociedades e a propriedade de um carro é vista como um importante símbolo de *status*. Os consumidores em economias emergentes tendem a ser relutantes em retornar às dietas de alimentos tradicionais, ao trabalho físico ou a caminhar porque isso está associado à pobreza, uma vez que um certo nível de renda foi atingido.

7.5 Suscetibilidade individual/biológica

Estudos epidemiológicos, genéticos e moleculares das populações em todo o mundo sugerem que algumas pessoas são mais suscetíveis do que outras a ficarem com sobrepeso e obesas e que tais indivíduos suscetíveis existem em países que diferem amplamente em estilo de vida e condições ambientais.

A obesidade é comumente vista como uma doença multifatorial complexa; ela é uma condição resultante de um estilo de vida que promove um balanço de energia positivo, mas que também se torna manifesta mais rapidamente em pessoas que herdam uma suscetibilidade a estarem em um balanço de energia positivo.

Além disso, não existem dois indivíduos obesos iguais; há diferenças no grau e na distribuição regional de gordura corpórea excessiva, assim como na resposta da topografia de gordura de indivíduos a fatores que promovem o ganho de peso. Tais diferenças são devidas não apenas à variação genética, mas também às experiências anteriores e ambientes aos quais os indivíduos foram expostos. As evidências desta conclusão foram cuidadosamente revisadas (115). Entretanto, permanece uma incerteza considerável quanto aos genes e mutações envolvidos e como eles operam e interagem para intensificar a suscetibilidade de alguns indivíduos para a obesidade.

A evidência de um papel dos fatores genéticos, biológicos e outros na determinação da suscetibilidade dos indivíduos ao ganho de peso e obesidade é brevemente discutida aqui.

7.5.1 *Suscetibilidade genética*

O papel dos fatores genéticos no ganho de peso é atualmente tema de muita pesquisa e a descoberta da leptina levou a um interesse renovado nas influências genéticas e metabólicas no desenvolvimento da obesidade. Mesmo sendo possível que efeitos de genes únicos ou múltiplos possam causar sobrepeso e obesidade diretamente, e na realidade o fazem em alguns indivíduos, este não parece ser o caso na maioria das pessoas. Ao invés disso, considera-se atualmente que os genes envolvidos no ganho de peso aumentam o risco ou a suscetibilidade de um indivíduo para o desenvolvimento de obesidade quando exposto a um ambiente adverso. Apenas no caso de certos distúrbios genéticos, os efeitos de genes em particular são "necessários" para a expressão da obesidade.

Hereditariedade – O nível da hereditariedade é a fração da variação da população em uma característica (por exemplo, IMC) que pode ser explicada pela transmissão genética. Um grande número de estudos em gêmeos, adoção e família sobre a hereditariedade de diferentes medidas de obesidade foi conduzido. Os estudos de adoção tendem a gerar as menores estimativas e os estudos em gêmeos geram as mais altas. Recentemente, entretanto, a aplicação de técnicas analíticas complexas a bases de dados que abrangem os três tipos de estudo levou à conclusão de que a verdadeira hereditariedade de IMC em amostras de grande tamanho tendeu a estar numa variação de 25 a 40% (116, 117). Por outro lado, pesquisas epidemiológicas genéticas similares mostraram que o perfil de distribuição de gordura também foi caracterizado por um nível de hereditariedade significante na ordem de aproximadamente 50% da variação humana total. Por fim, os estudos recentes mostraram que a quantidade de gordura abdominal era influenciada por um componente genético responsável por 50 a 60% das diferenças individuais (118, 119).

A obesidade tende a ocorrer em famílias, as crianças obesas freqüentemente possuindo pais obesos. No entanto, há uma carência de dados relacionados ao nível de risco de desenvolvimento de obesidade para um parente de primeiro grau de uma pessoa com sobrepeso, moderada ou gravemente obesa em comparação com a prevalência da condição na população (117). Um dos primeiros artigos sobre este tópico de Allison e cols. (120) concluiu que o risco relativo era cerca de 2 para sobrepeso, aumentando para aproximadamente 3 a 4 para níveis maiores de obesidade.

Interações gene-ambiente – Enquanto alguns indivíduos são propensos ao acúmulo excessivo de gordura e lutam para perder peso, outros não possuem essas dificuldades. Estudos em animais e humanos sugerem que os fatores genéticos são parcialmente responsáveis por tais diferenças nas tendências dos indivíduos ganharem gordura quando cronicamente expostos a um balanço de energia positivo.

Por exemplo, pela alimentação com uma dieta de alto teor de gordura em diferentes linhagens de camundongos congênitos, os cientistas descobriram que existem as linhagens sensível e resistente (121). Mais recentemente, um estudo prospectivo mostrou que a ingestão de grande quantidade de gordura em humanos estava correlacionada a um subseqüente ganho de peso apenas naqueles indivíduos que estavam com sobrepeso na linha base e que tinham pais obesos (122). Esses e outros estudos sugerem que a predisposição genética à obesidade observada em modelos de animais pode existir também em humanos, tornando alguns indivíduos particularmente suscetíveis a uma alta ingestão de gordura.

Também é completamente claro que certas linhagens congênitas de roedores são particularmente propensas a se tornarem obesas quando expostas à alimentação excessiva ou a uma dieta altamente palatável. Da mesma forma, em um estudo de pares de gêmeos idênticos, o peso corpóreo e a proporção de gordura ganha em resposta à alimentação excessiva controlada foi significativamente mais semelhante em pares de gêmeos do que entre eles (123). Este e outros estudos fundamentados no mesmo projeto sugerem fortemente que há indivíduos mais propensos do que outros a ganharem massa e gordura corpórea quando desafiados por uma sobrecarga de energia. Dessa forma, a responsividade à ingestão de energia e composição dietética depende parcialmente de fatores genéticos específicos que ainda devem ser claramente identificados.

Tipos de defeitos genéticos – Se as estimativas de hereditariedade estiverem corretas – e as evidências disto são muito fortes – os genes exercem sua influência sobre a massa e a gordura corpórea como resultado da variação da seqüência de DNA ou na seqüência de codificação dos genes ou nos segmentos que afetam a expressão genética. É óbvio que a maioria dos genes que contribuem para a obesidade não são qualificados como genes essenciais, isto é, genes que causam obesidade sempre que uma ou duas cópias do alelo defeituoso estiverem presentes. Na realidade, a suscetibilidade genética parece ser causada por genes associados a um aumento na propensão de ganho de peso com o tempo ou, de modo alternativo, pela ausência de influências genéticas que protegem contra o desenvolvimento de um balanço de energia positivo. Em geral, tais genes exercem efeitos menores sobre o fenótipo do que os genes essenciais – uma situação que torna a identificação destes genes e das mutações responsáveis muito mais difícil. Não obstante, mesmo que o efeito genético associado ao risco de obesidade pareça ser um dos tipos multigênicos, há alguma evidência indireta para justificar a noção de que um ou alguns genes podem desempenhar um papel mais importante. Em outras palavras, a obesidade é um fenótipo multifatorial verdadeiramente complexo com um componente genético que inclui tanto os efeitos poligênicos como os de genes principais.

Uma série de estudos relatados durante os últimos anos apóia fortemente a visão de que muitos genes estão envolvidos na causa de suscetibilidade à obesidade. Vários tipos de pesquisas costumavam identificar estes genes e a variação da seqüência de DNA específica responsável pelo aumento no risco de se tornar obeso. As evidências acumuladas até agora foram revistas recentemente (124) e fornecem suporte estatístico ou experimental para um papel de aproximadamente 70 genes, *loci* (locais) ou marcadores. Serão necessários muitos anos de pesquisa antes que genes importantes e mutações críticas sejam finalmente identificadas para o excesso de teor de gordura corpórea e o acúmulo de gordura abdominal e na parte superior do corpo.

Os mecanismos possíveis pelos quais a suscetibilidade genética pode operar incluem:

- *Baixa TMR*: por exemplo, estudos nos índios Pima mostraram agrupamentos de TMR em famílias; aqueles com TMR menor tinham maior risco de ganhar 10kg nos próximos 5 anos (125, 126).
- *Baixa taxa de oxidação de lipídeos*: por exemplo, uma baixa proporção de gordura para oxidação de carboidratos sob condições padronizadas é um fator de risco para ganho de peso subseqüente (18, 127).
- *Pouca massa magra*: uma pequena quantidade de massa magra para uma certa massa corpórea é um fator de risco para ganho de peso subseqüente, pois ela tende a deprimir o nível de TMR, favorecendo um balanço de energia positivo.
- *Controle precário do apetite*: por exemplo, se a saciedade é atingida num alto nível de ingestão de energia, o resultado final tende a ser um balanço de energia positivo e ganho de peso. Aqui, muitos genes e moléculas estão atualmente sob investigação. Por exemplo, a leptina, o produto hormonal do gene *ob* ou da leptina, é um importante fator de saciedade secretado pelo tecido adiposo em humanos. Uma anomalia no gene do receptor de leptina pode estar associada a uma resistência à leptina em humanos. Contudo, acredita-se que as mutações genéticas que resultam na insuficiência de leptina e levam à obesidade em camundongos não existam em humanos.

Muitos outros fatores, alguns dos quais estão relacionados na Tabela 7.4, estão sendo intensivamente investigados.

O lugar da pesquisa genética na obesidade – Uma vez que a pesquisa com o propósito de identificar os genes para uso na triagem e, finalmente, na terapia, é importante, passarão muitos anos antes que os resultados possam ser aplicados na prática. No momento, o maior valor da pesquisa genética sobre a obesidade é a compreensão crescente que ela fornece sobre a fisiopatologia da doença.

TABELA 7.4

Alguns fatores envolvidos no desenvolvimento de obesidade considerados geneticamente modulados

Fatores
Relacionados aos macronutrientes:
lipólise de tecido adiposo
atividade de lipoproteína lipase (LPL) muscular e tecido adiposo
composição muscular e potencial oxidativo
ácidos graxos livres e atividades de beta-receptor no tecido adiposo
capacidades para oxidação de gordura e carboidrato (quociente respiratório)
preferências dietéticas por gorduras
regulação do apetite
Gasto de energia:
taxa metabólica
resposta termogênica ao alimento
padrão de utilização de energia (compartimentalização de nutriente)
propensão para atividade física espontânea
Hormonal:
sensibilidade à insulina
condição do hormônio de crescimento
ação da leptina

7.5.2 Suscetibilidade biológica não genética

Além das influências genéticas discutidas na Seção 7.5.1, uma série de outros fatores biológicos mostrou influenciar a suscetibilidade de um indivíduo ao ganho de peso e ao desenvolvimento da obesidade. Estes são discutidos a seguir.

Sexo – Acredita-se que uma série de processos fisiológicos contribua para um armazenamento aumentado de gordura nas fêmeas e que tais depósitos de gordura sejam essenciais para assegurar sua capacidade reprodutiva. Estudos em humanos e animais indicam que, no sexo feminino, há uma preferência mais forte por carboidratos durante a puberdade, enquanto no sexo masculino há preferência por proteínas. Entretanto, após a puberdade, ambos os sexos exibem um aumento marcante no apetite por gordura em resposta a alterações nos níveis dos esteróides gonadais. Esse aumento no apetite por gordura ocorre muito mais cedo e numa extensão maior no sexo feminino (128).

O sexo feminino possui uma tendência para um canal de energia extra para armazenamento de gordura, enquanto o sexo masculino usa mais da sua energia para a síntese de proteínas. No sexo feminino, este padrão de utilização de energia, ou "compartimentalização de nutrientes", contribui para um posterior balanço de energia positivo e depósito de gordura por duas razões. Primeira, o armazenamento de gordura é muito mais eficiente em energia do que o de proteína; segunda, levará a uma diminuição da proporção de tecido magro para gordo com o resultado da TMR não aumentar na mesma proporção que a massa corpórea.

Classificação étnica – Os grupos étnicos em muitos países industrializados parecem ser especialmente suscetíveis ao desenvolvimento da obesidade e suas complicações. Evidências sugerem que isto pode decorrer de uma predisposição genética à obesidade que se torna aparente apenas quando tais grupos são expostos a um estilo de vida mais abastado. Isto é demonstrado graficamente pelo seguinte:

- *Índios Pima do Arizona*: membros desta tribo, que possui uma prevalência muito alta de obesidade (129), ganharam peso após abandonar seu estilo de vida tradicional.
- *Aborígenes australianos*: este grupo étnico tende a ter alta incidência de adiposidade central, hipertensão e NIDDM, mas isto pode ser reduzido ou eliminado em um período muito curto simplesmente pela reversão para um estilo de vida mais tradicional (130, 131). Reduções similares na obesidade e risco cardiovascular foram observadas quando os nativos no Havaí retornaram para uma dieta tradicional após abandonar a dieta moderna comum (132).
- *Sul asiáticos além-mar*: a prevalência de NIDDM e mortalidade por DAC é mais alta em pessoas do sul da Ásia (Bangladesh, Índia e Paquistão) que vivem nas sociedades urbanas do que em outros grupos étnicos. Isto está relacionado a uma tendência maior em acumular gordura intra-abdominal para um certo IMC comparando-se a outras populações (133).

Parece pelo precedente que uma série de grupos étnicos são mais propensos aos riscos da obesidade quando expostos ao estilo de vida comum nos países industrializados. Para a maioria, este problema parece resultar de uma combinação de predisposição genética e alteração de um estilo de vida tradicional para um mais abastado e sedentário e a dieta que o acompanha. Entretanto, as suscetibilidades às co-morbidades da obesidade não são uniformes nos grupos. No México, por exemplo, NIDDM é mais comum do que a hipertensão entre a população obesa, enquanto em outras áreas do mundo a DCV pode ser mais comum.

Outros fatores ambientais podem também ser importantes na promoção da obesidade em minorias étnicas de países industrializados. Por exemplo, entre os afro-americanos dos Estados Unidos, as taxas mais altas de obesidade são encontradas nas comunidades mais pobres. Nessas populações, as dietas ricas em gordura e em energia tendem a ser as mais baratas e os níveis reduzidos de atividade surgem do desemprego. Outros fatores associados à pobreza também podem estar envolvidos.

O problema da obesidade nas minorias étnicas demonstra a necessidade de prevenção objetivada e estratégias de intervenção.

Períodos críticos para ganho de peso – Apesar de se poder esperar uma elevação geral no peso corpóreo e um aumento modesto na porcentagem de gordura corpórea durante o ciclo de vida em países desenvolvidos, pelo menos até 60 a 65 anos de idade (134), estudos recentes mostraram a importância da nutrição durante certos períodos críticos quando um indivíduo pode ser mais vulnerável ao desenvolvimento de obesidade no futuro. Contudo, até que estejam completados os estudos longitudinais, a contribuição de cada período mostrado na Tabela 7.5 para a prevalência de obesidade e suas co-morbidades permanece incerta (135).

7.5.3 Outros fatores que promovem o ganho de peso

A tendência de um indivíduo de ganhar peso pode aumentar em decorrência de certos fatores, tais como parar de fumar, o desenvolvimento de uma doença ou tratamento com drogas que promovem o ganho de peso como um efeito colateral. Estes são considerados brevemente a seguir.

Parar de fumar – O tabagismo causa um aumento marcante na taxa metabólica e tende a reduzir a ingestão alimentar em comparação com aquela dos não fumantes (2). Pode também causar um aumento a prazo mais longo em TMR, apesar das evidências para isto serem conflitantes (148, 149).

O tabagismo e o peso corpóreo são inversamente proporcionais (150) e os fumantes quase sempre ganham peso quando abandonam o cigarro. Williamson (151) estudou um grupo nacionalmente representativo de fumantes e não fumantes nos Estados Unidos (1971-1984) e descobriu que o ganho médio de peso atribuível à interrupção do tabagismo foi de 2,8kg nos homens e 3,8kg nas mulheres. Entretanto, os tabagistas inveterados (mais de 15 cigarros por dia) e pessoas mais jovens corriam mais risco de ganho de peso maior (mais de 13kg) após deixarem de fumar.

Apesar do risco de ganhar peso, é importante compreender que deixar de fumar deve ser uma prioridade maior do que a perda de peso em pacientes obesos que fumam. Muitos estudos prospectivos mostraram que o fumo possui um impacto maior sobre a morbidade e a mortalidade do que qualquer pequena elevação no IMC (152-156). É improvável que os efeitos benéficos de deixar de fumar sejam negados pelo possível ganho de peso.

Ingestão de álcool em excesso – Conforme mencionado anteriormente, o corpo é incapaz de armazenar álcool e a oxidação do álcool ingerido recebe prioridade em relação à de outros macronutrientes. Portanto, o consumo de álcool atinge algumas das necessidades corpóreas de energia

TABELA 7.5
Períodos críticos para o desenvolvimento de obesidade

Período crítico	Razão para risco aumentado
Pré-natal	A nutrição durante a vida fetal pode contribuir diretamente para o desenvolvimento do tamanho, da forma e da composição do corpo e para a competência metabólica para manipular macronutrientes. As relações próximas existem entre os padrões de crescimento intra-uterino e o risco de gordura abdominal, obesidade e suas co-morbidades na vida posterior (136-138).
Rebote da adiposidade (5-7 anos)	O IMC começa a aumentar rapidamente após um período de adiposidade reduzida durante os anos pré-escolares. Esse período coincide com a autonomia e socialização aumentadas e, portanto, pode representar um estágio em que a criança é particularmente vulnerável à adoção de comportamentos que tanto influenciam quanto predispõem ao desenvolvimento de obesidade. É incerto se o rebote de adiposidade precoce está associado ou não a um risco aumentado de obesidade persistente na vida posterior (139-141).
Adolescência	Um período de autonomia aumentada freqüentemente associada a refeições irregulares, hábitos alimentares alterados e períodos de inatividade durante o lazer combinados com alterações fisiológicas que promovem deposição de gordura aumentada, em particular nas mulheres (142, 143).
Início da idade adulta	O início da idade adulta é usualmente um período de redução marcada na atividade física. Nas mulheres, isto quase sempre ocorre entre as idades de 15 e 19 anos; nos homens, pode ocorrer mais tarde, até cerca dos 30 anos (144).
Gravidez	Alegou-se que o IMC de uma mãe aumenta com gestações sucessivas. Entretanto, evidências recentes sugerem que esse aumento pode estar numa média de menos de 1kg por gestação, apesar da variação poder ser mais ampla e estar associada ao peso total ganho durante a gravidez (145). Muitos projetos de estudo confundem alterações no peso com envelhecimento e alterações no peso com paridade (146). Em muitos países em desenvolvimento, gestações consecutivas em intervalos curtos são freqüentemente associadas a perda ao invés de ganho de peso.
Menopausa	Em sociedades industrializadas, o peso em geral aumenta com a idade, mas não está claro por que as mulheres na menopausa são particularmente propensas ao ganho de peso rápido. A perda do ciclo menstrual afeta a ingestão alimentar e reduz levemente a taxa metabólica, apesar da maior parte do ganho de peso ter sido atribuída à atividade reduzida (147).

e permite que uma maior proporção de energia vinda de outros alimentos consumidos seja armazenada,* sendo, dessa forma, associado a um risco aumentado de gordura abdominal (155). Porém, nos estudos epidemiológicos, aqueles com as maiores ingestões de álcool tendem a ser mais magros (156, 157), talvez porque tais pessoas comam menos e tenham uma grande parte de suas necessidades de energia preenchidas pelo álcool (158).

Tratamento com drogas – O uso das drogas relacionadas na Tabela 7.6 pode promover ganho de peso. Os adultos sob terapia com corticosteróide

* Astrup A, ed. *Food and eating habits*, 1996. Background paper prepared by Food and Eating Habits subgroup of the International Obesity Task Force.

TABELA 7.6
Drogas que podem promover o ganho de peso

Droga	Condição principal tratada ou outro uso
Antidepressivos tricíclicos, lítio	Depressão
Sulfoniluréias	NIDDM
Bloqueadores beta-adrenérgicos	Hipertensão
Alguns anticoncepcionais esteróides	Contracepção
Corticosteróides	Várias doenças
Insulina	NIDDM
Ciproeptadina	Alergia, febre do feno
Ácido valpróico, neurolépticos	Epilepsia
Fenotiazina	Psicose
Pizotifeno	Dor de cabeça tipo enxaqueca (migrânea)

a longo prazo para artrite reumatóide podem estar em risco particular de ganho de peso, uma vez que os efeitos colaterais da droga ultrapassam os efeitos da atividade física limitada.

Estados de doença – Certos distúrbios genéticos, assim como algumas condições endócrinas como hipotireoidismo, doença de Cushing e tumores hipotalâmicos, podem causar ganho de peso. Contudo, estas são causas extremamente raras de obesidade, sendo responsáveis por apenas uma proporção muito pequena da obesidade na população.

Redução maior na atividade – Em alguns indivíduos, uma redução maior na atividade sem uma diminuição compensatória na ingestão habitual de energia pode ser a causa principal de adiposidade aumentada. Os exemplos incluem o ganho de peso freqüentemente observado em atletas de elite quando se aposentam, em pessoas jovens que passam por lesões de esporte, em pessoas jovens em cadeiras de rodas após acidentes ou em outras que desenvolvem artrite.

Alterações nas circunstâncias sociais e ambientais – O casamento (159), o nascimento de uma criança, um novo emprego e a alteração climática podem levar a alterações indesejáveis nos padrões alimentares e subseqüente ganho de peso.

7.6 Perda de peso

Apesar de muitas pessoas serem bem-sucedidas na perda de peso, entre metade e um terço desse peso perdido é comumente recuperado durante o ano seguinte (160). Essa recuperação de peso é independente da extensão da perda de peso inicial ou das técnicas utilizadas para auxiliar na perda de peso. O primeiro ano após perder peso é considerado um período particularmente difícil para prevenir a recuperação de peso, porque os processos biológicos e comportamentais atuam de modo a levar o corpo de volta aos níveis de linha de base (144). Apesar da dificuldade de atingir e manter a perda de peso durante períodos longos, algumas pessoas foram bem-sucedidas em fazê-lo (161). O estudo desses indivíduos pode fornecer algumas dicas que ajudarão a explicar seu sucesso.

Referências

1. **Cummings JH et al.** A new look at dietary carbohydrate: chemistry, physiology and health. *European Journal of Clinical Nutrition*, 1997, **51**:417-423.
2. **Dallosso HM, James WPT.** The role of smoking in the regulation of energy balance. *International Journal of Obesity*, 1984, **8**:365-375.
3. **Blundell JE, King NA.** Overconsumption as a cause of weight gain: behavioural-physiological interactions in the control of food intake(appetite). In: Chadwick DJ, Cardew GC, eds. *The origins and consequences of obesity.* Chichester, Wiley, 1996:138-158 (Ciba Foundation Symposium 201).
4. **Schutz Y.** Macronutrients and energy balance in obesity. *Metabolism*, 1995, **44**(9 Suppl. 3):7-11.
5. **Diaz EO et al.** Metabolic response to experimental overfeeding in lean and overweight healthy volunteers. *American Journal of Clinical Nutrition*, 1992, **56**:641-655.
6. **Klein S, Goran M.** Energy metabolism in response to overfeeding in young adult men. *Metabolism: Clinical and Experimental*, 1993, **42**:1201-1205.
7. **Leibel RL, Rosenbaum M, Hirsch J.** Changes in energy expenditure resulting from altered body weight. *New England Journal of Medicine*, 1995, **332**:621-628.
8. **Porikos KP, Hesser MF, van Itallie TB.** Caloric regulation in normal weight men maintained on a palatable diet of conventional foods. *Physiology and Behavior*, 1982, **29**:293-300.
9. **Lissner L, Heitmann BL.** Dietary fat and obesity: evidence from epidemiology. *European Journal of Clinical Nutrition*, 1995, **49**:79-90.
10. **Popkin BM et al.** Dietary and environmental correlates of obesity in a population study in China. *Obesity Research*, 1995, **3**(Suppl. 2):135s-143s.
11. **Tordoff MG, Reed DR.** Sham feeding sucrose or corn oil stimulates food intake in rats. *Appetite*, 1991, **17**:97-103.
12. **Raben A, Macdonald I, Astrup A.** Replacement of dietary fat by sucrose or starch: effects on 14 days ad libitum energy intake, energy expenditure and body weight in formerly obese and never-obese subjects. *International Journal of Obesity and Related Metabolic Disorders*, 1997, **21**:846-859.
13. **Horton TJ et al.** Fat and carbohydrate overfeeding in humans: different effects on energy storage. *American Journal of Clinical Nutrition*, 1995, **62**:19-29.
14. **Flatt JP et al.** Effects of dietary fat on postprandial substrate oxidation and on carbohydrate and fat balances. *Journal of Clinical Investigation*, 1985, **76**:1019-1024.
15. **Acheson KJ et al.** Glycogen storage capacity and de novo lipogenesis during massive carbohydrate overfeeding in man. *American Journal of Clinical Nutrition*, 1988, **48**:240-247.
16. **Flatt JP.** Importance of nutrient balance in body weight regulation. *Diabetes/Metabolism Reviews*, 1988, **4**:571-581.

17. **Schutz Y, Flatt JP, Jequier E.** Failure of dietary fat intake to promote fat oxidation: a factor favouring the development of obesity. *American Journal of Clinical Nutrition*, 1989, **50**:307-314.
18. **Zurlo F et al.** Low ratio of fat to carbohydrate oxidation as predictor of weight gain: study of 24-hour RQ. *American Journal of Physiology*, 1990, **259**: E650-E657.
19. **Bennett C et al.** The short-term effects of dietary fat ingestion on energy expenditure and nutrient balance. *American Journal of Clinical Nutrition*, 1992, **55**:1071-1077.
20. **Astrup A et al.** Obesity as an adaptation to a high-fat diet: evidence from a cross-sectional study. *American Journal of Clinical Nutrition*, 1994, **59**:350-355.
21. **Anderson GH.** Sugars, sweetness and food intake. *American Journal of Clinical Nutrition*, 1995, **62**(1 SuppL):195S-201S.
22. **Drenowski A.** Human preference for sugar and fat. In: Fernstrom JD, Miller GD, eds. *Appetite and body weight regulation: sugar, fat and macronutrient substitutes.* Boca Raton, FL, CRC Press, 1994:137-147.
23. **Jenkins DJ et al.** Nibbling versus gorging: metabolic advantages of increased meal frequency. *New England Journal of Medicine*, 1989, **321**:929-934.
24. **Verboeket-van de Venne WP, Westerterp KR, Vester AD.** Effect of the pattern of food intake on human energy metabolism. *British Journal of Nutrition*, 1993, **70**:103-115.
25. **Drummond S, Crombie N, Kirk T.** A critique of the effects of snacking on body weight status. *European Journal of Clinical Nutrition*, 1996, **50**:779-783.
26. **Holt S et al.** Relationship of satiety to postprandial glycaemic, insulin and cholecystokinin responses. *Appetite*, 1992, **18**:129-141.
27. **Stunkard A et al.** Binge eating disorder and the night-eating syndrome. *International Journal of Obesity and Related Metabolic Disorders*, 1996, **20**:1-6.
28. **Rising R et al.** Determinants of total daily energy expenditure: variability in physical activity. *American Journal of Clinical Nutrition*, 1994, **59**:800-804.
29. **Schulz LO, Schoeller DA.** A compilation of total daily energy expenditures and body weights in healthy adults. *American Journal of Clinical Nutrition*, 1994, **60**:676-681.
30. **Davies PS, Gregory J, White A.** Physical activity and body fatness in preschool children. *International Journal of Obesity and Related Metabolic Disorders*, 1995, **19**:6-10.
31. **Westerterp KR, Goran MI.** Relationship between physical activity related energy expenditure and body composition: a gender difference. *International Journal of Obesity and Related Metabolic Disorders*, 1997, **21**:184-188.
32. **Williamson DF.** Dietary intake and physical activity as "predictors" of weight gain in observational, prospective studies of adults. *Nutrition Reviews*, 1996, **54**(4 Pt 2):S101-S109.
33. **Haapanen N et al.** Association between leisure time physical activity and 10-year body mass change among working-aged men and women. *International Journal of Obesity and Related Metabolic Disorders*, 1997, **21**:288-296.
34. **Rissanen AM et al.** Determinants of weight gain and overweight in adult Finns. *European Journal of Clinical Nutrition*, 1991, **45**:419-430.
35. **Williamson DF et al.** Recreational physical activity and ten-year weight change in a US national cohort. *International Journal of Obesity and Related Metabolic Disorders*, 1993, **17**:279-286.

36. **Prentice AM, Jebb SA.** Obesity in Britain: gluttony or sloth? *British Medical Journal,* 1995, **311**:437-439.
37. **Dietz WH, Gortmaker SL.** Do we fatten our children at the television set? Obesity and television viewing in children and adolescents. *Pediatrics,* 1985, **75**:807-812.
38. **Bouchard C, Shephard RJ.** Physical activity, fitness and health: the model and key concepts. In: Bouchard C et al., eds. *Physical activity, fitness and health: international proceedings and consensus statement.* Champaign, IL, Human Kinetic Publishers, 1994.
39. **Dietz WH.** The role of lifestyle in health: the epidemiology and consequences of inactivity. *Proceedings of the Nutrition Society,* 1996, **55**:829-840.
40. **Ainsworth BE et al.** Compendium of physical activities: classification of energy costs of human physical activities. *Medicine and Science in Sportsand Exercise,* 1993, **25**:71-80.
41. **Lytle LA et al.** Covariance of adolescent health behaviours: the class of 1989 study. *Health Education Research,* 1995, **10**:133-146.
42. **Simoes EJ et al.** The association between leisure-time physical activity and dietary fat in American adults. *American Journal of Public Health,* 1995, **85**:240-244.
43. **Hill JO et al.** Physical activity and energy requirements. *American Journal of Clinical Nutrition,* 1995, **62**(5 Suppl.):1059S-1066S.
44. **Goldberg GR et al.** Residual effect of graded levels of exercise on metabolic rate. *European Journal of Clinical Nutrition,* 1990, **44**:99-105.
45. **Westerterp KR et al.** Body mass, body composition and sleeping metabolic rate before, during and after endurance training. *European Journal of Applied Physiology and Occupational Physiology,* 1994, **69**:203-208.
46. **Tremblay A et al.** Effect of a three-day interruption of exercise-training onresting metabolic rate and glucose-induced thermogenesis in training individuals. *International Journal of Obesity,* 1988, **12**:163-168.
47. **Ballor DL et al.** Resistance weight training during caloric restriction enhances lean body weight maintenance. *American Journal of Clinical Nutrition,* 1988, **47**:19-25.
48. *The world's women 1970-1990: trends and statistics.* New York, United Nations, 1991.
49. **Ferro-Luzzi A, Martino L.** Obesity and physical activity. In: Chadwick DJ, Cardew GC, eds. *The origins and consequences of obesity.* Chichester, Wiley, 1996:207-227 (Ciba Foundation Symposium 201).
50. **Ferro-Luzzi A et al.** Seasonal energy deficiency in Ethiopian rural women. *European Journal of Clinical Nutrition,* 1990, **44**(Suppl. 1):7-18.
51. **Shetty PS, James WPT.** Functional consequences of low BMI in adults. In: *Body mass index. A measure of chronic energy deficiency in adults.* Rome, Food and Agriculture Organization of the United Nations, 1994 (FAO Food and Nutrition Paper Series, No. 56).
52. **Hurley BF et al.** Muscle triglyceride utilization during exercise: effect of training. *Journal of Applied Physiology,* 1986, **60**:562-567.
53. **Stubbs RJ et al.** Covert manipulation of the ratio of dietary fat to carbohydrate and energy density: effect on food intake and energy balance in free-living men eating ad libitum. *American Journal of Clinical Nutrition,* 1995, **62**:330-337.
54. **Saris WHM.** Physical activity and body weight regulation. In: Bouchard C, Bray GA, eds. *Regulation of body weight. Biological and behavioural mechanisms.* Chichester, Wiley, 1996:135-147.

55. **Woo R, Pi-Sunyer FX.** Effect of increased physical activity on voluntary intake in lean women. *Metabolism: Clinical and Experimental*, 1985, **34**:836-841.
56. **Woo R, Garrow JS, Pi-Sunyer FX.** Effect of exercise on spontaneous caloric intake in obesity. *American Journal of Clinical Nutrition*, 1982, **36**:470-477.
57. **King NA, Burley VJ, Blundell JE.** Exercise-induced suppression of appetite: effects on food intake and implications for energy balance. *European Journal of Clinical Nutrition*, 1994, **48**:715-724.
58. **Janssen GME, Graef CJJ, Saris WHM.** Food intake and body composition in novice athletes during a training period to run a marathon. *International Journal of Sports Medicine*, 1989, **10**(Suppl. 1):S17-S21.
59. **Westerterp KR, Verboeket-van de Venne WPHG, Bouten CVC.** Energy expenditure and physical activity in subjects consuming full or reduced fat products as part of their normal diet. *British Journal of Nutrition*, 1996, **96**:785-795.
60. *lndagine multiscopo sulle famiglie, Anni 1987-1991. No 4 L'uso del tempo in Italia. [Multi-purpose household survey, 1987-1991. No. 4 Time use inItaly.]* Rome, lnstituto di Statistica, 1993.
61. *Energy and protein requirements. Report of a Joint FAO/WHO/UNU Expert Consultation.* Geneva, World Health Organization, 1985 (WHO Technical Report Series, No. 724).
62. **McMichael PD.** *Development and social change: a global perspective.* Thousand Oaks, CA, Pine Forge Press, 1996.
63. **Tansey G, Worsley T.** *The food system. A guide.* London, Earthscan, 1995.
64. **DiGuiseppi C, Roberts I, Li L.** Influence of changing travel patterns on child death rates from injury: trend analysis. *British Medical Journal*, 1997, **314**:710-713.
65. **Buchowski MS, Sun M.** Energy expenditure, television viewing and obesity. *International Journal of Obesity and Related Metabolic Disorders*, 1996, **20**:236-244.
66. **Epstein LE et al.** Effects of decreasing sedentary behaviour and increasing activity on weight change in obese children. *Health Psychology*, 1995, **14**:109-115.
67. **Office of Population Censuses and Surveys.** *General household survey.* London, Her Majesty's Stationery Office, 1994.
68. **Dietz WH, Strasburger VC.** Children, adolescents and television. *Current Problems in Pediatrics*, 1991, **21**:8-31.
69. **James WP.** A public health approach to the problem of obesity. *International Journal of Obesity and Related Metabolic Disorders*, 1995, **19**(Suppl. 3):S37-S45.
70. **Brown PJ.** Culture and the evolution of obesity. *Human Nature*, 1991, **2**:31-57.
71. **Trowell HC, Burkitt** *DP. Western diseases: their emergence and prevention.* Cambridge, MA, Harvard University Press, 1981.
72. **Monteiro CA et al.** The nutrition transition in Brazil. *European Journal of Clinical Nutrition*, 1995, **49**:105-113.
73. **Hodge AM et al.** Dramatic increase in the prevalence of obesity in Western Samoa over the 13 year period 1978-1991. *International Journal of Obesity and Related Metabolic Disorders*, 1994, **18**:419-428.
74. **Gracey M.** New World syndrome in Western Australian aborigines. *Clinical and Experimental Pharmacology and Physiology*, 1995, **22**:220-225.
75. **Raikes P.** *Modernising hunger: famine, food surplus and farm policy in the EEC and Africa.* London, Catholic Institute for International Relations/James Currey, 1988.

76. **Drenowski A, Popkin BM.** The nutrition transition: trends in the global diet. *Nutrition Reviews*, 1997, **55**:31-43.
77. *World urbanization prospects: the 1994 revisions.* New York, United Nations, 1995.
78. **Popkin BM et al.** A review of dietary and environmental correlates of obesity with emphasis on developing countries. *Obesity Research*, 1995, **3**(Suppl. 2):1455-1535.
79. **Kinsey JD.** Food and families' socioeconomic status. *Journal of Nutrition*, 1994, **124**(9 Suppl.):1878S-1885S.
80. **Lang T, Hines C.** *The new protectionism: protecting the future against free trade.* London, Earthscan, 1993.
81. **Lang T.** The public health impact of globalisation of food trade. In: Shetty PS, McPherson K, eds. *Diet, nutrition and chronic disease: lessons from contrasting worlds. Proceedings of the Sixth London School of Hygiene and Tropical Medicine Public Health Forum.* Chichester, Wiley, 1997:173-187.
82. **McMichael AJ.** The public health impact of globalisation of food trade: discussion. In: Shetty PS, McPherson K, eds. *Diet, nutrition and chronic disease: lessons from contrasting worlds. Proceedings of the Sixth London School of Hygiene and Tropical Medicine Public Health Forum.* Chichester, Wiley, 1997:187-193.
83. **Sobal J, Stunkard AJ.** Socioeconomic status and obesity; a review of the literature. *Psychological Bulletin*, 1989, **105**:260-275.
84. **Brown P, Bentley-Condit VK.** Culture, evolution and obesity. In: Bray GA, Bouchard C, James WPT, eds. *Handbook of obesity.* New York, Marcel Dekker, 1998:143-155.
85. *Provisional indicative world plan for agricultural development, Vol. 2.* Rome, Food and Agriculture Organization of the United Nations, 1970:500-505.
86. **Leather S.** *The making of modern malnutrition. An overview of food poverty in the UK.* London, The Caroline Walker Trust, 1996.
87. **Kuczmarski RJ.** Prevalence of overweight and weight gain in the United States. *American Journal of Clinical Nutrition*, 1992, **55**(2 Suppl.):495S-502S.
88. **Laurier D et al.** Prevalence of obesity: a comparative survey in France, the United Kingdom and the United States. *International Journal of Obesity and Related Metabolic Disorders*, 1992, **16**:565-572.
89. **Hulshof KF et al.** Diet and other life-style factors in high and low socioeconomic groups (Dutch Nutrition Surveillance System). *European Journal of Clinical Nutrition*, 1991, **45**:441-450.
90. **Leitzmann C.** Ernährungsgewohnheiten von Oecotrophologiestudenten. [Food and nutrition behaviour of students of home economics and nutrition.] *Ernährungs-Umschau*, 1979, **26**:181-185.
91. **Birch LL.** Obesity and eating disorders: a developmental perspective. *Bulletin of the Psychonomic Society*, 1991, **29**:265-272.
92. **Massara EB.** *Que gordita! A study of weight among women in a Puerto Rican community.* New York, AMS Press, 1989.
93. **Craig PL, Caterson ID.** Body size, age, ethnicity, attitudes and weight loss. In: Ailhaud G et al., eds. *Obesity in Europe.* London, John Libbey, 1991:421-426.
94. **Craig PL et al.** Do Polynesians still believe that big is beautiful?Comparison of body size perceptions and preferences of Cook Islands, Maori and Australians. *New Zealand Medical Journal*, 1996, **109**:200-203.

95. **Snow JT, Harris MB.** Disordered eating in South-western Pueblo Indians and Hispanics. *Journal of Adolescence,* 1989, **12**:329-336.
96. **Story M et al.** Ethnic/racial and socioeconomic differences in dieting behaviors and body image perceptions in adolescents. *International Journal of Eating Disorders,* 1995, **18**:173-179.
97. **Cassidy CM.** The good body: when big is better. *Medical Anthropology,* 1991, **13**:181-213.
98. **Silverstein B et al.** The role of the mass media in promoting a thin standard of bodily attractiveness for women. *Sex Roles,* 1986, **14**:519-532.
99. **Nemeroff CJ et al.** From the Cleavers to the Clintons: role choices and body orientation as reflected in magazine article content. *International Journal of Eating Disorders,* 1994, **16**:167-176.
100. **Hamilton K, Wailer G.** Media influences on body size estimation in anorexia and bulimia. An experimental study. *British Journal of Psychiatry,* 1993, **162**:837-840.
101. **Stice E et al.** Relation of media exposure to eating disorder symptomatology: an examination of mediating mechanisms. *Journal of Abnormal Psychology,* 1994, **103**:836-840.
102. *A spoonful of sugar. Television food advertising aimed at children: An international comparative survey.* London, Consumers International, 1996.
103. **Goodman D, Redclift M.** *Refashioning nature. Food, ecology and culture.* London, Routledge, 1991.
104. **Morgan N.** World vegetable oil consumption expands and diversifies. *Food Review,* 1993, **16**:26-30.
105. Massachusetts Medical Society, Committee on Nutrition. Fast food fare: consumer guidelines. *New England Journal of Medicine,* 1990, **321**:752-755.
106. *Fast food: the international market.* London, Euromonitor Market Direction, 1993.
107. *UK food market,* 4th ed. Hampton, England, Key Note, 1994.
108. *The food pocket book.* Henley-on-Thames, England, NTC Publications, 1994.
109. *Easy to swallow, hard to stomach.* London, National Food Alliance, 1995.
110. **Taras HL, Gage M.** Advertised foods on children's television. *Archives of Pediatrics and Adolescent Medicine,* 1995, **149**:649-652.
111. **Ray JW, Kiesges RC.** Influences on the eating behavior of children. *Annals of the New York Academy of Sciences,* 1993, **699**:57-69.
112. **Taras HL et al.** Television's influence on children's diet and physical activity. *Journal of Developmental and Behavioral Pediatrics,* 1989, **10**:176-180.
113. **Robinson TN, Killin JD.** Ethnic and gender differences in the relationships between television viewing and obesity, physical activity, and dietary fat intake. *Journal of Health Education,* 1995, **26**(Suppl.):91-98.
114. **Fischler C.** *L'Homnivore: le gout, Ia cuisine et le corps. [The omnivore: taste, cooking and the human body.]* Paris, Odile Jacob, 1990.
115. **Bouchard C.** Genetics of obesity: overview and research directions. In: Bouchard C, ed. *The genetics of obesity.* Boca Raton, FL, CRC Press, 1994:223-233.
116. **Bouchard C.** Genetic influences on body weight and shape. In: Brownell KD, Fairburn CG, eds. *Eating disorders and obesity: a comprehensive handbook.* New York, Guilford Press, 1995.
117. **Bouchard C.** Genetics of obesity in humans: current issues. In: Chadwick DJ, Cardew GC, eds. *The origins and consequences of obesity.* Chichester, Wiley, 1996:108-117 (Ciba Foundation Symposium 201).

118. **Perusse L et al.** Familial aggregation of abdominal visceral fat level results from the Quebec family study. *Metabolism: Clinical and Experimental,* 1996, **45**:378-382.
119. **Bouchard C et al.** The genetics of human obesity. In: Bray GA, Bouchard C, James WPT, eds. *Handbook of obesity.* New York, Marcel Dekker, 1998:157-190.
120. **Allison DB, Faith MS, Nathan JS.** Risch's lambda values for human obesity. *International Journal of Obesity and Related Metabolic Disorders,* 1996, **20**:990-999.
121. **West DB et al.** Dietary obesity in nine inbred mouse strains. *American Journal of Physiology,* 1992, **262**(6 Pt 2):R1025-R1032.
122. **Heitmann BL et al.** Dietary fat intake and weight gain in women genetically predisposed for obesity. *American Journal of Clinical Nutrition,* 1995, **61**:1213-1217.
123. **Bouchard C et al.** The response to long-term overfeeding in identical twins. New England Journal of Medicine, 1990, **322**:1477-1482.
124. **Perusse L et al.** The human obesity gene map: the 1996 update. *Obesity Research,* 1997, **5**:49-61.
125. **Bogardus C et al.** Familial dependence of the resting metabolic rate. *New England Journal of Medicine,* 1986, **315**:96-100.
126. **Ravussin E et al.** Reduced rate of energy expenditure as a risk factor for body-weight gain. *New England Journal of Medicine,* 1988, **318**:467-472.
127. **Eckel RH.** Insulin resistance: an adaptation for weight maintenance. *Lancet,* 1992, **340**:1452-1453.
128. **Leibowitz, SF.** Neurochemical-neuroendrocrine systems in the brain controlling macronutrient intake and metabolism. *Trends in Neurosciences,* 1992, **15**:491-497.
129. **Carter J et al.** Tribal differences in diabetes: prevalence among American Indians in New Mexico. *Public Health Reports,* 1989, **104**:665-669.
130. **O'Dea K, White NG, Sinclair AJ.** An investigation of nutrition-related risk factors in an isolated Aboriginal community in northern Australia: advantages of a traditionally-oriented life-style. *Medical Journal of Australia,* 1988, **148**:177-180.
131. **O'Dea K.** Westernization, insulin resistance and diabetes in Australian aborigines. *Medical Journal of Australia,* 1991, **155**:258-264.
132. **Shintani TT et al.** Obesity and cardiovascular risk intervention through thead libitum feeding of traditional Hawaiian diet. *American Journal of Clinical Nutrition,* 1991, **53**(6 Suppl.):1647S-1651S.
133. **McKeigue PM.** Metabolic consequences of obesity and body fat pattern: lessons from migrant studies. In: Chadwick DJ, Cardew GC, eds. *The origins and consequences of obesity.* Chichester, Wiley, 1996:54-67 (Ciba Foundation Symposium 201).
134. **Rolland-Cachera MF et al.** Body mass index variations-centiles from birth to 87 years. *European Journal of Clinical Nutrition,* 1991, **45**:13-21.
135. **Dietz WH.** Critical periods in childhood for the development of obesity. *American Journal of Clinical Nutrition,* 1994, **59**:955-959.
136. **Ravelli GP, Stein ZA, Susser MW.** Obesity in young men after famine exposure in utero and early infancy. *New England Journal of Medicine,* 1976, **295**:349-353.
137. **Law CM et al.** Early growth and abdominal fatness in adult life. *Journal of Epidemiology and Community Health,* 1992, **46**:184-186.
138. **Jackson AA, Langley-Evans SC, McCarthy HD.** Nutritional influences in early life upon obesity and body proportions. In: Chadwick DJ, Cardew GC, eds. *The origins and consequences of obesity.* Chichester, Wiley, 1996:118-137 (Ciba Foundation Symposium 201).

139. **Rolland-Cachera MF et al.** Adiposity rebound in children: a simple indicator for predicting obesity. *American Journal of Clinical Nutrition*, 1984, **39**:129-135.
140. **Siervogel RM et al.** Patterns of change in weight/stature from 2 to 18 years: findings from long-term serial data for children in the Fels longitudinal growth study. *International Journal of obesity*, 1991, **15**:479-485
141. **Prokopec M, Bellisle F.** Adiposity in Czech children followed from 1 month of age to adulthood: analysis of individual BMI patterns. *Annals of Human Biology*, 1993, **20**:517-525.
142. **Braddon FEM et al.** Onset of obesity in a 36 year birth cohort. *British Medical Journal Clinical Research Edition*, 1986, **293**:299-303.
143. **Must A et al.** Long-term morbidity and mortality of overweight adolescents. A follow-up of the Harvard Growth Study of 1922 to *1935. New England Journal of Medicine*, 1992, **327**:1350-1355.
144. **Wing RR.** Changing diet and exercise behaviors in individuals at risk of weight gain. *Obesity Research*, 1995, **3**(Suppl. 2):277S-282S.
145. **Ohlin A, Rössner S.** Maternal body weight development after pregnancy. *International Journal of Obesity*, 1990, **14**:159-173.
146. **Williamson DF et al.** A prospective study of childbearing and 10-year weight gain in US white women 25 to 40 years of age. *International Journal of Obesity and Related Metabolic Disorders*, 1994, **18**:561-569.
147. **Wing RR et al.** Weight gain at the time of menopause. *Archives of Internal Medicine*, 1991, **151**:97-102.
148. **Hofstetter A et al.** Increased *24-hour* energy expenditure in cigarette smokers. *New England Journal of Medicine*, 1986, **314**:79-82.
149. **Warwick PM, Edmundson HM, Thomson ES.** No evidence for a chronic effect of smoking on energy expenditure. *International Journal of Obesity and Related Metabolic Disorders*, 1995, **19**:198-201.
150. **Grunberg NE.** Behavioral and biological factors in the relationship between tobacco use and body weight. In: Katkin ES, Manuck SB, eds. *Advances in behavioral medicine. Vol 2.* Greenwich, CT, JAI Press, 1986:97-129.
151. **Williamson DF.** Smoking cessation and severity of weight gain in a national cohort. *New England Journal of Medicine*, 1991, **324**:739-745.
152. **Willett WC et al.** Relative and absolute excess risks of coronary heart disease among women who smoke cigarettes. *New England Journal of Medicine*, 1987, **317**:1303-1309.
153. **Wannamethee G, Shaper AG.** Body weight and mortality in middle aged British men: impact of smoking. *British Medical Journal*, 1989, **299**:1497-1502.
154. **Fitzgerald AP, Jarrett RJ.** Body weight and coronary heart disease mortality: an analysis in relation to age and smoking habit: 15 years follow-up data from the Whitehall study. *International Journal of Obesity and Related Metabolic Disorders*, 1992, **16**:119-123.
155. **Troisi RJ et al.** Cigarette smoking, dietary intake, and physical activity: effects on body fat distribution the Normative Aging Study. *American Journal of Clinical Nutrition*, 1991, **53**:1104-1111.
156. **Gruchow HW et al.** Alcohol consumption, nutrient intake and relative body weight among US adults. *American Journal of Clinical Nutrition*, 1985, **42**:289-295.

157. **Colditz GA et al.** Alcohol intake in relation to diet and obesity in women and men. *American Journal of Clinical Nutrition,* 1991, **54**:49-55.
158. **Prentice AM.** Alcohol and obesity. *International Journal of Obesity and Related Metabolic Disorders,* 1995, **19**(Suppl. 5):S44-S50.
159. **Rauschenbach B, Sobal J, Frongillo EA Jr.** The influence of change in marital status on weight change over one year. *Obesity Research,* 1995, **3**(4):319-327.
160. **Wadden TA.** Treatment of obesity by moderate and severe caloric restriction. Results of clinical research trials. *Annals of Internal Medicine,* 1993, **119**:688-693.
161. **Klem ML et al.** A descriptive study of individuals successful at long-term weight maintenance of substantial weight loss. *American Journal of Clinical Nutrition,* 1997, **66**:239-246.

Parte
4

Abordando o Problema de Sobrepeso e Obesidade

8. PRINCÍPIOS DA PREVENÇÃO E CONTROLE DO SOBREPESO E OBESIDADE

8.1 Introdução

Apesar de ainda haver muito a se aprender sobre os complexos e diversos fatores envolvidos na etiologia do ganho de peso e obesidade, sabe-se que poderosas forças sociais e ambientais influenciam a ingestão e o gasto de energia e podem ultrapassar os mecanismos fisiológicos regulatórios que operam para manter o peso estável. A suscetibilidade de indivíduos a essas forças é afetada por fatores genéticos e outros, como sexo, idade e atividade hormonal, sobre os quais eles têm pouco ou nenhum controle. Os fatores dietéticos e os padrões de atividade física são considerados os principais fatores modificáveis subjacentes ao ganho de peso excessivo que, se corrigidos, podem servir para prevenir a obesidade.

Portanto, a prevenção e o controle eficaz da obesidade devem enfocar:

- elementos dos ambientes social, cultural, político, físico e estrutural que afetam o estado de peso da comunidade ou população como um todo;
- processos e programas para lidar com indivíduos e grupos que estão em risco particularmente alto de obesidade e suas co-morbidades;
- protocolos de controle para indivíduos obesos.

Também é importante reconhecer que, em muitas sociedades, uma ênfase inadequada à magreza tem sido acompanhada por uma prevalência aumentada de distúrbios alimentares como anorexia nervosa e bulimia. Assim sendo, as intervenções com o propósito de prevenção ou controle da obesidade devem ser cuidadosamente planejadas para evitar distúrbios alimentares associados ao medo indevido de engordar, especialmente em meninas adolescentes. Tais intervenções também devem desestimular outros comportamentos não saudáveis como o tabagismo, que pode ser adotado com a crença de que impedirá o ganho de peso.

Esta seção diz respeito aos princípios que reforçam as estratégias de prevenção e controle para sobrepeso e obesidade, os diferentes níveis de ação preventiva e a necessidade de lidar com indivíduos obesos, ressaltando a necessidade de ação coordenada numa variedade de pontos e responsabilidade compartilhada pelos investidores. Enfatiza-se que:

- Estratégias coerentes e completas para prevenção e controle eficazes da obesidade devem enfocar:
  - elementos ambientais que afetam o *status* de peso da comunidade ou população como um todo;
  - indivíduos e grupos que estão em risco particularmente alto de obesidade e suas co-morbidades;
  - protocolos de controle para indivíduos obesos.

- O controle da obesidade abrange as quatro estratégias-chave seguintes:
  - prevenção do ganho de peso;
  - promoção da manutenção do peso;
  - controle das co-morbidades da obesidade;
  - promoção da perda de peso.
- Evidências indiretas de várias fontes indicam que a obesidade é prevenível e que a prevenção de ganho de peso é mais fácil, menos dispendiosa e mais eficaz do que o tratamento da obesidade após ela ter se desenvolvido completamente. Contudo, apenas pesquisas limitadas foram realizadas nesta área.
- A prevenção da obesidade não é simplesmente uma questão de prevenir os indivíduos de peso normal de ficarem obesos. Ela também envolve a prevenção de sobrepeso em tais indivíduos, a obesidade naqueles que já estão com sobrepeso e a recuperação de peso naqueles que estiveram com sobrepeso ou obesos no passado mas que perderam peso.
- A classificação tradicional de prevenção de doenças pode ser confusa quando aplicada a uma condição complexa e multifatorial como a obesidade, podendo ser substituída pelos três níveis seguintes (ver também Seção 8.3.3):
  - prevenção universal/saúde pública (dirigida a todos em uma comunidade);
  - prevenção seletiva (dirigida aos indivíduos e grupos de alto risco);
  - prevenção-alvo (dirigida àqueles com problemas de peso existentes e aqueles em alto risco de doenças associadas ao sobrepeso).
- Uma análise preliminar das abordagens do controle de obesidade adotada pelos serviços de cuidado de saúde nacional existentes em vários países revelou grande variação entre eles e indicou que muito poucos possuem uma faixa coerente e completa de serviços capazes de fornecer o nível de cuidado necessário para controlar pacientes obesos de maneira eficaz.
- A conduta dos profissionais de saúde com relação à obesidade e seu controle costuma ser negativa. O conhecimento e as habilidades no controle da obesidade raramente são adequados. As oportunidades de treinamento para médicos de família e outros profissionais de saúde são extremamente limitadas na maioria dos países.
- O comitê nacional para controle da obesidade deve ser uma responsabilidade compartilhada – consumidores, governos, indústria/comércio de alimentos e mídia, todos possuem papéis importantes na promoção de alterações eficazes na dieta e nos níveis diários de atividade física. Nas políticas nacionais de alimento, nutrição e saúde pública, o controle e a prevenção da obesidade devem fazer parte dos programas de controle de DNT.

8.2 Estratégias para abordar o problema de sobrepeso e obesidade

Até recentemente, a prevenção e o controle da obesidade eram percebidos em dois processos distintos: o primeiro com o propósito de prevenir o ganho de peso e o segundo levando em consideração a perda de peso. O controle era visto como papel do clínico, enquanto a prevenção era considerada domínio da promoção de saúde ou de departamentos de saúde pública. Entretanto, percebe-se agora que o controle da obesidade cobre toda uma faixa de estratégias a longo prazo, as quais variam da prevenção pela manutenção do peso e controle das co-morbidades da obesidade até a perda de peso (1; ver Fig. 8.1). As estratégias individuais são interdependentes, de modo que um controle verdadeiramente eficaz da obesidade deve dirigir-se a todas elas de maneira coordenada e em vários estabelecimentos.

As estratégias para lidar com os problemas de saúde imediatos e existentes daqueles que já são obesos com freqüência têm procedência nas discussões sobre controle da obesidade. Entretanto, como mostra a Figura 8.1, consideravelmente mais atenção precisa ser dada às atividades de prevenção do que às intercorrentes, pois estas tendem a ter um impacto muito maior sobre o controle eficaz a longo prazo da obesidade.

8.3 Estratégias de prevenção

Há uma série de razões pelas quais as estratégias de prevenção do ganho de peso e obesidade devem ser mais fáceis, menos caras e potencialmente mais eficazes do que aquelas com o propósito de tratar a obesidade após ela ter se desenvolvido completamente:

- A obesidade se desenvolve com o decorrer do tempo e, uma vez desenvolvida, seu tratamento é difícil. Na realidade, uma série de estudos mostrou que muitos tratamentos de obesidade falharam a longo prazo (2-10).

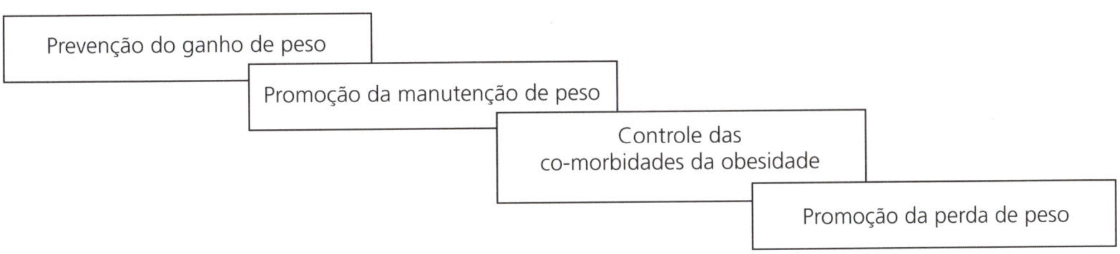

FIGURA 8.1
Controle da obesidade[a]

O diagrama mostra a ampla variação de atividades que se sobrepõem que são parte integrante do controle da obesidade. O tamanho de cada elemento indica sua contribuição relativa para o controle eficaz da obesidade.

[a] Adaptado da referência 1 com permissão do editor Churchill Livingstone.

- As conseqüências da obesidade para a saúde resultam do estresse metabólico e físico cumulativo do excesso de peso ao longo de muito tempo e podem não ser completamente reversíveis pela perda de peso (11, 12).
- A proporção da população que está com sobrepeso ou obesa em muitos países desenvolvidos é tão grande que não há mais recursos de cuidado de saúde suficientes para oferecer tratamento a todos (13).
- Em países em desenvolvimento, os recursos limitados serão rapidamente exauridos pela necessidade de tratamento dispendioso e tecnologicamente avançado para obesidade e outras DNT.

8.3.1 Eficácia

Apesar da forte justificativa para as estratégias de prevenção descritas anteriormente, há pouca pesquisa completa sobre a eficácia de tais estratégias. Na realidade, até agora, apenas dois estudos se referiram de forma específica à prevenção do ganho de peso em adultos e os resultados a curto prazo atingidos não inspiram confiança na capacidade de prevenir obesidade (14, 15). Além disso, o fato das taxas de obesidade estarem subindo rápida e descontroladamente em quase todas as partes do mundo gera dúvidas sobre a possibilidade de prevenir ganhos excessivos no peso corpóreo a longo prazo.

Evidências indiretas de que as estratégias de prevenção de obesidade podem desempenhar um papel positivo no combate do problema crescente da obesidade são particularmente importantes e provém de uma variedade de fontes.

As taxas de obesidade ainda são baixas em uma série de populações por todo o mundo e muitas pessoas são capazes de controlar seu peso de modo bem-sucedido durante períodos prolongados. Além disso, apesar de haver um aumento secular crescente nas taxas de obesidade na maioria dos países, a magnitude de tais aumentos no peso corpóreo costuma variar entre os sexos e classes sociais. Isto sugere que há condições ambientais, assim como fatores genéticos, que podem proteger populações e indivíduos dentro das populações do ganho de peso excessivo. Por exemplo, a análise dos dados do estudo NHANES II dos Estados Unidos mostrou que homens e pessoas de classes sociais mais altas apresentaram aumentos muito menores no peso corpóreo entre 1976 e 1980 do que mulheres e pessoas de classes sociais mais baixas (16). Uma análise similar na Finlândia também chegou a taxas menores de aumento no BMI médio durante o período de 1972 a 1992 nos grupos com maior grau de instrução (17). Na realidade, em algumas áreas da Finlândia, o IMC médio realmente caiu após 1987 em homens nos grupos de maior e menor grau de instrução e as taxas de aumento no IMC médio nas mulheres nos grupos de grau de instrução alto e médio parecem estar se estabilizando. Nas mulheres do grupo de menor grau de instrução, entretanto, o IMC médio continua subindo de forma acentuada (Fig. 8.2). Estes dados sugerem que pode ser possível prevenir aumentos adicionais no peso médio da população finlandesa se o sucesso atingido com os grupos com maior grau de instrução puder ser estendido ao resto da população.

Também é de interesse que o aumento dramático nas taxas de obesidade seguiu o padrão de epidemias similares de DNT tais como DAC, que estão agora reduzindo em países onde as estratégias preventivas foram adotadas para lidar com estas condições. Programas educativos de prevenção da obesidade foram introduzidos muito recentemente em Cingapura e alguns outros países, mas ainda não houve tempo suficiente para que seja possível avaliar seu sucesso a longo prazo.

Finalmente, uma série de pesquisadores (18-21) mostrou que o controle e apoio eficazes para crianças com sobrepeso e obesas pode reduzir significativamente a quantidade das que continuam tendo problemas de peso na vida adulta. Nesses estudos, a prevenção do ganho de peso a longo prazo foi atin-

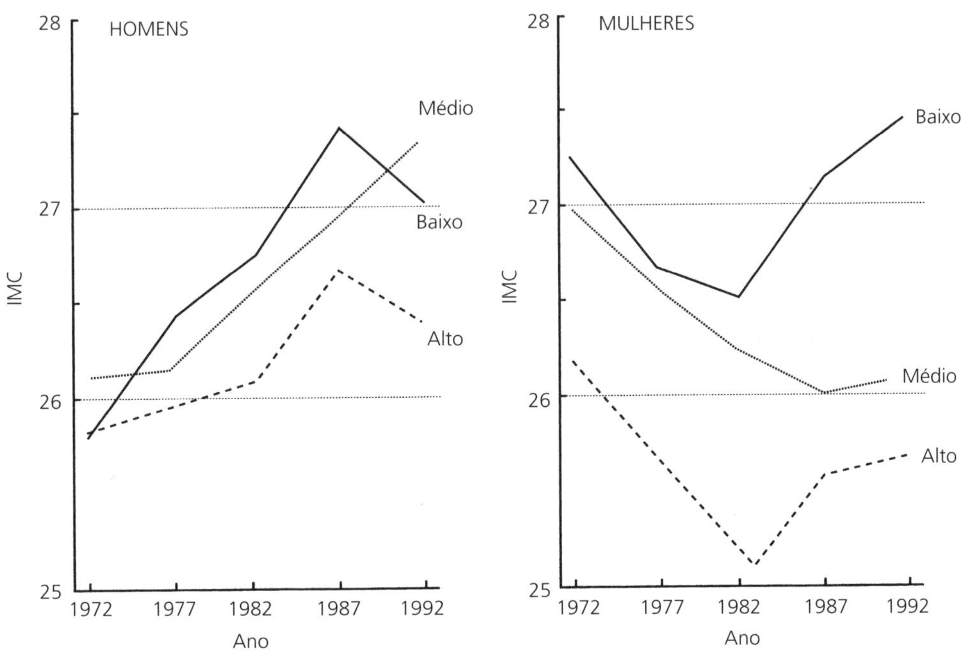

FIGURA 8.2
IMC médio de acordo com o grau de instrução em homens e mulheres de 1972 a 1992 nas áreas de Carélia do Norte e Kuopio (Finlândia)[a]

Os dados mostram que o IMC médio de homens finlandeses de grupos de grau de instrução baixo e alto realmente diminuíram de um pico em 1987. Nas mulheres finlandesas, o IMC médio diminuiu até 1982, mas aumentou depois disso. Apesar de parecer estar se nivelando nos grupos de mulheres com grau de instrução alto e médio, ele continua crescendo rapidamente nos grupos de baixo grau de instrução. Esses dados sugerem que pode ser possível prevenir aumentos adicionais no peso médio da população finlandesa se o sucesso atingido com os grupos com mais instrução puder ser estendido para o resto da população.

[a] Adaptado da referência 17 com a permissão do editor e autores.

gida durante os difíceis períodos de transição de infância e adolescência, quando o ganho de peso pode ser um problema maior. Além disso, em um estudo no qual as crianças foram tratadas juntamente com seus pais, as crianças tiveram sucesso na redução e na manutenção de sua perda de peso, enquanto os adultos, com o tempo, retornaram para seus pesos corpóreos anteriores (21).

8.3.2 Objetivos

É importante reconhecer que o conceito de prevenção de obesidade não significa simplesmente prevenir que indivíduos de peso normal se tornem obesos, mas também abrange várias estratégias que objetivam a prevenção de:

- desenvolvimento de sobrepeso em indivíduos de peso normal;
- progressão de sobrepeso para obesidade naqueles que estão com sobrepeso;
- recuperação de peso naqueles que estavam com sobrepeso ou obesos no passado mas que perderam peso.

8.3.3 Níveis de ação preventiva

O uso da subdivisão tradicional em intervenção primária, secundária e terciária com freqüência gera grande ambigüidade e confusão, especialmente entre os clínicos. Neste esquema, o objetivo da prevenção primária é diminuir o número de novos casos (incidência); da secundária, diminuir a taxa de casos estabelecidos na comunidade (prevalência); da terciária, estabilizar ou reduzir a incapacidade associada ao distúrbio. A subdivisão foi originalmente desenvolvida para a aplicação em condições agudas com uma causa única identificável, mas sua aplicação é mais difícil na prevenção de uma condição complexa multifatorial como a DAC. Como resultado, a atenção foi enfocada nos fatores de risco individual; por exemplo, a prevenção primária de DAC envolveu programas nacionais para controlar níveis de colesterol sangüíneo, prevenção secundária com o propósito de reduzir os riscos adicionais com DAC existente e níveis elevados de colesterol sangüíneo e a prevenção terciária esteve associada à prevenção da reincidência de infarto naqueles que já tinham tido um isquemia cardíaca.

Problemas similares surgem quando se tenta aplicar o esquema tradicional para a prevenção da obesidade. Por exemplo, não está claro se a prevenção primária da obesidade se refere a prevenir que pessoas com sobrepeso se tornem obesas ou se esta é a prevenção secundária, nem se a prevenção terciária está relacionada com a prevenção da obesidade estabelecida se tornar mais grave ou com o controle das condições comórbidas associadas, como hipertensão.

Mais recentemente, uma maneira alternativa de classificar intervenções preventivas emergiu, o que é mais apropriado para condições multifatoriais crônicas como a obesidade (1, 22), com base no nível da intervenção ao invés do resultado-alvo. Na versão modificada deste conceito anteriormente mencionado, três níveis de prevenção (Fig. 8.3) são definidos, da seguinte maneira:

- *Prevenção universal/de saúde pública* (dirigida a todos os membros de uma comunidade).
- *Prevenção seletiva* (dirigida aos indivíduos de alto risco e grupos).
- *Prevenção-alvo* (dirigida a aqueles com problemas de peso existentes e aqueles em alto risco de doenças associadas ao sobrepeso).

Neste novo esquema, apenas as ações realizadas antes da condição ter se desenvolvido completamente são definidas como preventivas. Muitas ações com o propósito de reduzir a incapacidade associada à obesidade, anteriormente classificadas como prevenção terciária, são redefinidas como intervenções de manutenção.

Prevenção universal/saúde pública – Os programas de prevenção universal/saúde pública são direcionados para a população ou comunidade como um todo, independentemente de seu nível atual de risco. O objetivo é estabilizar o nível de obesidade na população para reduzir a incidência dos novos casos e, eventualmente, reduzir a prevalência de obesidade. Entretanto, o objetivo mais importante é reduzir o peso médio da população. A associação entre o nível médio de IMC e a prevalência de obesidade é discutida na Seção 9. Outros objetivos da prevenção universal incluem redução na doença relacionada ao peso, melhoras na dieta geral e NAF e redução no nível de risco de obesidade da população.

Tal abordagem em massa para controle e prevenção das doenças de estilo de vida não é sempre apropriada e tem sido criticada por exigir que todos, em alto ou baixo risco, façam as mesmas mudanças (23). Na prevenção do sobrepeso e obesidade, entretanto, em que a prevalência da condição já é extremamente alta e uma grande proporção da população

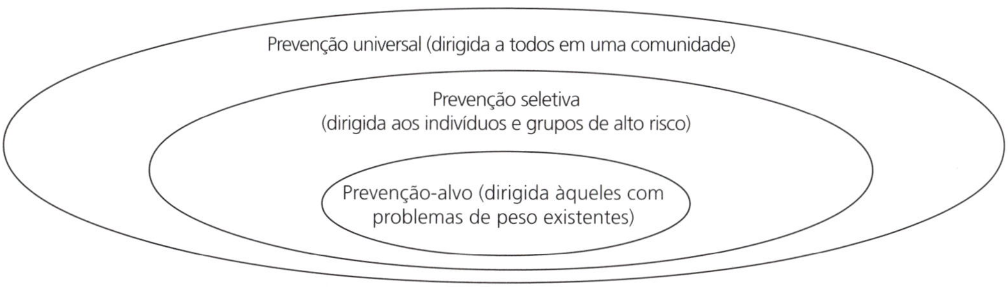

FIGURA 8.3

Níveis de medidas de prevenção[a]

O diagrama mostra os três níveis diferentes, porém complementares, de ação preventiva para lidar com o ganho de peso e obesidade. A abordagem de prevenção-alvo muito específica é representada pelo círculo central, a abordagem preventiva seletiva dirigida aos indivíduos e grupos de mais alto risco é representada pelo anel do meio e a abordagem de prevenção mais ampla universal ou para toda a população é representada pelo anel externo.

[a] Adaptado da referência 1 com permissão do editor Churchill Livingstone.

está em alto risco, as abordagens universais têm o potencial de ser a forma de maior custo-benefício de prevenção (24).

Prevenção seletiva – As medidas de prevenção seletiva são direcionadas a subgrupos da população que estão em alto risco de desenvolver obesidade. Os subgrupos de alto risco (identificados na Seção 7) são caracterizados por fatores genéticos, biológicos ou outros associados a um risco aumentado de obesidade. Este risco pode ser eliminado a tempo, como em certos estágios da vida vulneráveis ou pode ser uma preocupação por toda a vida, por exemplo, uma predisposição genética para ganhar peso.

As estratégias de prevenção seletiva podem ser iniciadas em escolas, locais de trabalho, centros da comunidade, estabelecimentos comerciais e de cuidados primários ou locais apropriados que permitam acesso a grupos de alto risco. O objetivo é melhorar o conhecimento e as habilidades das pessoas de forma a permitir-lhes lidar mais eficazmente com os fatores que as colocam em alto risco de desenvolver obesidade.

Prevenção-alvo – A prevenção-alvo é dirigida aos indivíduos que já estão com sobrepeso e àqueles que ainda não estão obesos, mas nos quais os marcadores biológicos associados aos estoques de gordura excessivos foram identificados. Estes são indivíduos de alto risco e a falha em intervir neste estágio resultará em muitos deles se tornarem obesos e sofrerem conseqüências futuras.

Os objetivos primários da prevenção-alvo da obesidade limitam-se à prevenção de ganho adicional de peso e à redução do número de pessoas que desenvolvem co-morbidades relacionadas à obesidade. Os pacientes recrutados para os programas de prevenção-alvo já terão alguns dos problemas relacionados ao peso e necessitam de intervenção preventiva intensiva individual ou em grupos pequenos. Os indivíduos em alto risco de desenvolver co-morbidades da obesidade tais como DCV, NIDDM e artrite são um alvo-chave para esta estratégia de prevenção. Prevenir que as crianças com sobrepeso se tornem adultos obesos é uma forma de prevenção-alvo.

8.3.4 Integrando a prevenção da obesidade nos esforços para prevenir outras doenças não transmissíveis

Há muito a se ganhar com a incorporação dos objetivos da prevenção da obesidade em estratégias e programas para controlar outras DNT. Sendo assim, o sobrepeso e a obesidade contribuem significativamente para o risco de várias DNT, risco este que cresce com o aumento excessivo do peso corpóreo. Quando a obesidade e o sobrepeso coexistem com outros riscos de DNT, o efeito é multiplicador (Seção 4). Além disso, a modificação dietética e NAF são fatores-chave nos programas preventivos tanto para obesidade quanto para DNT, enquanto uma série de países já teve programas de prevenção de DNT que lidam com temas relevantes para a prevenção da obesidade.

A OMS repetidamente enfatizou a importância global da obesidade e outras DNT durante períodos de transição econômica. Na última década, programas da OMS, como o projeto Programa Integrado para a Prevenção e Controle de Doenças não Transmissíveis (INTERHEALTH) – *Integrated Programme for the Prevention and Control of Noncommunicable Diseases*, programa Intervenções da Comunidade em Doenças não Transmissíveis (CINDI) – *Community Interventions in Noncommunicable Disease* e o projeto MONICA para o fator de risco de DCV foram exemplos importantes de uma abordagem integrada (horizontal) para DNT epidêmicas. Todos eles baseiam-se no reconhecimento de que todas as DNT possuem vários fatores de risco comuns, necessitando de uma abordagem integrada para a sua prevenção, particularmente em vista do problema de prioridades de fundos resultando da emergência de doenças transmissíveis devastadoras, como a AIDS, a doença do vírus ebola e a reemergência da tuberculose.

Em países desenvolvidos, o sobrepeso e a obesidade são predominantemente vistos nos segmentos da população com desvantagem socioeconômica. As medidas de saúde pública para controlar DNT ainda são inadequadas e considerações de igualdade tornam a introdução de tais medidas uma alta prioridade. A prevenção da obesidade, em paralelo com os esforços existentes para controlar outros fatores de risco para DNT, deve fornecer melhor controle sobre os fatores de risco destas doenças. Contudo, tais estratégias devem enfocar mais a obesidade em si ao invés de tratá-la como apenas um outro fator de risco para DNT.

Em países em desenvolvimento, onde os distúrbios de deficiência nutricional e a epidemia emergente de DNT necessitam de atenção ao mesmo tempo, as atividades integradas designadas para atingir as demandas múltiplas tendem a ser de maior benefício. A prevenção de DNT, inclusive sobrepeso e obesidade, deve ser uma prioridade de saúde pública, uma vez que os recursos limitados serão facilmente exauridos pela demanda de cuidados médicos caros e tecnologicamente avançados, especialmente em países em transição. Além disso, a inversão esperada do gradiente social associado à DNT epidêmica representará problemas insuperáveis de igualdade e acesso à saúde nesses países.

8.4 Lidando com indivíduos com sobrepeso e obesidade existentes

Apesar da prevenção oferecer a abordagem potencialmente mais eficaz a longo prazo para o tratamento da obesidade, intervenções mais intensivas também são necessárias para lidar com os problemas imediatos de peso e saúde dos indivíduos que estão atualmente obesos (ver também Seção 10). Conforme indicado no Capítulo 3, a quantidade de tais pessoas é alarmante nos países mais desenvolvidos e muitos em desenvolvimento. As estratégias de controle eficazes para lidar com elas necessitam de cuidado coordenado e programado oferecido em toda a comunidade e serviços de cuidado de saúde com ênfase na manutenção de peso e no controle das co-morbidades da obesidade e perda de peso.

8.4.1 *A situação atual*

Dadas as altas taxas de prevalência de obesidade e os sistemas de cuidado de saúde nacionais bem desenvolvidos em muitos países, pareceria razoável admitir que existem serviços de controle bem coordenados e sistemáticos para lidar com a obesidade. Entretanto, a situação atual está bem longe deste ideal.

Numa pesquisa preliminar, Deslypere examinou as abordagens de controle da obesidade nos serviços de cuidado de saúde nacionais existentes na Austrália e numa série de países na América do Sul, sudeste da Ásia e Europa.* Encontrou-se uma grande variação nos serviços de cuidado da obesidade; muito poucos países tiveram uma variação coerente e educativa dos serviços capazes de fornecer o nível de cuidado necessário para controlar os pacientes obesos de maneira eficaz. Isto está em contraste violento com a situação em relação a outras doenças crônicas, tais como NIDDM e DAC, nas quais o cuidado integrado é freqüentemente fornecido por meio de serviços de cuidado de saúde primários.

A República Tcheca, onde se estabeleceu um plano de cinco anos para a prevenção e controle da obesidade, fornece uma exceção bem-vinda à regra (V. Hainer, comunicação pessoal). Uma ampla variedade de terapias incluindo dieta, exercício, modificação de comportamento, terapia medicamentosa e cirurgia é atualmente empregada para o tratamento de pacientes obesos. A obesidade de suave a moderada é tratada em clubes de redução de peso, enquanto a obesidade moderada com co-morbidades é tratada em clínicas de pacientes não internados obesos. Pacientes obesos graves são encaminhados aos especialistas das clínicas de obesidade da universidade. Os médicos residentes recebem treinamento pós-registro no cuidado de pacientes obesos; um livreto de controle da obesidade foi preparado para enfermeiros e outro está sendo preparado para médicos de família. Os especialistas em obesidade também estão envolvidos no treinamento de conselheiros para os clubes de perda de peso.

8.4.2 *Conhecimentos e atitudes dos profissionais de saúde*

Vários estudos mostraram que médicos de família e outros profissionais de cuidado de saúde primário possuem conhecimento incompleto,

---

* Deslypere JP, ed. *The primary health care-specialist interface*, 1996. Background paper prepared by Primary Health Care-Specialist Interface subgroup of the International Obesity Task Force.

confuso e ocasionalmente incorreto de obesidade e nutrição (25-27). Com freqüência, os fatos básicos sobre o controle de peso são compreendidos, mas a confusão é abundante em relação a como controlar e aconselhar os pacientes ou o público (28). Certos distúrbios genéticos e metabólicos que levam ao desenvolvimento de obesidade costumam receber a relevância indevida em discussões em livros médicos sobre o ganho de peso e obesidade. Entretanto, na prática, essas condições são muito raras e apenas uma mínima proporção de sobrepeso e obesidade em pacientes pode ser atribuída a tais causas. Este é um problema central, pois os médicos de família são considerados pelo público em geral a fonte mais confiável sobre saúde (29) e são consultados sobre a perda de peso com maior freqüência do que qualquer outro profissional (30). A obesidade não é um tema comum no treinamento de pré-qualificação de profissionais de cuidado de saúde (31-33) e, em geral, oportunidades para treinamento pós-registro são limitadas. As sociedades nacionais de obesidade geralmente não tiveram um papel ativo no treinamento de profissionais de saúde.

Apesar de haver apenas uma designação limitada na literatura médica das atitudes atuais dos profissionais de saúde, uma série de estudos nos países industrializados indicou que a situação atual está longe de ser satisfatória. A maioria dos profissionais de saúde é pessimista em relação à sua capacidade de ajudar os pacientes a perder peso persuadindo-os a alterar seus estilos de vida e muitos consideram o controle da obesidade frustrante, consumidor de tempo e sem sentido (34, 35). Embora os profissionais de saúde pareçam bem informados sobre as causas da obesidade, muitos possuem estereótipos negativos e até pejorativos do obeso, especialmente do obeso mórbido (36-39). A obesidade não costuma ser considerada uma condição médica séria, de forma que muitos médicos falham no aconselhamento e trato da maioria de seus pacientes obesos. A obesidade tende a ser tratada apenas quando uma co-morbidade está presente ou se for exacerbada pelo estado obeso, e não antes de se desenvolver (34). Recentemente, um estudo foi realizado na Alemanha sobre a freqüência com a qual o diagnóstico de "sobrepeso" ou "obesidade" era selecionado nos registros médicos de pacientes não internados. Apesar da alta prevalência de sobrepeso e obesidade na Alemanha, eles foram mencionados nos registros de uma porcentagem muito pequena de pacientes, usualmente quando acompanhados por outra condição crônica (40). Mesmo quando os médicos estavam conscientes da importância do controle e monitoramento da obesidade, com freqüência tinham tempo e recursos limitados para devotar a tais atividades (29).

Outros profissionais de saúde ativamente envolvidos no controle da obesidade incluem enfermeiros e, em alguns países, nutricionistas. Entretanto, apesar deles fornecerem aconselhamento de controle de peso mais completo que o dos médicos (41), ele não parece ser muito melhor ou mais eficaz. A confiança em sua capacidade de auxiliar as pessoas a perder peso e manter a perda de peso é baixa entre enfermeiros (42) e até os nutricionistas duvidam que seus esforços atuais para lidar com a obesidade (43) sejam eficazes. As atitudes negativas com relação à obesidade e o obeso também parecem existir entre os enfermeiros (44) e nutricionistas (43). Além disso, em muitos países (particularmente no leste da Europa), a profissão de nutricionista não está bem estabelecida e não há oportunidades para educação terciária em dietética. O aconselhamento dietético é com freqüência fornecido por "assistentes dietistas" ou "enfermeiros dietistas" que não receberam nenhum treinamento formal. Na Suécia, entretanto, enfermeiros podem ser treinados para se tornarem "dieteticamente competentes" e sua eficácia no controle de peso tem sido demonstrada (45).

8.4.3 *Melhorando a situação*

Há uma necessidade urgente de melhorar o treinamento de todos os profissionais de saúde envolvidos no controle de pacientes obesos. Isto é importante não apenas para elevar o nível de conhecimento e as habilidades nas estratégias de controle da obesidade, mas também para ajudar a superar a atitude negativa que muitos profissionais de saúde têm em relação à obesidade e ao obeso.

É claro que o desenvolvimento racional de serviços de cuidados de saúde coordenados para o controle de pacientes com sobrepeso e obesos é necessário em todas as áreas do mundo. Os serviços de cuidados de saúde primários devem desempenhar o papel dominante, mas os serviços hospitalares e de especialistas também são necessários para lidar com os casos mais graves e com as principais complicações associadas de ameaça à vida. A boa comunicação entre os diferentes tipos de serviço de cuidado de saúde é essencial.

O conceito de "saúde compartilhada", que envolve a integração formal de serviços médicos gerais e de especialistas para fornecer serviços completos para os pacientes, está encontrando favorecimento para o controle de muitas outras condições crônicas, particularmente NIDDM (46, 47). Richman e cols. avaliaram um programa de controle da obesidade de cuidado compartilhado que envolvia profissionais de saúde e serviço de especialistas em obesidade com base hospitalar e descobriu que os pacientes obesos controlados em tal estabelecimento atingiram perda de peso melhor num curto prazo e tiveram quedas de taxas menores do que os pacientes similares que participavam de um serviço especializado num hospital (48).

Reconhece-se que as melhoras nos serviços de controle da obesidade marcarão grandes demandas nos recursos de todas as áreas de cuidado de saúde, não menos em função da natureza disseminada do problema da obesidade. Entretanto, se recursos suficientes forem distribuídos para a prevenção e controle eficaz do ganho de peso, deve ser possível fazer economias significantes em outras áreas nas quais a obesidade é uma importante causa subjacente de morbidade. Também se mostrou que um aumento no IMC está associado a um aumento concomitante nas estadias hospitalares do paciente, consultas médicas e demanda por medicação (40, 49, 50). Dessa forma, prevenir o ganho de peso e a obesidade tende a ser mais eficaz a longo prazo do que tratar suas conseqüências depois de já estar desenvolvida.

8.5 Sociedades para ação sobre a obesidade

Se as estratégias para o controle de sobrepeso e obesidade estão baseadas na promoção de dietas saudáveis, no aumento dos NAF ou em ambos, elas não podem ser vistas como a única responsabilidade de um setor qualquer. Para serem eficazes, as estratégias devem ser multissetoriais e envolver a participação ativa dos governos, da indústria/comércio de alimentos, da mídia e dos consumidores. Além disso, elas fornecem uma oportunidade excelente para a interação sinérgica entre as políticas do governo sobre nutrição e o controle de DNT.

8.5.1 Responsabilidade compartilhada

O conceito de responsabilidade compartilhada para a prevenção e controle de obesidade é ilustrado na Figura 8.4, que mostra como as estratégias para promover uma dieta apropriada e atividade física envolvem ação coordenada de todos os setores envolvidos.

Promovendo dietas saudáveis – A promoção de dietas saudáveis que são pobres em gordura, ricas em carboidratos complexos e contêm grandes quantidades de frutas frescas e vegetais deve ser uma prioridade na prevenção da obesidade. Apesar de serem os consumidores que no final escolhem quais alimentos consumir, suas escolhas são influenciadas por uma série de fatores como experiência, costume, disponibilidade e custo. Esses fatores, por sua vez, são afetados pelas ações do governo, da indústria alimentar e da mídia. A disponibilidade alimentar, por exemplo, depende da capacidade da indústria produzir e entregar os produtos ao consumidor a preços acessíveis e promovê-los apropriadamente, assim como a política do governo sobre os padrões alimentares e os subsídios e taxas sobre os produtos alimentares.

O consumo de uma dieta de alto teor de gordura pode refletir as políticas do governo sobre o controle da qualidade alimentar, a propaganda de produtos de alto teor de gordura pela indústria alimentar e pela mídia, acesso imediato aos *fast foods* produzidos com alto teor de gordura, estilos de vida que favorecem a conveniência de refeições preparadas e o consumo excessivo impulsionado pela agradável palatabilidade da gordura quando consumida.

As responsabilidades compartilhadas dos governos, indústria alimentar, mídia e consumidores, descritas anteriormente, oferecem vários locais para

PESO SAUDÁVEL PARA TODOS

Responsabilidade compartilhada

Governo	Consumidor	Indústria/comércio	Mídia
Incentivos e fortalecimento da legislação sobre alimentos e atividades	Público educado e bem informado	Comerciantes e gerentes treinados	Propaganda responsável
Aconselhamento para indústria/comércio	Consumidores discriminativos e seletivos	Disponibilidade e promoção apropriadas	Comunicação e educação sobre saúde
Educação e proteção do consumidor	Práticas saudáveis em casa	Garantia de qualidade	Defesa
Coleta de informações e pesquisa	Participação na comunidade (atitudes e prática)	Rotulação informativa e educação do consumidor	Publicidade bem-sucedida
Provisão de serviços relacionados à saúde	Grupos de consumidores ativos		Exposição de alegações de saúde fraudulentas

Diretrizes dietéticas com base alimentar

Comitê nacional para o controle da obesidade

Conselho da OMS sobre obesidade

FIGURA 8.4
Peso saudável para todos – responsabilidade compartilhada[a]
[a] Adaptado da Figura 1 na referência 52.

intervenção. Os alvos apropriados para estratégias de nutrição identificados pela FAO e OMS (51-53) incluem a educação e proteção do consumidor, o desenvolvimento e execução de diretrizes dietéticas, rotulação alimentar, educação nutricional em escolas e esforços para garantir a verdade nas propagandas. A indústria alimentar desempenha um papel importante no desenvolvimento e na promoção de produtos saudáveis acessíveis, enquanto a mídia é crucial na defesa da mudança, publicando sucessos e expondo alegações de saúde fraudulentas. Os governos são responsáveis pelo apoio a pesquisas e coleta de informações sobre a ingestão dietética e estado nutricional da população por meio de investigações e vigilância epidemiológicas. Os programas com o propósito de melhorar o bem-estar nutricional das pessoas, em particular dos grupos em maior risco, devem ser apoiados pela disponibilidade de recursos adequados tanto pelo setor público quanto pelo privado, de forma a garantir sua sustentabilidade.

Promovendo atividade física aumentada – Grande ênfase sobre as oportunidades melhoradas para atividade física é claramente necessária, especialmente em vista das condições associadas à urbanização crescente e ao aumento paralelo no tempo dedicado a aquisições sedentárias. O fornecimento de instalações convenientes e seguras para exercício, a distribuição do tempo para exercício, um enfoque da mídia no papel da atividade física na promoção de saúde, intervenções no local de trabalho com o objetivo de aumentar tal atividade e a educação do consumidor são métodos para aumentar o gasto de energia.

Tal como a qualidade da dieta, os NAF dependem da interação das influências de muitos fatores que podem promover ou restringir a atividade. Entretanto, as condições ambientais atuais nas sociedades modernas invariavelmente favorecem os estilos de vida sedentários. As oportunidades para as crianças caminharem ou irem de bicicleta para a escola e brincarem fora de casa são profundamente afetadas por fatores como trânsito e segurança pública, mas as escolas também precisam promover ativamente a atividade física incorporando atividades recreativas em seus currículos. As instalações na comunidade e políticas de planejamento das cidades devem facilitar a caminhada diária e a prática de exercícios para adultos e crianças, enquanto a polícia de trânsito e as práticas de local de trabalho devem ajudar a promover a atividade física durante toda a vida.

8.5.2 *Coordenação das políticas do governo*

As estratégias para aprimorar a prevenção e o controle do sobrepeso e da obesidade, assim como as suas co-morbidades, fornecem uma oportunidade, conforme anteriormente mencionado, para a interação sinérgica entre as políticas nacionais sobre nutrição e controle de DNT. Objetivos e estratégias recomendados para o controle da obesidade, assim como o monitoramento do peso e a promoção de dietas saudáveis e estilos de vida ativos, devem ser uma parte integral e importante das políticas sobre nutrição e controle de DNT. O desenvolvimento e a execução eficaz de tais políticas requerem a participação ativa das agências governamentais responsáveis pela educação e agricultura.

Referências

1. **Gill TP.** Key issues in the prevention of obesity. *British Medical Bulletin*, 1997, **53**:359-388.

2. **Kayman S, Bruvold W, Stern JS.** Maintenance and relapse after weight loss in women: behavioral aspects. *American Journal of Clinical Nutrition,* 1990, **52**:800-807.
3. **Garner DM, Wooley SC.** Confronting the behavioural and dietary treatments for obesity. *Clinical Psychological Reviews,* 1991, **11**:573-578.
4. **Weintraub M et al.** Long-term weight control study. I (weeks 0 to 34). The enhancement of behavior modification, caloric restriction, and exercise by fenfluramine plus phentermine versus placebo. *Clinical Pharmacology and Therapeutics,* 1992, **57**:586-594.
5. **Weintraub M et al.** Long-term weight control study. II (weeks 34 to 104). An open-label study of continuous fenfluramine plus phentermine versus targeted intermittent medication as adjuncts to behavior modification, caloric restriction, and exercise. *Clinical Pharmacology and Therapeutics,* 1992, **51**:595-601.
6. **Weintraub M et al.** Long-term weight control study. III (weeks 104 to 156). An open-label study of dose adjustment of fenfluramine and phentermine. *Clinical Pharmacology and Therapeutics,* 1992, **51**:602-607.
7. **Weintraub M et al.** Long-term weight control study. IV (weeks 156 to 190). The second double-blind phase. *Clinical Pharmacology and Therapeutics,* 1992, **51**:608-614.
8. **Weintraub M et al.** Long-term weight control study. V (weeks 190 to 210). Follow-up of participants after cessation of medication. *Clinical Pharmacology and Therapeutics,* 1992, **51**:615-618.
9. **Weintraub M, Sundaresan PR, Cox C.** Long-term weight control study. VI. Individual response patterns. *Clinical Pharmacology and Therapeutics,* 1992, **51**:619-633.
10. **Weintraub M, Sundaresan PR, Cox C.** Long-term weight control study. VII (weeks 0 to 210). Serum lipid changes. *Clinical Pharmacology and Therapeutics,* 1992, **51**:634-641.
11. **Higgins M et al.** Benefits and adverse effects of weight loss. Observations from the Framingham Study. *Annals of Internal Medicine,* 1993, **119**:758-763.
12. **Pi-Sunyer FX.** Medical hazards of obesity. *Annals of Internal Medicine,* 1993, **119**:655-660.
13. **James WPT.** The epidemiology of obesity. In: Chadwick DJ, Cardew GC, eds. *The origins and consequences of obesity.* Chichester, Wiley, 1996:1-16 (Ciba Foundation Symposium 201).
14. **Forster JL et al.** Preventing weight gain in adults: a pound of prevention. *Health Psychology,* 1988, **7**:515-525.
15. **Jeffery RW, French SA.** Preventing weight gain in adults: design, methods and one year results from the Pound of Prevention Study. *International Journal of Obesity and Related Metabolic Disorders,* 1997, **21**:457-464.
16. **Kuczmarski RJ.** Prevalence of overweight and weight gain in the United States. *American Journal of Clinical Nutrition,* 1992, **55**(Suppl.):495S-502S.
17. **Pietinen P, Vartiainen E, Männisto S.** Trends in body mass index and obesity among adults in Finland from 1972 to 1992. *International Journal of Obesity and Related Metabolic Disorders,* 1996, 20:114-120.
18. **Dietz WH.** Therapeutic strategies in childhood obesity. *Hormone Research,* 1993, **39**(Suppl. 3):86-90.
19. **Flodmark CE et al.** Prevention of progression to severe obesity in a group of obese school children treated with family therapy. *Pediatrics,* 1993, **91**:880-884.
20. **Davis K, Christoffel KK.** Obesity in preschool and school-age children: treatment early and often may be best. *Archives of Pediatrics and Adolescent Medicine,* 1994, **148**:1257-1261.

21. **Epstein LH et al.** Ten-year outcomes of behavioral family-based treatment for childhood obesity. *Health Psychology,* 1994, **13**:373-383.
22. **US Institute of Medicine.** *Reducing risks for mental disorders: frontiers for preventive intervention research.* Washington, DC, National Academy Press, 1994 (Report of the Committee on Prevention of Medical Disorders Division).
23. **Oliver MF.** Should we not forget about mass control of coronary risk factors? *Lancet,* 1983, **ii**:37-38.
24. **Stunkard AJ.** Prevention of obesity. In: Brownell KD, Fairburn CG, eds. *Eating disorders and obesity: a comprehensive handbook.* London, Guilford Press, 1995:572-576.
25. **Porteous J.** *Nutrition knowledge, attitudes and practices of New South Wales general practitioners. (Nutrition fellowship report).* Melbourne, Royal Australian College of General Practitioners, 1988.
26. **Francis J et al.** Would primary health care workers give appropriate dietary advice after cholesterol screening? *British Medical Journal,* 1989, **298**:1620-1622.
27. **Haines AP, Sanders TAB.** Dietary advice for lowering plasma cholesterol. *British Medical Journal,* 1989, **298**:1594-1595.
28. **Murray S et al.** Study of dietetic knowledge among members of the primary health care team. *British Journal of General Practice,* 1993, **43**:229-231.
29. **Hiddink GJ et al.** Nutrition guidance by primary-care physicians: perceived barriers and low involvement. *European Journal of Clinical Nutrition,* 1995, **49**:842-851.
30. **Crawford D, Worsley A.** Dieting and slimming practices of South Australian women. *Medical Journal of Australia,* 1988, **148**:325-328.
31. **Gray J, ed.** *Nutrition in medical education. Report of the British Nutrition Foundation's Task Force on Clinical Nutrition.* London, British Nutrition Foundation, 1983.
32. **Royal Society of Medicine Forum on Food and Health.** Teaching nutrition tomedical students. *Journal of the Royal Society of Medicine,* 1988, **81**:176-178.
33. **Campbell LV, Welborn TA.** Current teaching about obesity in Australian universities. *Medical Journal of Australia,* 1994, **160**:583-584.
34. **Orleans CT et al.** Health promotion in primary care: a survey of US family practitioners. *Preventive Medicine,* 1985, **14**:636-647.
35. **Cade J, O'Connell** S. Management of weight problems and obesity: knowledge, attitudes and current practice of general practitioners. *British Journal of General Practice,* 1991, **41**:147-150.
36. **Blumberg P, Mellis LP.** Medical students' attitudes toward the obese and the morbidly obese. *International Journal of Eating Disorders,* 1985, **4**:169-175.
37. **Price JH et al.** Pediatricians' perceptions and practices regarding child hood obesity. *American Journal of Preventive Medicine,* 1989, **5**:95-103.
38. **Wiese HJ et al.** Obesity stigma reduction in medical students. *International Journal of Obesity and Related Metabolic Disorders,* 1992, **16**:859-868.
39. **Oberrieder H et al.** Attitudes of dietetic students and registered dietitians towards obesity. *Journal of the American Dietetic Association,* 1995, **95**:914-916.
40. **Hauner H, Köster I, von Ferber L.** Frequency of "obesity" in medical records and utilization of out-patient health care by "obese" subjects in Germany. An analysis of health insurance data. *International Journal of Obesity and Related Metabolic Disorders,* 1996, **20**:820-824.

41. **Hopper D, Barker ME.** Dietary advice, nutritional knowledge and attitudes towards nutrition in primary health care. *Journal of Human Nutrition and Dietetics,* 1995, **8**:279-286.
42. **Hoppé R, Ogden J.** Practice nurses' beliefs about obesity and weight related interventions in primary care. *International Journal of Obesity and Related Metabolic Disorders,* 1997, **21**:141-146.
43. **Jones F.** *An investigation of the current practices and opinions of dietitians in the dietary treatment of obesity.* [B.Sc. Honours project.] Edinburgh, Queen Margaret College, 1994.
44. **Brink PJ.** Challenging commonly held beliefs about obesity. *Clinical Nursing Research,* 1992, **1**:418-429.
45. **Bitzen PO et al.** Efficacy of dietary regulation in primary health care patients with hyperglycaemia detected by screening. *Diabetic Medicine,* 1988, **5**:640-647.
46. **Kopelman P, Keable-Elliott D.** An inner city district diabetic care scheme. *Diabetic Medicine,* 1990, **7**:558-560.
47. **Hoskins PL et al.** Sharing the care of diabetic patients between hospital and general practitioners; does it work? *Diabetic Medicine,* 1992, **10**:81-86.
48. **Richman RM et al.** A shared care approach in obesity management: the general practitioner and a hospital based service. *International Journal of Obesity and Related Metabolic Disorders,* 1996, **20**:413-419.
49. **Häkkinen U.** The production of health and the demand for health care in Finland. *Social Science and Medicine,* 1991, **33**:225-237.
50. **Seidell J, Deerenberg I.** Obesity in Europe: prevalence and consequencefor use of medical care. *Pharmaco Economics,* 1994, **5**(Suppl. 1):38-44.
51. *Food safety issues: guidelines for strengthening a national food safety programme.* Geneva, World Health Organization, *1996* (unpublished document WHO/FNU/FSU/96.2; available on request from Food Safety,World Health Organization, 1211 Geneva 27, Switzerland).
52. *Promoting appropriate diets and healthy lifestyles: a theme paper prepared for the International Conference on Nutrition.* Rome, Food and Agriculture Organization of the United Nations, 1992 (unpublished document PREPCOM/ICN/92/INF/1O, available on request from Department of Nutritionfor Health and Development, World Health Organization, 1211 Geneva 27, Switzerland).
53. *Nutrition and development: a global assessment.* Geneva, World Health Organization, 1992 (unpublished document ICN/92/INF/5, available on request from Department of Nutrition for Health and Development, World Health Organization, 1211 Geneva 27, Switzerland).

9. Prevenção e controle de sobrepeso e obesidade nas populações: uma abordagem de saúde pública

9.1 Introdução

A obesidade é um problema de saúde pública e deve, portanto, ser visto numa perspectiva de população ou comunidade. Os problemas de saúde que afetam o bem-estar de uma proporção maior da população não tendem a ser eficazmente controlados por estratégias nas quais a ênfase está sobre os indivíduos. A ação de saúde pública baseia-se no princípio de que promover e proteger a saúde da população requer uma abordagem integrada abrangendo medidas ambientais, educacionais, econômicas, técnicas e legislativas, juntamente com um sistema de cuidado de saúde orientado para a detecção precoce e controle da doença.

Uma abordagem de saúde pública para a obesidade contrasta com o *status* de peso da população como um todo, em contraste com as intervenções que lidam exclusivamente com os fatores que influenciam a gordura corpórea dos indivíduos. Em muitos países desenvolvidos e em desenvolvimento, minorias desprivilegiadas têm que suportar o pesado encargo de níveis de obesidade maiores do que a média. Dessa forma, os esforços para sanar as desigualdades no estado de saúde como um dos principais objetivos da saúde pública devem considerar as causas que tornam determinados grupos mais vulneráveis ao ganho de peso.

Esta seção aborda a necessidade de desenvolver estratégias baseadas na população, atacando os fatores ambientais e sociais identificados na Seção 7 e envolvidos no desenvolvimento da obesidade. Esta é a área principal na prevenção eficaz da epidemia global da obesidade. Os temas-chave incluem:

- A obesidade é um grande problema de saúde pública global, devendo ser abordada sob o ponto de vista da saúde pública.
- Conforme já foi mencionado, uma abordagem de saúde pública à obesidade se concentra no *status* de peso da população como um todo, em contraste com outras intervenções que lidam exclusivamente com fatores que influenciam a gordura corpórea.
- À medida que o IMC médio de uma população aumenta além de 23, a prevalência de obesidade naquela população aumenta numa faixa ainda mais rápida. Uma faixa de IMC médio da população de 21 a 23 é considerada ótima sob o ponto de vista de minimizar o nível de obesidade; as populações adultas em países em desenvolvimento tendem a se beneficiar mais de um IMC médio de 23, enquanto aquelas em sociedades afluentes com estilos de vida mais sedentários tendem a se beneficiar mais de um IMC médio de 21.
- As estratégias de saúde pública apropriadas para lidar com a obesidade devem ter o propósito tanto de melhorar o conhecimento da popu-

lação sobre obesidade e seu tratamento como reduzir a exposição da comunidade a um ambiente que promova a obesidade.

- As intervenções em saúde pública com o propósito de prevenir o desenvolvimento da obesidade devem ter duas prioridades: (1) aumentar os NAF; e (2) melhorar a qualidade da dieta disponível na comunidade. As abordagens adotadas dependerão da população e, especialmente, de suas circunstâncias econômicas.
- No passado, os programas de intervenção em saúde pública tiveram sucesso limitado ao lidar com taxas crescentes de obesidade, apesar dos resultados de alguns "programas de estilo de vida" em todo o país serem encorajadores. Entretanto, poucos programas se concentraram na obesidade como uma conseqüência principal ou tentaram se dirigir às influências ambientais.
- As iniciativas atuais de prevenção da obesidade precisam ser avaliadas, suas limitações reconhecidas e seus projetos melhorados. As lições aprendidas nas campanhas de saúde pública sobre outros temas podem ser utilizadas para aprimorar as campanhas de saúde pública sobre obesidade.
- A prevenção e o controle da obesidade não são unicamente responsabilidades dos indivíduos, suas famílias, profissionais de saúde ou organizações de serviço de saúde; é necessário um compromisso de todos os setores da sociedade.
- As estratégias de saúde pública que pretendem melhorar a prevenção e o controle da obesidade devem ter como objetivo produzir um ambiente que apóie hábitos alimentares melhorados e maior atividade física por toda a comunidade. Ações apropriadas precisam ser realizadas para alterar o planejamento urbano, políticas de transporte, leis, regulamentações e currículos escolares, fornecer os incentivos econômicos necessários, introduzir padrões alimentares, promover a saúde, a educação e a produção familiar de alimentos. A prioridade deve ser dada à ação de saúde pública em países em desenvolvimento e recém-industrializados para melhorar as condições de vida de todos os setores da sociedade, em especial dentro das populações aborígenes ou nativas, as quais são freqüentemente negligenciadas.

9.2 Intervindo no nível populacional

A importância da ação de saúde pública no controle de doenças infecciosas é amplamente aceita, mas ainda há algum ceticismo com relação à aplicabilidade desta abordagem no controle de DNT como DAC e obesidade. O mérito das intervenções no nível populacional foi questionado por alguns observadores porque todos os membros da comunidade podem ser aconselhados ou obrigados a fazer alterações em seu estilo de vida para lidar com um problema que atualmente afeta apenas alguns deles (1, 2). Contudo, se a ligação entre os níveis médios e extremos de gordura corpórea dentro de uma população (Fig. 9.1) for compreendida, a importância das intervenções no nível populacional na obesidade pode ser apreciada, especialmente porque a maioria da população adulta nas sociedades industrializadas é afetada pelo ganho de peso em excesso.

9.2.1 Relação entre o IMC populacional médio e o nível de obesidade

A classificação de obesidade como um IMC maior ou igual a 30 (Seção 2) é puramente arbitrária. Ela indica que os riscos de saúde são grandemente aumentados acima deste nível de gordura corpórea, mas não que os indivíduos com IMC abaixo deste nível são isentos de tais riscos. Na realidade, a população não consiste em dois grupos distintos, os obesos e os não obesos. A distribuição de gordura corpórea dentro de uma população varia de abaixo do peso a peso normal até muito obeso e os riscos de morbidade e mortalidade associadas começam em níveis relativamente baixos de IMC.

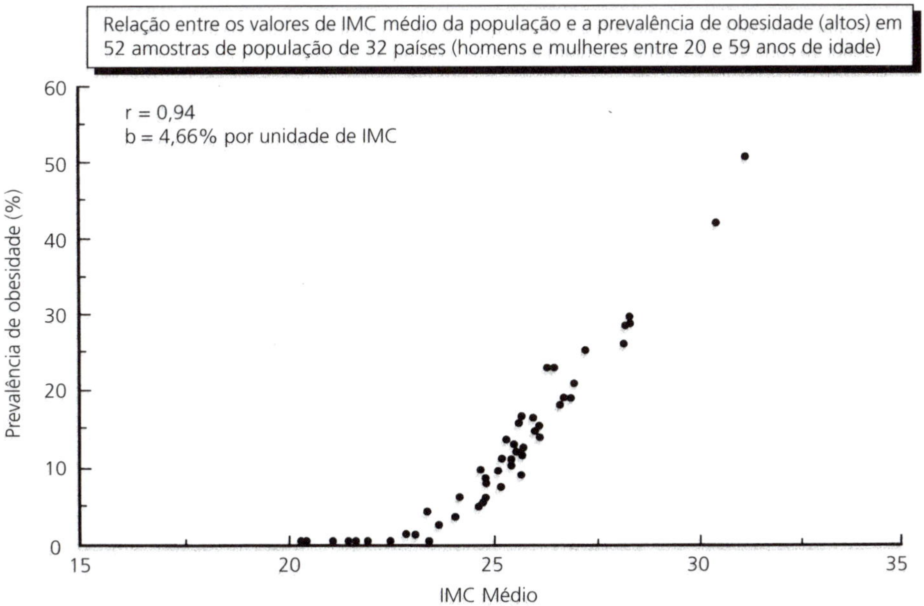

FIGURA 9.1
Relação entre o IMC médio e a prevalência de obesidade em uma população[a]

Os dados de peso corpóreo médio da população de 52 comunidades no International Cooperative Study on the Relation of Blood Pressure to Electrolyte Excretion in Populations (INTERSALT) são marcados no gráfico com relação à prevalência de obesidade (%); a curva mostra a relação clara entre eles.

[a] Adaptado da referência 3. Esta figura foi publicada pela primeira vez em: Intersalt: an international study of electrolyte excretion and blood pressure. Results for 24 hour urinary sodium and potassium excretion. *British Medical Journal*, 1988, **297**:319-328. Reproduzido com a permissão do *British Medical Journal*.

A análise de Rose (3) do Estudo Cooperativo Internacional sobre a Relação da Pressão Sangüínea e Excreção de Eletrólito em Populações (INTERSALT) – *International Cooperative Study on the Relation of Blood Pressure to Eletrolyte Excretion in Populations* em vários países fornece uma avaliação útil dos dados de peso corpóreo de 52 comunidades. Nesse estudo, descobriu-se que as variações na distribuição de IMC em diferentes populações adultas podem ser previstas pelo IMC médio da população. Quando o IMC médio da população for 23 ou menor há poucos, se houver, indivíduos com IMC maior que 30. À medida que a distribuição de IMC da comunidade muda para a direita (isto é, o IMC médio aumenta), há maior distorção dos dados e um achatamento da curva (Fig. 9.2). O resultado é um número maior de indivíduos na população cujo IMC excede 30.

Contudo, talvez seja mais significativo o aumento na proporção de adultos classificados como obesos, que ocorre numa taxa ainda mais rápida do que o aumento no IMC médio. Rose descobriu um aumento de 4,66% na prevalência de obesidade para cada aumento de uma única unidade no IMC médio da população acima de 23, resultando numa forte correlação

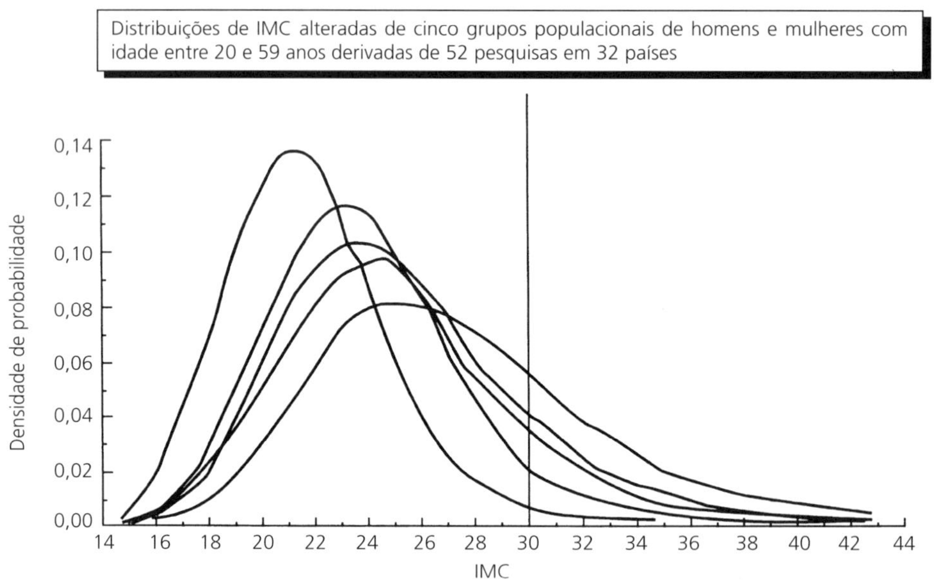

FIGURA 9.2
Distribuição de IMC distorcido com o IMC médio crescente da população[a]

Os dados do estudo INTERSALT mostram que, à medida que o IMC médio da população aumenta, o nível de obesidade aumenta numa taxa ainda mais rápida em função da distorção para os IMC mais elevados. As intervenções de saúde pública procuram prevenir esta alteração para cima no IMC médio da população.

[a] Adaptado da referência 3. Esta figura foi publicada pela primeira vez em: Intersalt: an international study of electrolyte excretion and blood pressure. Results for 24 hour urinary sodium and potassium excretion. *British Medical Journal*, 1988, **297**:319-328. Reproduzido com permissão do *British Medical Journal*.

entre o IMC adulto médio de uma população e a proporção de adultos com obesidade (Fig. 9.1). No Reino Unido, entre 1980 e 1993, o IMC médio aumentou de 24,3 para 25,9 em homens e de 23,9 para 25,7 em mulheres. Neste mesmo período, as taxas de sobrepeso aumentaram em um terço, enquanto as de obesidade dobraram. Isto implica que aumentos adicionais no IMC médio tendem a resultar em elevações mais dramáticas nas taxas de obesidade.

Acredita-se que, para a prevenção eficaz da obesidade, deve-se enfatizar a prevenção de uma elevação no IMC médio da comunidade. Concentrar esforços para prevenir e controlar a obesidade em pessoas com problemas de peso existentes (indivíduos na extremidade direita da distribuição na Fig. 9.2) fará pouco para prevenir a ocorrência de novos casos de obesidade.

9.2.2 IMC da população ideal

O IMC médio ideal para uma população tende a variar com as condições ambientais, por exemplo, o estado do mercado de trabalho e a possibilidade de fome, que diferem entre os países desenvolvidos e em desenvolvimento, assim como entre as áreas urbana e rural. Por exemplo, há diferenças substanciais entre o estado nutricional e o IMC médio das comunidades urbanas e rurais chinesas e indianas, que refletem diferentes circunstâncias econômicas e ambientais.

Os perigos estão associados tanto ao peso abaixo do normal (isto é, IMC menor que 18,5) quanto ao sobrepeso (isto é, IMC maior ou igual a 25). O peso abaixo do normal é uma grande preocupação em países em desenvolvimento e em áreas rurais porque a capacidade de trabalho é reduzida quando o IMC é inferior a 18,5 (4). Dessa forma, estudos epidemiológicos de conjuntos de dados nacionais sugerem que desenvolver um IMC populacional ideal exigirá algo entre os dois extremos. Se o propósito for minimizar o número de adultos em uma comunidade com IMC maior ou igual a 30 (Fig. 9.2) e o de adultos abaixo do peso com IMC menor que 18,5, o IMC ideal é cerca de 23. Na realidade, a probabilidade de uma prevalência crescente de obesidade aumenta marcadamente acima de um IMC médio de 23. Entretanto, se o propósito for limitar a extensão do sobrepeso pela minimização da proporção da população com um IMC maior ou igual a 25 e houver menos preocupação sobre a limitação do número de adultos com IMC menor que 18,5, um IMC médio de 21 é o ideal (5).

Em países industrializados, há evidências de que um IMC na parte inferior da variação normal está associado a melhores prognósticos de saúde (6). Contudo, em países em desenvolvimento, um IMC menor que 18,5 não é eletivo para sustentar um trabalho agrícola prolongado e intensivo (4).

Uma variação média de IMC de 21 a 23 parece razoável. Os adultos em países em desenvolvimento se beneficiam mais de um IMC médio de 21 a 23 e aqueles de sociedades prósperas com estilos de vida mais sedentários podem estar melhor com um IMC médio de 21. As estratégias nacionais podem precisar objetivar uma melhora no estado de peso de crianças e adultos abaixo do peso em comunidades rurais (IMC-alvo médio de 23) e simultaneamente na limitação do estabelecimento do ganho de peso excessivo nas comunidades urbanas (cujo IMC-alvo médio pode ser apenas 21).

9.2.3 *As abordagens baseadas nas populações para prevenir ganho de peso levarão a níveis aumentados de peso abaixo do normal e distúrbios alimentares?*

Existe a preocupação de que as estratégias que objetivam a manutenção ou redução do IMC médio de toda a população possam resultar em um aumento nos níveis de indivíduos com peso abaixo do normal e distúrbios alimentares na comunidade (7, 8). A análise de Rose (3) tende a sugerir que as populações com menor IMC médio possuem taxas maiores de indivíduos abaixo do peso e que a mudança da distribuição do IMC da população para baixo pode resultar em um aumento no número de indivíduos abaixo do peso. Contudo, deve-se lembrar que os dados do estudo INTERSALT utilizados na análise de Rose incluíram alguns dos países nos quais a desnutrição continua sendo um problema significativo. Isto é especialmente relevante para o quintil mais baixo na Figura 9.2. A redução do IMC médio populacional não resultará necessariamente em um aumento na proporção da população classificada como peso abaixo do normal ou em um aumento da incidência de distúrbios alimentares. Os países que atualmente exibem a mais alta incidência de distúrbios de alimentação também possuem os mais altos IMC médios da população. Há indicações de que a realização de dietas está associada a um risco aumentado de distúrbios de alimentação (9), de modo que as estratégias no nível da comunidade com o propósito de prevenir o ganho de peso em toda a população devem ser cuidadosas para não causar o desenvolvimento de distúrbios de alimentação associados aos programas de perda de peso para os indivíduos (10).

9.3 Estratégias de intervenção em saúde pública

Em geral, dois tipos de estratégias de intervenção em saúde pública podem ser utilizados para atacar a obesidade: aquelas com propósito de aprimorar o conhecimento e as habilidades de indivíduos em uma comunidade e aquelas que objetivam reduzir a exposição de populações às causas ambientes subjacentes da obesidade.

9.3.1 *Melhorando o conhecimento e habilidades da comunidade*

Até o momento, virtualmente todas as intervenções de saúde pública com o propósito de controle da obesidade numa população foram baseadas numa abordagem individual. Elas geralmente contaram com mídia de massa, intervenções nos locais de trabalho, programas e currículos com base escolar, treinamento de habilidades em clubes e centros de comunidade e projetos para alcançar uma audiência ampla de modo a fornecer informações e promover a mudança de comportamento.

Enquanto as estratégias que visam melhorar o conhecimento e as habilidades da comunidade produziram resultados impressionantes no trato com muitos problemas de saúde pública, isto não aconteceu em relação à obesidade. Esta pode ser a causa pela qual a manipulação da dieta para prevenir problemas de saúde pública não induza as mesmas respostas adaptativas fundamentais na alimentação como se vê quando crianças e adultos são subalimentados em termos de energia. As comunidades já estão geralmente bem conscientes dos problemas associados à obesidade e muitos indivíduos estão tentando ativamente controlar seu peso. As taxas de participação neste tipo de programa de controle da obesidade são usualmente altas e muitos têm sucesso na redução de seu peso em curto prazo. Não obstante, há geralmente um impacto menor no IMC médio global da comunidade e um efeito negligente sobre a prevalência de obesidade, de modo que as estratégias preventivas são obviamente de grande importância.

9.3.2 *Reduzindo a exposição da população a um ambiente promotor de obesidade*

Uma estratégia mais eficaz para lidar com o problema de saúde pública da obesidade poderia parecer uma das que vão além da educação e lidam, em primeiro lugar, com os fatores ambientais e sociais que induzem o comportamento promotor de obesidade dos indivíduos dentro de uma população (ver Fig. 7.1). Dessa maneira, pode ser possível reduzir a exposição de toda a população aos fatores sociais que promovem a obesidade, tais como a tentação persistente de consumir alimentos com alto teor de gordura e a conveniência de um estilo de vida sedentário. Infelizmente, contudo, tais estratégias permanecem relativamente inexploradas.

9.4 Intervenções prioritárias

Independentemente do tipo de estratégia de intervenção empregada para atacar a obesidade no nível populacional, duas intervenções prioritárias para prevenir o desenvolvimento de obesidade foram identificadas neste relato: níveis crescentes de atividade física e melhora na qualidade da dieta. As abordagens adotadas para atingir estes objetivos dependerão das circunstâncias da população e, em particular, da situação econômica. Assim, em países em desenvolvimento, o principal objetivo da intervenção para promover atividade física deve ser prevenir a redução em tal atividade que usualmente acompanha o desenvolvimento econômico. Em países prósperos, contudo, o principal objetivo será desencorajar os padrões já existentes de comportamento sedentário. Da mesma maneira, quando se considerar a melhora dietética, a introdução de alimentos densos em energia em substituição às dietas tradicionais nutricionalmente adequadas deve ser desencorajada em países em desenvolvimento, enquanto o já alto consumo de dietas de alto teor de gordura e densas em energia deve ser reduzido nas áreas desenvolvidas. A avaliação das intervenções é crucial.

9.4.1 *Aumentando a atividade física*

As intervenções com o propósito de aumentar os NAF da comunidade são importantes para prevenir futuros aumentos no IMC médio de uma população. Tais intervenções precisam levar em consideração:

- Aumentar os NAF da comunidade gera numerosos benefícios para a saúde da população, além de prevenir futuros aumentos no IMC médio; por exemplo, um risco reduzido de NIDDM, DAC e certos tipos de câncer.
- Os aumentos a longo prazo na atividade física tendem a ser atingidos por meio de mudanças ambientais que aumentam ou mantêm a atividade diária eventual e aquisições de lazer de baixa intensidade ao invés de encorajar exercício vigoroso ocasional. Deve-se enfatizar a promoção de atividade física de intensidade relativamente baixa e longa duração, a qual pode ser convenientemente incorporada na vida diária (ver Quadro 7.2). Os exemplos populares de atividade física desse tipo incluem levar o cachorro para passear, jardinagem, dança, ciclismo, trabalhos caseiros e natação. Caminhar em locais reservados para pedestres ao invés de depender do carro e garantir que algum trabalho seja feito em pé ao invés de ficar sentado ajudará a aumentar a atividade diária.
- O exercício também deve ser encorajado, mas não deve ser apresentado como um esforço físico que requer exigências excessivas, envolvendo rotinas entediantes e/ou equipamento caro.
- A atividade deve ser agradável para encorajar sua regularidade e desencorajar o comportamento sedentário.
- Há evidências de que as crianças fisicamente ativas permanecem ativas na vida adulta, de modo que encorajar as crianças pequenas a participarem de várias atividades pode ser especialmente importante.

9.4.2 *Melhorando a qualidade da dieta*

As intervenções com o propósito de melhorar a qualidade da dieta precisam levar em consideração os seguintes temas importantes relacionados à densidade de energia dietética e proporções nutriente/energia:

- A principal preocupação associada à alimentação de lactentes e crianças pequenas é garantir que elas consumam energia suficiente. A densidade de energia das dietas tradicionais com freqüência aumenta pela adição de óleo vegetal (tomando cuidado para não distorcer a proporção proteína/energia). Crianças com menos de 2 anos de idade devem ser excluídas de quaisquer intervenções projetadas para reduzir as ingestões nacionais de gordura em países industrializados.
- Também é importante assegurar que a proporção nutriente/energia da dieta seja adequada, especialmente em crianças que podem estar em risco de deficiência de micronutrientes. As baixas proporções de nutriente/energia podem se tornar um problema particular quando o teor de energia das dietas é aumentado pela adição de gordura e carboidrato refinado.
- É incomum que a deficiência de energia se eleve em adultos simplesmente porque eles não consigam ingerir volume suficiente de alimento. Um problema mais sério é o consumo excessivo de dietas densas em energia, ricas em gordura e produtos altamente refinados e pobres em fibras, as quais promovem consumo excessivo e ganho de peso, em especial quando consumidas por indivíduos relativamente inativos.

É necessário cuidado, portanto, quando se examina tanto o conteúdo de energia quanto a proporção nutriente/energia das dietas. Deve-se levar em consideração o grupo etário-alvo nessas estratégias de promoção de saúde, assim como os constituintes dietéticos normais disponíveis para elas. Quando as dietas são baseadas essencialmente nos alimentos locais indígenas não refinados e contêm uma proporção adequada de cereais, legumes, vegetais e proteínas animais disponíveis, há menor probabilidade de que o conteúdo de energia ou suas proporções de nutriente/energia sejam inadequadas. Ainda é difícil identificar as variações ideais da proporção nutriente/energia e conteúdo energético para crianças pequenas e as proporções e densidades correspondentes para crianças mais velhas e adultos.

Para informações sobre os programas de nutrição nacionais da Finlândia e da Noruega, ver adiante.

9.4.3 *Medidas para avaliação de programas de prevenção da obesidade*

O propósito da prevenção da obesidade é cessar o aumento na obesidade ou reduzir o número de casos novos desta doença numa população. Isto só pode ser atingido se os aumentos no IMC médio da população forem prevenidos.

De um ponto de vista puramente científico, as medidas mais precisas na avaliação de programas de prevenção de obesidade são alterações no IMC populacional médio ou na incidência de obesidade. Entretanto, em termos práticos, a incidência raramente é estimada e as autoridades de saúde pública não tendem a aceitar alterações de porcentagem muito pequenas num IMC médio como um indicador significante de melhora de saúde pública.

No presente, as taxas de prevalência de obesidade e suas co-morbidades são as medidas mais comumente utilizadas do sucesso ou fracasso de intervenções com o propósito de controlar a obesidade. Entretanto, elas possuem várias limitações sérias quando utilizadas isoladamente. Primeiro, é improvável que a prevalência de obesidade dentro de uma população diminua a curto prazo; a perda de peso não é fácil e é irreal esperar que muitas pessoas obesas reduzam peso suficiente para deixarem de ser classificadas como obesas. Em segundo lugar, costuma passar um longo tempo antes que alterações ambientais, sociais e comportamentais adequadas sejam refletidas no *status* de peso da população. Em terceiro lugar, as estimativas da prevalência e tendências da obesidade com freqüência não são confiáveis porque amostras de pequeno tamanho reduzem sua precisão. Finalmente, a etiologia multifatorial das co-morbidades da obesidade limita o uso de suas taxas de prevalência como medidas de resultado para avaliar os programas de prevenção da obesidade porque as alterações na prevalência destas condições podem ocorrer independentemente do *status* de peso da população; por exemplo, reduções nas taxas de DAC foram atingidas como resultado das reduções na hipertensão e fumo.

Um indicador de resultado mais prático e útil para avaliar a prevenção da obesidade seria combinar a avaliação das alterações na prevalência de sobrepeso (IMC maior ou igual a 25) com indicadores a curto prazo, como medidas padronizadas de alteração dietética e de NAF. De fato, as estimativas de prevalência de sobrepeso refletem a distribuição de peso na população melhor do que as estimativas de prevalência de obesidade e são mais fáceis de estimar precisamente, em especial em países em desenvolvimento com taxas muito baixas de obesidade. Elas também são responsáveis por uma proporção significante de riscos para a saúde associados ao excesso de peso e gordura corpórea. A avaliação de um IMC populacional médio e alterações na prevalência de obesidade também são desejáveis.

9.5 Resultados de programas de saúde pública para o controle da obesidade

Até o momento, não há programas de saúde pública bem avaliados e adequadamente organizados com o objetivo de controle ou prevenção da obesidade no nível populacional. Uma série de países desenvolveu recentemente estratégias de estilo de vida que enfatizam o controle de peso mas, exceto em Cingapura, elas não consistiram em experiências controladas e, portanto, não tendem a fornecer qualquer evidência definitiva de seu impacto. Os melhores exemplos de tais experiências são os programas de prevenção de DAC para toda a comunidade que incluíram uma redução no IMC como um dos resultados mensuráveis.

De modo alternativo, alguns programas focalizaram aqueles fatores identificados como importantes no desenvolvimento da obesidade, a saber: atividade física e qualidade da dieta. Entretanto, é discutível quanto pode ser deduzido dos resultados de tais programas na medida em que o potencial de estratégias de saúde pública para controlar o peso está sendo considerado.

9.5.1 *Programas de saúde pública em todo o país*

No momento, pouquíssimos países possuem uma política ou estratégia nacional extensiva para toda a população para lidar especificamente com o problema de sobrepeso e obesidade, apesar de relatos produzidos numa série de países, tais como Austrália (11), Canadá (12) e Reino Unido (13), terem indicado que isto é necessário para abordar a obesidade eficazmente. Cingapura é um país que foi capaz de atingir um grau de sucesso no combate à obesidade por intermédio de um sistema de programas de estilo de vida saudáveis coordenados voltados a grupos-alvo específicos na população. O governo de Cingapura possui uma estratégia geral que é traduzida em programas que cobrem todos os estágios da vida, incluindo crianças em idade pré-escolar, crianças em idade escolar, jovens e adultos. Tais programas contam com a entrada da comunidade em seu estabelecimento e controle (14). Os resultados recentes dos programas Trim and Fit (ver a seguir) são promissores, tendo as taxas de obesidade caído entre estudantes do ensino fundamental, médio e início do curso superior (15).

O programa Trim and Fit foi lançado em 1992 e é dirigido para todas as crianças em idade escolar de Cingapura. Ele combina alterações progressivas de nutrição escolar e educação sobre nutrição com atividade física regular em escolas. O programa é apoiado por treinamento especializado para diretores de escola, professores e cantineiros, assim como pelo fornecimento de equipamentos para melhora na merenda e atividade física. Um programa de monitoramento nacional para avaliar a aptidão física e *status* de peso também faz parte desta iniciativa (16). Os resultados recentes indicam que o número de crianças que completam de maneira bem-sucedida os testes de aptidão está aumentando anualmente e que as taxas de obesidade caíram de 14,3% em 1992 para 10,9% em 1995 para os estudantes do ensino fundamental, de 14,1% para 10,9% para os estudantes do ensino médio e de 10,8% para 6,1% para os estudantes dos dois primeiros anos da universidade (15). Contudo, deve-se observar que este declínio nas taxas de obesidade pode ter sido exagerado de alguma maneira em virtude das novas normas de peso e estatura introduzidas pelo Ministério da Saúde em 1993.

9.5.2 *Programas de prevenção de DAC para toda a comunidade*

Durante os últimos 20 anos, vários programas de intervenção de grande escala, bem financiados, voltados para a comunidade, com a intenção de prevenir DAC foram realizados, com o propósito de reduzir o nível de uma série de fatores de risco, inclusive tabagismo, pressão sangüínea elevada, colesterol sangüíneo elevado e obesidade. A avaliação em profundidade desses programas e de seus resultados mostrou consistentemente que a obesidade é mais difícil de controlar que qualquer outro fator de risco, conforme indicado pelos cinco seguintes programas:

- O *Stanford Three Community Project* (17) e o *Stanford Five City Study* (18). Em ambos os estudos, a mídia de massa e a educação de saúde de amplitude da comunidade foram utilizadas para aumentar a percepção e o conhecimento de DAC e ensinar as habilidades necessárias para a alteração de comportamento apropriada para reduzir o risco de DAC (19). Em ambos os projetos, a redução de peso e a atividade física aumentada foram vistas como métodos para facilitar a redução de fatores de risco ao invés de resultados por si mesmos. O Three Community Project original foi bem-sucedido na prevenção de ganho de peso em grupos em tratamento. No Five City Study, o ganho de peso nas comunidades de intervenção foi significativamente menor do que em comunidades-controle (0,57kg comparado a 1,25kg) durante 6 anos. Entretanto, os resultados de repetidas pesquisas de grupos coorte de intervenção e controle não mostraram diferenças na taxa de ganho de peso. Não obstante, ambos os estudos mostraram melhoras consideráveis nas taxas de pressão sangüínea, colesterol e tabagismo.
- O *Programa Minnesota Heart Health*. Este foi um programa de intervenção de DAC relativamente malsucedido, conduzido durante 7 anos em 6 comunidades comparadas (rurais, urbanas e suburbanas). As estratégias utilizadas foram similares àquelas empregadas nos estudos de Stanford, mas o programa foi incapaz de reproduzir as melhoras nos fatores de risco de DAC. Contudo, esta intervenção foi conduzida num momento em que houve tendências seculares marcantes para baixo no DAC nestas comunidades. A intervenção de 7 anos teve pouco impacto sobre a obesidade. Na realidade, o IMC mostrou um forte aumento secular apesar de programas de controle de peso inovadores, tais como aulas de educação do adulto, um programa de controle de peso no local de trabalho, a perda de peso por curso por correspondência e um programa de prevenção de ganho de peso (20).

- *Projeto North Karelia.* Iniciada em 1972 na Carélia do Norte, uma província no leste da Finlândia (21), esta intervenção foi realizada por intermédio de mídia de massa educacional, programas no local de trabalho e em escolas, mas incluía participação mais ampla da comunidade no desenvolvimento e execução dos projetos. Planejou-se integrar o programa nos serviços e infra-estrutura da comunidade existentes ou recém-criados. Além disso, várias medidas de saúde pública, ambientais, estruturais e legislativas tornaram os comportamentos saudáveis mais fáceis de serem adotados. Não obstante as reduções consideráveis nos fatores de risco de DAC, que ainda estavam declinando em 1992 (22), o IMC médio e o nível de obesidade permaneceram similares durante todo o projeto e as tendências similares foram observadas desde sua conclusão (23).
- *Ilhas Maurício.* Em 1987, um projeto de intervenção DNT foi iniciado pelo governo das ilhas Maurício após uma pesquisa na população revelar altos níveis de NIDDM e hipertensão e níveis moderadamente altos de DAC. Iniciou-se um programa intensivo de prevenção de amplitude da comunidade, empregando extensivamente mídia de massa, comunidade, atividades de saúde sobre educação na escola e local de trabalho, assim como medidas fiscais e legislativas desenvolvidas para incentivar dieta saudável, aumento na prática de exercícios, interrupção do tabagismo e ingestão reduzida de álcool. Após 5 anos houve diminuições significativas na prevalência de hipertensão, fumo e consumo excessivo de álcool, uma redução considerável nos níveis médios de colesterol da população e uma melhora na atividade física moderada de lazer. Entretanto, os níveis de sobrepeso (IMC de 25 a 30) e obesidade (IMC maior ou igual a 30) aumentaram em 33% e 56%, respectivamente, em homens e em 19% e 46%, respectivamente, em mulheres (24).

As seguintes possíveis razões para os programas de intervenção de DAC de amplitude da comunidade serem desapontadores em termos de obesidade e controle de peso foram sugeridos por Jeffery (20):

- A principal ênfase dos programas foi sobre o risco de DAC e não obesidade. A redução de peso foi vista geralmente como um método para facilitar a redução do fator de risco ao invés do resultado em si.
- As tendências seculares rapidamente crescentes no peso podem ter ultrapassado quaisquer efeitos das intervenções com o propósito de frear a elevação.
- Os poderosos fatores sociais e ambientais promotores da obesidade se desenvolveram rapidamente em muitas sociedades durante as últimas décadas e os programas de intervenção podem não ter sido fortes o bastante ou bem coordenados o suficiente para superá-los.
- As intervenções podem não ter atingido uma proporção grande o suficiente da comunidade para ter um impacto sobre o estado de peso da população como um todo. Em muitas comunidades, uma grande por-

centagem já está preocupada com o peso e tentando controlá-lo, de modo que até intervenções intensivas podem não aumentar o número de pessoas que participam ativamente dos programas de controle de peso.

- As intervenções podem ter tido o propósito de fazer muitas alterações de uma só vez (por exemplo, redução dos níveis de colesterol, controle da pressão sangüínea, aumento da atividade física, parar de fumar, etc.). A pesquisa de promoção de saúde mostrou que as campanhas com um objetivo mais limitado são com freqüência mais eficazes no estímulo da alteração de comportamento do que aquelas que procuram ocasionar alteração simultânea em vários comportamentos (25, 26).

9.5.3 Programas que objetivam fatores importantes no desenvolvimento da obesidade

Programas por todo o país com o objetivo de aumentar a atividade física – Inatividade física e comportamento sedentário foram identificados como dois importantes fatores que contribuem para o desenvolvimento de sobrepeso e obesidade (Seção 7). Os níveis crescentes de atividade física de amplitude da comunidade, portanto, poderiam parecer importantes na prevenção de aumentos futuros no IMC médio de toda a população, além de terem numerosos outros efeitos benéficos potenciais sobre sua saúde.

Uma revisão de King (27) identificou apenas alguns programas bem avaliados e verdadeiramente completos de amplitude da comunidade que objetivam aumentar os NAF. Tais programas usualmente envolveram uma série de intervenções que tinham como alvo diferentes segmentos da população (por exemplo, provedores de cuidados de saúde, o idoso, adultos em geral), utilizaram uma variedade de canais (imprensa e radiodifusão, instruções em comunicação direta) e foram baseados em uma série de estabelecimentos diferentes (vizinhanças, locais de trabalho, escolas). Entretanto, o grau de integração dessas diferentes intervenções para atingir toda a população variou grandemente entre os programas. A avaliação do sucesso de quaisquer dessas intervenções foi dificultada por problemas associados à avaliação objetiva da atividade física, pela falha em definir os componentes da atividade física claramente e pela falta de objetivos precisos em termos de aumento esperado na atividade.

A evidência de uma série de programas de prevenção de DAC de amplitude da comunidade sugere que a intervenção intensiva pode aumentar a participação na atividade física, pelo menos a curto prazo. Esta conclusão é confirmada pelos resultados de uma recente campanha de abrangência nacional para aumentar a atividade física na Austrália. A
ıanha, chamada "Exercise – make it part of your day" (Exercício –
o uma parte de seu dia) mostrou um aumento considerável no ní-
e caminhada entre uma amostra da comunidade e a prontidão au-

mentada de se submeter a exercício adicional (28). Essas melhoras ocorreram em todas as classes sociais e foram mais marcantes nos idosos. No entanto, uma segunda campanha, "Exercise – take another step" (Exercício – tome uma outra providência), introduzida 1 ano após numa tentativa de repetir o sucesso da primeira, não foi capaz de demonstrar quaisquer melhoras adicionais nos níveis de atividade ou voluntariedade para participar (29).

Apesar das melhoras atingidas pelos programas de amplitude da comunidade para aumento de atividade física tenderem a ser apenas de curta duração, elas sugerem que a participação na atividade física pode ser aumentada por tais programas. Algumas das limitações dos programas de prevenção de DAC na amplitude da comunidade discutidas anteriormente são igualmente aplicáveis aos programas com a intenção de aumentar a atividade física. Com muito poucas exceções, a maioria das estratégias de intervenção foram objetivadas para a melhora da consciência e motivação para o exercício sem atacar os obstáculos ambientais para participação aumentada. O Programa do Coração de Minnesota (*Minnesota Heart Program*) tentou aumentar os estabelecimentos para exercício na comunidade e envolveu grupos da comunidade no estabelecimento de seus próprios comitês para revisar outros métodos de aumentar os níveis de atividade, mas a maioria dos outros programas contava com intervenções baseadas em educação pessoal e mudança de comportamento. Em todos os programas, as intervenções foram objetivadas para melhorar os níveis de lazer e tempo de exercício sem tentar influenciar fatores como transporte e projeto urbano, os quais tinham um impacto sobre os padrões de atividade diários ocupacionais e de tempo de lazer.

A possibilidade da manutenção a longo prazo da atividade física aumentada e seus benefícios para a prevenção da obesidade tem que ser demonstrada (27, 29).

Programas nacionais de nutrição – O conteúdo de energia e o teor de gordura do suprimento alimentar foram identificados como os principais fatores dietéticos implicados no desenvolvimento de obesidade (Seção 7). Em muitos países, os programas nacionais de nutrição foram bem-sucedidos em alterar dramaticamente a composição de ácidos graxos das dietas e alguns também foram bem-sucedidos em atingir uma pequena redução na ingestão total de gordura. Contudo, pouquíssimos países foram capazes de reduzir a ingesta de gordura ao nível que pareceria ser necessário para influenciar o IMC médio de toda a população. Isto não é surpreendente, pois pouquíssimos países possuem uma política de nutrição nacional integrada e completa que pode direcionar as ações em todos os níveis necessários para atingir tal alteração dietética dramática.

Dois países que instituíram programas de nutrição de longo alcance são a Finlândia e a Noruega. Esses países reduziram a ingestão nacional de gordura de 42% para cerca de 34% da energia dietética total durante os últimos 20 anos. É, portanto, encorajador ver que o aumento na prevalência de obesidade está ficando mais lento na Finlândia e que o IMC médio está estabilizando ou até caindo em algumas áreas, apesar das diminuições simultâneas nos NAF (23) (Fig. 9.3). Na Noruega, dados de homens e mulheres de 40 a 42 anos de idade recrutados num programa de prevenção de DAC no país (exceto Oslo) foram analisados em um estudo recente. Concluiu-se que as taxas de obesidade tinham diminuído levemente em mulheres desde a década de 1960 (30). Nos homens noruegueses, as taxas de obesidade permaneceram mais baixas do que em outros países da Europa mas, em contraste com as mulheres norueguesas, aumentaram substancialmente desde a década de 1960.

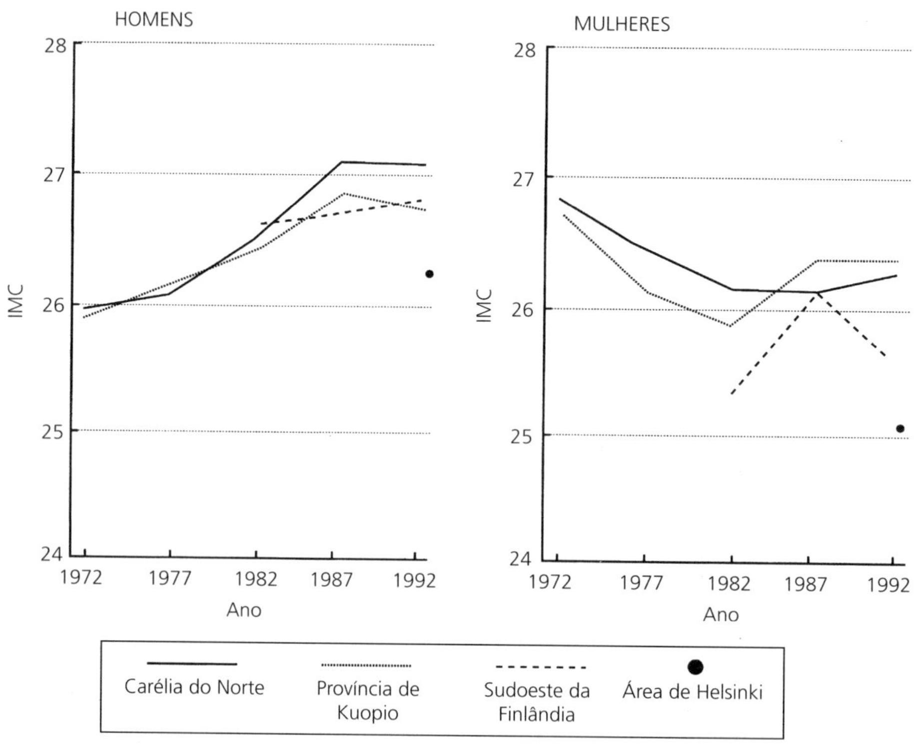

FIGURA 9.3
Alterações no IMC médio em homens e mulheres em quatro áreas da Finlândia entre 1972 e 1992[a]

As curvas mostram que o IMC médio para homens na Carélia do Norte e Kuopio estabilizou ou até caiu desde 1987, após elevações rápidas nos 15 anos anteriores. A elevação no IMC médio para mulheres nas mesmas províncias, observada após 1982, também parece estar se nivelando. Isto sugere que as alterações na amplitude da comunidade na dieta, as quais ocorreram nestas provín cias durante os últimos 25 anos, podem ter contribuído para a estabilização do IMC médio da população.

[a] Adaptado da referência 23 com a permissão do editor e dos autores.

9.5.4 Implicações para os futuros programas de saúde pública para controlar a obesidade

Estes e outros programas de intervenção no estilo de vida demonstraram que as abordagens firmemente baseadas no princípio de educação pessoal e alteração de comportamento não tendem a funcionar em um ambiente no qual há abundância de incentivos para adotar comportamentos que levam a um desequilíbrio de energia positivo crônico (31).

Assim, pareceria apropriado destinar recursos para programas projetados para reduzir a exposição da população aos agentes promotores de obesidade, concentrando-se em fatores ambientais como transporte, projeto urbano, anúncios e cotação de alimentos, os quais promovem a disponibilidade de dietas de alto teor de gordura e ricas em energia e inatividade física.

9.6 Lições a serem aprendidas com campanhas de saúde pública bem-sucedidas

As campanhas que foram relativamente bem-sucedidas em lidar com problemas de saúde pública no passado incluem aquelas sobre fumo, utilização de cinto de segurança, não dirigir quando beber e imunização. A análise dessas campanhas ajudou a identificar as características que podem fornecer um direcionamento valioso para intervenções de saúde pública para controlar a obesidade. Por exemplo, parece que os programas que envolvem o governo, a indústria alimentar, a mídia e a comunidade e que são de longa duração levam a alterações positivas e substanciais.

Os programas de saúde pública não tendem a atingir as mesmas taxas espetaculares de sucesso daqueles associados ao controle de doença infecciosa; diferente dos patógenos, não é possível eliminar todas as causas da obesidade nem é uma simples questão de isolar e tratar a exposição aos principais fatores promotores de doença, de modo que o controle de fumo e hipertensão contribuíram para a redução bem-sucedida nas taxas de DAC. A obesidade, conseqüência do desequilíbrio de energia, é mais firmemente controlada fisiologicamente do que outros fatores de risco.

As principais características das campanhas de saúde pública bem-sucedidas com objetivo de mudança comportamental que deveriam ser consideradas nas intervenções de saúde pública para controlar a obesidade são descritas na Tabela 9.1 (32).

9.7 Estratégias de saúde pública para melhorar a prevenção e controle da obesidade

Conforme abordado na Seção 7, muitas características do ambiente moderno conduzem a um balanço positivo de energia. Os gêneros ali-

TABELA 9.1
Características principais de campanhas de saúde pública bem-sucedidas

Característica da campanha	Exemplo
Duração adequada e persistência	Na Finlândia, ainda que as alterações não tenham sido espetaculares nos primeiros 10 anos da campanha (22), os últimos anos mostraram melhoras marcantes nos fatores de risco de DCV.
Abordagem lenta e em estágios	Com o tempo, as campanhas para alterar comportamentos únicos (por exemplo, tabagismo) exigiram uma série de estratégias para apoiar a transição de consciência, através da motivação para mudar, experimentar e adotar uma mudança e mantê-la. Isto sugere que não há como esperar alterações rápidas em comportamentos complexos como alimentação e exercício (33).
Ação legislativa	Em alguns exemplos (utilização do cinto de segurança e não dirigir quando beber), a ação legislativa foi necessária para apoiar as campanhas de educação com o propósito de modificar o comportamento e as atitudes (34).
Educação	As taxas de imunização melhoradas para muitas doenças da infância necessitaram de uma abordagem coordenada sistemática, incluindo tanto educação como regulamentação. A educação pode encorajar e apoiar uma mudança no comportamento enquanto se evita sentir que a alteração está sendo imposta sem razão (35).
Defesa	A defesa adequada dos elementos respeitados dentro de todos os setores da sociedade foi uma característica-chave da diminuição nas taxas de tabagismo e no tabagismo passivo (21).
Responsabilidade compartilhada pelos consumidores, comunidades, indústria alimentar e governos	Em Portugal, a preocupação com as altas prevalências de hipertensão e câncer de estômago levaram a uma campanha nacional para reduzir o teor de sal da dieta. Esta envolveu uma campanha de educação para reduzir o uso de sal no cozimento, consumo de bacalhau e salsicha salgados e, com os padeiros locais, o teor de sal do pão. Obteve-se forte apoio local com líderes de comunidade, médicos e enfermeiros. Após 1 ano, o consumo de sal caiu marcadamente (em 50%), com redução de 5mmHg (0,667-kPa) na pressão sangüínea média (36).

mentares tradicionais estão sendo substituídos por alimentos de alto teor de gordura, ricos em energia, apetitosos, embalados de foram atrativa, pré-processados para a conveniência, amplamente anunciados e relativamente baratos. Há boas evidências sugerindo que a exposição a propagandas de alimentos na televisão influencia a seleção alimentar entre crianças e adolescentes (37-39) e em grupos particularmente suscetíveis (40). Além disso, os alimentos de conveniência são responsáveis por uma proporção substancial de gasto alimentar nos países mais desenvolvidos. O consumo de alimentos de conveniência também está crescendo rapidamente em países em desenvolvimento. O Comitê da Sociedade Médica de Massachusetts sobre Nutrição sugeriu que o jantar com *fast food* se tornou tão bem aceito que as recomendações de que ele deveria ser reduzido ou eliminado tendem a ter pouco ou nenhum sucesso (41). Uma abordagem eficaz seria, portanto, melhorar tanto a qualidade nutricional dos alimentos de conveniência quanto os hábitos alimentares dos consumidores.

Apesar de pesquisas recentes indicarem que o envolvimento de atividade física no tempo de lazer pode estar crescendo, a intensidade e duração de tal atividade está diminuindo (42) e a participação costuma ser limitada pela disponibilidade e pelo custo de utilizar instalações. Ao invés disso, assistir à televisão se tornou a principal atividade de lazer de crianças e adultos. Não obstante, enquanto os trabalhos em redes de estradas se expandem, há pouco investimento em ciclovias ou parques públicos e campos para jogos e brincadeiras. Os edifícios são projetados seguindo a premissa de que os elevadores são preferíveis às escadas e há uma percepção comum de que é inseguro caminhar ou brincar nas ruas em função do risco de acidentes de trânsito ou crimes (43). O nível de atividade ocupacional também está declinando nos últimos anos em decorrência de uma proporção crescente de força de trabalho ser empregada em ocupações mais sedentárias.

9.7.1 *Países desenvolvidos*

Uma vez que os países desenvolvidos caracterizam-se pela fácil disponibilidade de dietas de alto teor de gordura, ricas em energia e inatividade física, não é surpreendente que as intervenções baseadas na educação para alteração de comportamento tenham tido sucesso limitado no controle da obesidade. Há uma necessidade urgente de intervenções com o propósito de produzir um ambiente que apóie a alimentação melhorada e hábitos de atividade física por toda a comunidade. Isto exigirá uma variação completa e integrada de estratégias em concordância com os exemplos mostrados na Tabela 9.2. A adoção de tal abordagem necessitará de aceitação geral do princípio de que a prevenção e o controle da obesidade não são apenas responsabilidades dos indivíduos, suas famílias ou profissionais de saúde, mas também exigem um comprometimento de todos os setores da sociedade. Até que isso seja atingido, as estratégias para prevenção e controle da obesidade continuarão ineficazes.

9.7.2 *Países em desenvolvimento e recentemente industrializados*

Uma série de estratégias ambientais possíveis para o controle da obesidade sugeridas na Tabela 9.2 é altamente sofisticada e adota um certo nível de infra-estrutura que pode não existir em países em desenvolvimento. Porém, os alvos subjacentes (melhorar a qualidade dietética e garantir níveis apropriados de atividade física) ainda são, obviamente, relevantes e devem ser incorporados em estratégias para prevenir que a situação piore.

Assim como nos países desenvolvidos, a obesidade nos países em desenvolvimento e recém-industrializados não será prevenida simplesmente dizendo aos indivíduos e à comunidade para alterarem sua dieta e suas atividades físicas. O que é necessário é uma melhora radical no ambiente

TABELA 9.2
Possíveis estratégias ambientais para o controle de obesidade[a]

Área para ação	Exemplos de possíveis estratégias
Projeto urbano e políticas de transporte	Criar zonas para pedestres nos centros das cidades
	Construir calçadas e ciclovias seguras
	Introduzir esquemas para incentivar o uso de estacionamentos em conjunto com o transporte público da cidade (por exemplo, "estacione e vá de metrô")
	Fornecer instalações acessíveis para guardar bicicletas em cidades e áreas públicas
	Melhorar o transporte público (por exemplo, freqüência e confiabilidade dos serviços)
	Aumentar a segurança melhorando a iluminação das ruas
	Instaurar medidas para amenizar o trânsito, aumentando a segurança das crianças que andam e brincam nas ruas
	Distribuir recursos para construir e controlar os centros de recreação da comunidade
	Modificar os projetos das construções para incentivar o uso de escadas
Leis e regulamentações	Melhorar a rotulação dos produtos alimentares
	Limitar e regular as propagandas para crianças
Incentivos econômicos	Introduzir subsídios para produtores de alimentos de baixa densidade energética (por exemplo, frutas e vegetais)
	Reduzir os impostos de carros para aqueles que utilizam transporte público para trabalhar durante a semana
	Fornecer descontos nos impostos para companhias que promovem exercício e alteram as instalações para os empregados
Currículo escolar	Fornecer áreas e instalações adequadas para esporte e atividades físicas, inclusive locais para trocar de roupa e tomar banho
	Garantir a distribuição de tempo curricular suficiente para atividade física
	Garantir o treinamento em habilidades alimentares práticas para todas as crianças
Alimentação e provisão alimentar	Desenvolver padrões de nutrição e diretrizes para serviços alimentares (por exemplo, refeições escolares e alimentação no local de trabalho)
Promoção e educação	Promover desde cedo um conhecimento sobre alimentos e nutrição, preparação alimentar, dietas e estilos de vida saudáveis em todo o currículo para crianças em idade escolar, professores, profissionais de saúde e equipes de extensão agrícola
	Limitar o quanto se assiste à televisão para as crianças
	Utilizar a mídia para promover alterações de comportamento positivas (por exemplo, por meio de seriados de televisão)
	Educar o público, especialmente em áreas onde o alimento é comprado, sobre a alteração de comportamento apropriada para reduzir o risco de ganho de peso
	Educar o público sobre a necessidade de ação coletiva para transformar o ambiente de forma que ele promova, e não iniba, o exercício e os hábitos dietéticos saudáveis
	Educar o público sobre os fatores importantes no desenvolvimento da obesidade de forma que a vitimização do obeso seja reduzida
Produção alimentar familiar	Incentivar o uso da terra em cidades e municípios para que a "família" cultive vegetais, leguminosas e outras colheitas ricas em nutrientes

[a] Adaptado da referência 32 com a permissão do editor Churchill Livingstone.

social, cultural e econômico por meio de esforços combinados do governo, da indústria alimentar, da mídia, das comunidades e dos indivíduos. Temas mais amplos, como o desenvolvimento de diretrizes dietéticas nacionais e importação, aferição de preços e disponibilidade de alimentos, também pedem a ação da saúde pública. A melhora do padrão de vida de todos os setores da sociedade, especialmente de populações nativas ou minorias negligenciadas, deve ser uma prioridade. O apoio de agências e organismos internacionais, tais como FAO, UNDP, UNICEF, OMS e o Banco Mundial, assim como de organizações não governamentais, é essencial.

Referências

1. **Oliver MF.** Should we not forget about mass control of coronary risk factors?*Lancet,* 1983, **ii**:37-38.
2. **Atrens DM.** The questionable wisdom of a low-fat diet and cholesterol reduction. *Social Science and Medicine,* 1994, **39**:433-447.
3. **Rose G.** Population distributions of risk and disease. *Nutrition, Metabolism and Cardiovascular Diseases,* 1991, **1**:37-40.
4. **Shetty PS, James WPT.** Functional consequences of low BMI in adults. In: *Body mass index. A measure of chronic energy deficiency in adults.* Rome, Food and Agriculture Organization of the United Nations, 1994 (FAQ Foodand Nutrition Paper Series, No. 56).
5. **James WP, François PJ.** The choice of cut off point for distinguishing normal body weights from underweight or "chronic energy deficiency" in adults. *European Journal of Clinical Nutrition,* 1994, **48**(Suppl. 3):S179-S184.
6. **Manson JE et al.** Body weight and mortality among women. *New England Journal of Medicine,* 1995, **333**:677-685.
7. **Jeffery RW.** Population perspectives on the prevention and treatment of obesity in minority populations. *American Journal of Clinical Nutrition,* 1991, **53**(6 Suppl.):S1621-S1624.
8. **Allison DB, Engel ON.** Obesity prevention: Theoretical and methodological issues. In: Angel A et al., eds. *Progress in obesity research 7.* London, John Libbey, 1996:607-612.
9. **Polivy J, Herman CP.** Dieting and hinging. A causal analysis. *American Psychologist,* 1985, **40**:193-201.
10. **Garner DM, Wooley SC.** Confronting the failure of behavioural and dietary treatments for obesity. *Clinical Psychology Review,* 1991, **11**:573-578.
11. *Healthy weight Australia – a national strategy.* Sydney, Australian Society for the Study of Obesity, 1995.
12. Health and Welfare Canada. *Promoting healthy weights: a discussion paper.* Ottawa, Ministry of Supply and Services, Canada, 1988.
13. *Obesity: reversing the increasing problem of obesity in England (a report from the Nutrition and Physical Activity Task Forces).* London, Department of Health, 1995.
14. **Rajan U.** Management of childhood obesity Singapore perspective. In: Ismael MN, ed. *Proceedings of the first scientific meeting on obesity.* Kuala Lumpur, Malaysian Society far the Study of Obesity (MASSO), 1996, **1**:131-137.
15. *Update on trim and fit programme.* Singapore, Ministry of Education, 1996.

16. *The national healthy lifestyle programme.* Singapore, Ministry of Education, 1994.
17. **Fortmann SP et al.** Effect of health education on dietary behavior: the Stanford Three Community Study: *American Journal of Clinical Nutrition,* 1981, **34**:2030-2038.
18. **Farquhar JW et al.** Effects of communitywide education on cardiovascular disease risk factors: the Stanford Five-City Project. *Journal of the American Medical Association,* 1990, **264**:359-365.
19. **Taylor CB et al.** Effect of long-term community health education on body mass index. *American Journal of Epidemiology,* 1991, **134**:235-249.
20. **Jeffery RW.** Community programs for obesity prevention: the Minnesota Heart Health Program. *Obesity Research,* 1995, **3**(Suppl. 2):283S-288S.
21. **Puska P et al.** The community-based strategy to prevent coronary heart disease: conclusions from the ten years of the North Karelia project. *Annual Review of Public Health,* 1985, **6**:147-193.
22. **Vartiainen E et al.** Twenty-year trends in coronary risk factors in north Karelia and in other areas of Finland. *International Journal of Epidemiology,* 1994, **23**:495-504.
23. **Pietinen P, Vartiainen E, Mannisto S.** Trends in body mass index and obesity among adults in Finland from 1972 to 1992. *International Journal of Obesity and Related Metabolic Disorders,* 1996, **20**:114-120.
24. **Dowse GK et al.** Changes in population cholesterol concentrations and other cardiovascular risk factor levels after five years of the non communicable disease intervention programme in Mauritius. *British Medical Journal,* 1995, **311**:1255-1259.
25. Hypertension Prevention Trial Research Group. The hypertension prevention trial: three-year effects of dietary change on blood pressure. *Archives of Internal Medicine,* 1990, **150**:153-162.
26. **Hall SM et al.** Weight gain prevention and smoking cessation: cautionary findings. *American Journal of Public Health,* 1992, **82**:799-803.
27. **King AC.** Community intervention for promotion of physical activity and fitness. *Exercise and Sport Sciences Reviews,* 1991, **19**:211-259.
28. **Booth M et al.** Effects of a national mass-media campaign on physicalactivity participation. *Health Promotion International,* 1992, **7**:241-247.
29. **Owen N et al.** Serial mass-media campaigns to promote physical activity: reinforcing or redundant. *American Journal of Public Health,* 1995, **85**:244-248.
30. **Tverdal A.** Hoyde, vekt og kroppsmasseindeks for menn og kvinner i alderen 40-42 år. [Height, weight and body mass index for men and women aged 40-42 years.] *Tidsskrift for den Norske Laegeforening,* 1996, **116**:2152-2156.
31. **Jeffery RW.** Public health approaches to the management of obesity. In: Brownell KD, Fairburn CG, eds. *Eating disorders and obesity: a comprehensive handbook.* London, Guilford Press, 1995:558-563.
32. **Gill TP.** Key issues in the prevention of obesity. *British Medical Bulletin,* 1997, **53**:359-388.
33. **Borland R, Owen N.** Regulatory innovations, behaviour and health: implications of research on workplace smoking bans. *International Reviews of Health Psychology,* 1994, **3**:167-185.
34. **Reynolds C.** Legislation and the new public health: introduction. *Community Health Studies,* 1989, **13**:397-402.
35. **LeFebvre CR, Flora JA.** Social marketing and public health intervention. *Health Education Quarterly,* 1988, **15**:219-315.

36. **Forte JG.** Salt and blood pressure: a community trial. *Journal of Human Hypertension,* 1989, **3**:179-184.
37. **Clancey-Hepburn K, Hickey A, Neville G.** Children's behaviour responses to TV food advertisements. *Journal of Nutrition Education,* 1974, **6**:93-96.
38. **Taras HL et al.** Television's influence on children's diet and physical activity. *Journal of Developmental and Behavioral Pediatrics,* 1989, **10**:176-180.
39. **Woodward DR et al.** Does television affect teenagers' diet? *Proceedings of the Nutrition Society of Australia,* 1992, **17**:48.
40. **Robinson TN, Killen JD.** Ethnic and gender differences in the relationships between television viewing and obesity, physical activity and dietary fat intake. *Journal of Health Education,* 1995, **26**(Suppl.):91-98.
41. Massachusetts Medical Society Committee on Nutrition. Fast food fare: consumer guidelines. *New England Journal of Medicine,* 1990, **321**:752-755.
42. Allied Dunbar, Health Education Authority, Sports Council. *Allied Dunbar National Fitness Survey: a summary of the major findings and message from the Allied Dunbar National Fitness Survey.* London, Health Education Authority and Sports Council, 1992.
43. **Moor BJ et al.** Neighbourhood safety, child care and high cost of fruits and vegetables identified as barriers to increased activity and healthy eating and linked to overweight and income. *FASEB Journal,* 1996, **10**(3):A562.

10. Prevenção e controle de sobrepeso e obesidade em indivíduos de alto risco: uma abordagem de serviços de cuidado de saúde integrados em estabelecimentos de comunidade

10.1 Introdução

Esta seção lida com os programas dirigidos a indivíduos e grupos já com sobrepeso, obesos ou em risco particularmente alto de obesidade e suas co-morbidades. Enfatiza-se, em especial, uma abordagem de serviços de cuidado de saúde integrados em estabelecimentos de comunidade. Deve-se observar que:

- O controle de peso eficaz para indivíduos e grupos em risco de desenvolver obesidade envolve toda a variação de estratégias a longo prazo mencionadas na Seção 8.2: prevenção, manutenção de peso, controle de co-morbidades e perda de peso.
- Não foram conduzidas experiências a longo prazo sobre a eficácia da prevenção da obesidade em si por meio de serviços de cuidado de saúde ou em estabelecimentos da comunidade. Evidências preliminares sugerem que os programas educacionais de baixa intensidade e de incentivo dirigidos exatamente à prevenção de ganho de peso em adultos podem ter um impacto positivo sobre o peso corpóreo.
- Um protocolo de controle de peso eficaz consiste nos cinco seguintes principais estágios: recrutamento e encaminhamento; avaliação global de saúde; estabelecimento de objetivo; seleção e execução de um esquema de controle apropriado, monitoramento e avaliação.
- Um esquema de acompanhamento pessoal para o paciente com sobrepeso e obeso, envolvendo inclusive a família e pessoal treinado, pode melhorar consideravelmente o resultado em termos de perda e manutenção de peso. Os grupos de auto-ajuda bem administrados também oferecem uma forma útil e barata de dar continuidade ao acompanhamento. Os estabelecimentos comerciais de perda de peso podem ser úteis no controle de peso, uma vez que seguem um código de tarifas para cobrar as práticas, o treinamento de conselheiros e a promoção de serviços.
- Uma série de tratamentos bem estabelecidos e apropriadamente avaliados está disponível para obesidade, inclusive o controle dietético, atividade física, modificação comportamental, terapia medicamentosa e cirurgia gástrica.
- As dietas com déficit modesto de energia parecem ser mais eficazes e aceitáveis do que os déficits de energia graves para alcançar e manter a perda de peso. A eficácia da terapia dietética é consideravelmente melhorada se o exercício e a modificação de comportamento estivere[m] incluídos em um plano ajustado individualmente. A avaliação pos[te]rior de estratégias de estilo de vida atual e terapias combinadas é [...]

cessária para determinar sua utilidade em atingir a perda de peso a longo prazo.

- O tratamento medicamentoso pode ser apropriado para pacientes obesos de alto risco para os quais somente as alterações no estilo de vida não foram bem-sucedidas na perda de peso. As drogas de controle de peso devem ser utilizadas apenas sob supervisão médica, de modo que os riscos associados ao tratamento medicamentoso podem ser balanceados contra aqueles de obesidade persistente. A administração a longo prazo, como parte de uma estratégia de tratamento adaptada ao indivíduo, pareceria a maneira mais lógica e eficaz de utilizar as drogas de controle de peso. Entretanto, os dados sobre a proporção de risco-benefício do uso a longo prazo dessas drogas ainda estão ausentes.
- A cirurgia gástrica é considerada a maneira mais eficaz de reduzir e manter o peso nos pacientes gravemente obesos.
- Os objetivos de estratégias de controle de peso para crianças diferem daqueles para os adultos porque deve-se considerar o desenvolvimento físico e intelectual da criança. Em contraste com o tratamento do adulto, que pode ser direcionado para a perda de peso, o tratamento da criança é dirigido para a prevenção de ganho de peso.
- Três estratégias para o tratamento de crianças obesas estão disponíveis: redução da ingestão de energia, atividade física aumentada e redução da inatividade. Serviços de cuidado de saúde primários, famílias e escolas são úteis na prevenção e no tratamento de obesidade em crianças.

10.2 Estratégias de controle para os indivíduos e grupos em risco

O controle eficaz de indivíduos e grupos que são ou que estão em risco particular de se tornar obesos demanda profissionais de saúde experientes no controle da obesidade. Tais profissionais necessitam de conhecimento, habilidades e atitudes apropriadas para o controle da obesidade e precisam utilizar toda a variedade de abordagens mostrada na Figura 8.1, ou seja, prevenção do ganho de peso, promoção da manutenção de peso, controle das co-morbidades da obesidade e promoção da perda de peso.

10.2.1 Prevenção do ganho de peso

A prevenção é provavelmente a abordagem mais eficaz, porém atualmente subutilizada, para controle de peso. Sugeriu-se na Seção 8 que a prevenção pode ser dividida em três níveis, dois dos quais estão relacionados com aqueles que estão em alto risco de ganho de peso e suas conseqüências:

- *Prevenção seletiva* – dirigida aos indivíduos e grupos em alto risco.
- *Prevenção-alvo* – dirigida para aqueles com problemas de peso existentes e aqueles em alto risco de doenças associadas ao sobrepeso.

Os programas de controle de peso podem, portanto, ser iniciados para terem como alvo aqueles indivíduos de alto risco e subgrupos da população identificados na Seção 7.

Conforme salientado na Seção 8, há uma necessidade urgente para estudos de intervenção especificamente com o propósito de prevenir o ganho de peso em adultos. Até agora, os resultados de apenas dois desses estudos foram relatados. O primeiro foi uma experiência em pequena escala em um grupo relativamente selecionado* de indivíduos de peso normal para determinar se uma intervenção de baixo impacto envolvendo um programa educacional (quatro sessões de educação sobre nutrição e uma carta de informação de controle de peso mensal) e um incentivo financeiro poderia reduzir o ganho de peso. Após 1 ano, aqueles no grupo tratado tinham perdido cerca de 1kg de peso, enquanto os pesos daqueles no grupo-controle permaneciam inalterados (1). A análise dos resultados mostrou maior impacto entre os homens, indivíduos com mais de 50 anos de idade, não fumantes e aqueles com pouca experiência anterior de serviços de perda de peso formais. O segundo relatório descreve os resultados do primeiro ano do estudo Pound of Prevention (POP), uma continuação em andamento do primeiro estudo que adota uma abordagem similar, mas aplicada numa população maior (mais de 1.000 participantes) por mais tempo (2). Entre os homens e mulheres de alta renda, as primeiras tendências no combate ao ganho de peso foram encorajadoras e, se mantidas por mais 3 anos, deveriam produzir um resultado positivo. Contudo, as tendências no grupo de baixa renda foram negativas em 1 ano. O acompanhamento adicional revelará se a estratégia educacional de baixa intensidade que está sendo testada é eficaz ou não na redução da taxa de ganho de peso nos grupos que estão sendo estudados e se o estudo pode ajudar a identificar as correlações comportamentais de ganho de peso que poderiam orientar pesquisas futuras sobre este importante tópico.

Prevenção no local de trabalho – Nos últimos anos, as intervenções de educação de saúde em locais de trabalho têm sido um método popular de focalizar os indivíduos e grupos de alto risco, mas a maioria dos estudos foi de curta duração. As intervenções, num prazo mais longo, dirigidas a indivíduos de alto risco, tais como o WHO European Collaborative Trial of Multifactorial Prevention of Coronary Heart Disease (3) de 6 anos, no qual alguns operários de fábricas foram submetidos a uma triagem de fator de risco (colesterol sérico, pressão sangüínea, tabagismo) e acompanhamento médico, provaram ser ineficazes na diminuição de IMC. Nos Estados Unidos, um estudo de 2 anos de tabagismo e obesidade não encontrou diferenças no IMC médio ou qualquer alteração no IMC em lo-

* Recrutado entre indivíduos que tinham participado de um programa de triagem de fator de risco.

cais de trabalho que ofereciam aulas de perda de peso (em quatro ocasiões) comparados àqueles que não tinham.

Prevenção por intermédio dos serviços de cuidado de saúde – Até o momento, houve poucas experiências a longo prazo sobre a eficácia da prevenção de obesidade em si por meio de serviços de cuidado de saúde (ver Seção 8). Porém, em uma prática no Reino Unido, o aconselhamento sobre alimentação saudável para mulheres grávidas e seus filhos restringiu a prevalência da obesidade a apenas 2% comparado a níveis mais próximos aos 8% em indivíduos que não receberam conselhos (5). Numa escala maior, dois programas de triagem controlada e intervenção com o propósito de reduzir os fatores de risco de DAC por meio da instrução e apoio de enfermeiros na prática geral foram avaliados recentemente. Tanto o estudo OXCHECK (6) quanto o Family Heart Study (7) demonstraram diferenças pequenas, porém significativas no peso de 0,5 a 1,5% entre os grupos de intervenção e controle após apenas 1 ano. A intervenção foi dirigida à alteração da qualidade da dieta ao invés de servir um esquema de controle da obesidade específico.

10.2.2 Manutenção do peso

A manutenção do peso a longo prazo não é apenas relevante para aqueles que recentemente perderam peso, mas também é um elemento importante de todos os programas de controle de peso. Rössner (8) enalteceu este tema pelo reconhecimento de que a tendência natural do IMC na maioria dos países desenvolvidos é aumentar com a idade. Portanto, um peso corpóreo mantido constante durante uma década como resultado de um programa de controle de peso representa um resultado bem-sucedido, tendo um alcance particularmente valioso naqueles pacientes com histórias familiares de obesidade e/ou complicações médicas e que são, em especial, propensos a ganhar peso e à obesidade. A manutenção de peso é mostrada na Figura 10.1 como uma variação dos indicadores de sucesso nos programas de controle da obesidade. A manutenção e a perda de peso mínima ou modesta tendem a ser mais atingidas do que a normalização do peso.

10.2.3 Controle das co-morbidades da obesidade

O controle das co-morbidades da obesidade pode melhorar os resultados da saúde independentemente de perda de peso substancial ter sido ou não atingida (9, 10). Conforme abordado na Seção 4, tais co-morbidades variam de condições debilitantes crônicas, apesar de não ameaçadoras para a vida, até riscos de saúde graves associados à hiperlipidemia e hipertensão. Os alvos apropriados relacionados ao controle das co-morbidades da obesidade são sugeridos na Tabela 10.1.

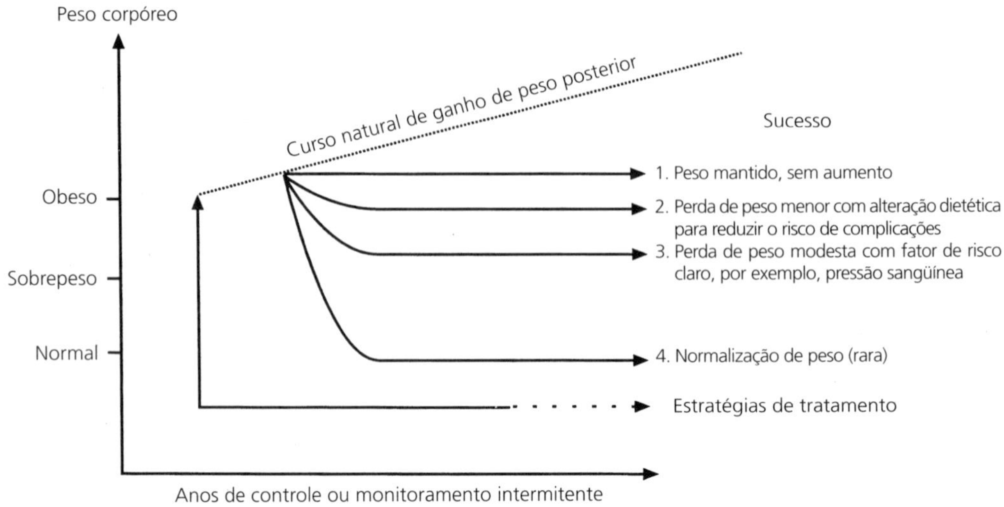

FIGURA 10.1
Possíveis indicadores de sucesso nos programas de controle da obesidade[a]

A manutenção do peso ou menor perda de peso são resultados bem-sucedidos de programas dirigidos ao controle de obesidade quando, de uma outra forma qualquer (sem intervenção), o ganho de peso poderia ocorrer.

[a] Adaptado da referência 8 com permissão do editor e do autor.

TABELA 10.1
Alvos apropriados para o controle de obesidade e co-morbidades

Condição	Alvo apropriado[a]
Gordura	Reduzir o peso corpóreo em 5 a 15% (perda de peso menor também é aceitável se a perda de gordura abdominal for suficiente para promover benefício metabólico)
Gordura abdominal	Reduzir a circunferência abdominal
NIDDM e intolerância à glicose	Melhora no controle glicêmico, isto é, queda na glicose sangüínea de jejum e níveis de hormônios glicosilados; uso reduzido de agentes hipoglicemiantes orais e/ou insulina
Hipertensão	Queda na pressão sangüínea e redução na necessidade de agentes hipotensores
Dislipidemia	Melhoras definidas em LDL, triglicerídeos de jejum, colesterol HDL
Apnéia do sono	Apnéia do sono reduzida, função pulmonar melhorada
Artrite e dor nas costas	Alívio da dor, mobilidade aumentada, necessidade reduzida de terapia medicamentosa
Disfunção reprodutiva	Função reprodutiva melhorada com menstruação regular
Relacionamento psicossocial precário	Qualidade de vida melhorada; ansiedade reduzida; depressão reduzida; interação social melhorada
Cansaço, sudorese, falta de fôlego, etc.	Resolução ou redução da gravidade
Intolerância ao exercício	Tolerância ao exercício melhorada; falta de fôlego reduzida

[a] Estimativas quantitativas de magnitude na alteração do valor-alvo podem variar para populações específicas.

10.2.4 Perda de peso

Os benefícios da perda de peso modesta e intencional foram descritos na Seção 5. Os médicos e seus pacientes precisam reconhecer que a perda de peso moderada, porém constante na faixa de 5 a 15% do peso inicial é medicamente vantajosa se for de longa duração (9, 11). Melhoras substanciais nas co-morbidades da obesidade resultarão, particularmente, em hipertensão e níveis de glicose sangüínea e lipídeos plasmáticos.

Entretanto, um retorno para o chamado "peso corpóreo ideal" foi, há muito tempo, considerado pelos médicos como sendo tanto possível como um alvo mandatório para as pessoas obesas. Esta concepção errônea foi transmitida para o público, reforçada pela promoção, pela mídia de massa, da magreza como imagem corpórea ideal. Como resultado, há pressão considerável sobre o indivíduo com sobrepeso para retornar ao seu peso ideal, com freqüência no limite inferior da variação normal de IMC (18,5 a 25).

Retornar ao peso corpóreo ideal não é um objetivo apropriado pelas seguintes razões:

- O ganho de peso é um risco para a saúde e este risco independe do nível atual de IMC (12).
- Benefício substancial, por exemplo um declínio de 25% na mortalidade, pode originar-se de perdas de peso de 5 a 10kg em 1 ano (10).
- As respostas fisiológicas limitam a perda de peso, de modo que é incomum retornar ao peso normal, a menos que os pacientes sejam muito persistentes e eficazes no seu monitoramento e controlem seu impulso de comer. As restrições dietéticas rígidas não são saudáveis e, em algumas circunstâncias, podem precipitar distúrbios alimentares (13).
- Repetidos fracassos em atingir e manter perda de peso substancial podem aumentar a depressão de um paciente e a falta de auto-estima, podendo resultar em ganho de peso adicional.
- A saúde a longo prazo depende da limitação do ganho de peso com o decorrer do tempo.
- Estudos clínicos mostram que a maioria dos pacientes é incapaz de continuar perdendo peso por mais de 12 a 16 semanas (4 a 8kg de perda) e que a perda de peso não continua depois de 6 meses (14). Os pacientes são raramente aplaudidos ou reconhecidos por atingir esta perda modesta, mesmo que isto exija um árduo trabalho prolongado e traga maiores benefícios para a saúde.

10.3 Abordagem de serviços de cuidado da saúde ao novo conceito de controle de peso

Em resposta à falha das práticas atuais de controle para lidar eficazmente com o problema da obesidade, vários especialistas que trabalham com grupos recentemente examinaram como o controle da obesidade nos serviços de cuidado de saúde pode ser melhorado.

Uma abordagem coordenada ao controle da obesidade em concordância com as estratégias descritas na Seção 9 é necessária. Um objetivo primário da manutenção de peso a longo prazo deve ser combinado com o tratamento apropriado para perda de peso modesta e o controle das comorbidades em pacientes com sobrepeso. A prevenção do ganho de peso em indivíduos que estão em risco de se tornarem obesos no futuro também é crucial (15-17).

É antecipado que cada país precisará modificar e desenvolver as diretrizes de acordo com suas próprias necessidades particulares e estruturas de cuidado de saúde. Contudo, os princípios básicos de um protocolo de controle de peso eficaz permanecem os mesmos e envolvem os cinco seguintes estágios principais:

- recrutamento e encaminhamento;
- avaliação de saúde global;
- estabelecimento de objetivo;
- seleção e execução de um esquema de controle apropriado;
- monitoramento e avaliação.

10.3.1 Recrutamento e encaminhamento

Recrutar grupos e indivíduos em risco é o primeiro passo num protocolo de controle de peso eficaz. Os três principais métodos de recrutamento e encaminhamento são os seguintes:

- *Campanhas de consciência pública* esclarecendo os perigos do excesso de peso associado ao alto IMC e/ou circunferência abdominal, por exemplo, por intermédio de serviços escolares, agências de seguro e empregadores.
- *Triagem oportunista* de pacientes que apresentam outras condições, por exemplo, infecções, trauma ou outras enfermidades intercorrentes.
- *Triagem de saúde pública* incorporada em outras atividades e programas de serviço de saúde, por exemplo, imunização, clínicas de bem-estar da mãe e do bebê e programas de triagem para tuberculose, infestações e câncer de mama e colo do útero.

10.3.2 Avaliação de saúde completa

O desenvolvimento de uma estratégia de controle de peso eficaz depende da análise completa do grau individual de obesidade, seus riscos associados, enfermidades coexistentes, situação social e pessoal e uma história dos problemas e fatores precipitantes que levam ao ganho de peso. Os componentes de tal análise poderiam incluir os descritos a seguir.

História de peso pessoal – Os pacientes podem ser categorizados de acordo com um esquema simples, por meio de uma série de questões padronizadas com base, por exemplo, no IMC atual, no estado atual de balanço de energia (conforme indicado pela cinética de peso atual, isto é, ganho, perda ou estabilidade de peso), no peso em idades específicas, na idade de início de ganho de peso, no peso máximo, no peso mínimo mantido por um ou mais anos e no número de tentativas de perda de peso.

As circunstâncias ambientais e os eventos que tiveram uma relação temporal com o ganho ou a recuperação de peso podem ser úteis no desenvolvimento de estratégias comportamentais para alterar estilos de vida.

Atividade física – Questionários simples que agora estão disponíveis permitem que seja feita uma avaliação dos níveis de atividade ocupacional e recreativa (18).

Padrões dietéticos – As informações sobre a ingestão alimentar habitual, padrões de refeição e razões para comer podem ser obtidas de um registro alimentar ou entrevista breve. Os pacientes com distúrbios alimentares devem ser identificados por meio de questionários ou entrevistas e as estratégias apropriadas devem ser incluídas no plano de controle para lidar com eles.

Os métodos recomendados de avaliação dietética tendem a ser apropriados apenas para pesquisas epidemiológicas e não para uso em uma clínica (19). É um problema registrar tendências, particularmente sob o relato de indivíduos obesos. Em geral, os diários alimentares foram adaptados para incluir questões comportamentais e escalas quantitativas para descrever as sensações dos pacientes, mas um formato único não é amplamente utilizado (20).

Avaliação dos indicadores de saúde e fatores de risco – Os quatro seguintes indicadores de saúde e fatores de risco devem ser avaliados:

- *Distribuição da gordura.* Os indivíduos em alto risco decorrente da distribuição abdominal de gordura podem ser identificados pela medida da circunferência abdominal ou relação cintura:quadril (ver Seção 2).
- *Tabagismo.* É particularmente importante porque alguns pacientes utilizam o tabaco como um meio de limitar o ganho de peso, apesar dos principais riscos associados ao seu uso (21).
- *Uso de drogas.* Várias drogas utilizadas em tratamentos médicos promovem o ganho de peso (ver Tabela 7.6).
- *História familiar.* A história familiar de certas doenças (DCV, NIDDM, hiperlipidemia ou hipertensão) aumenta o risco de indivíduos obesos ou que estão ganhando peso desenvolverem essas complicações.

Avaliações psicossocial e comportamental – É importante avaliar e compreender as características psicológicas e sociais do indivíduo (22, 23), pois elas podem ser importantes na determinação da melhor estratégia de controle de peso.

Uma avaliação psicossocial deve incluir a determinação de circunstâncias ocupacionais, a estrutura do núcleo familiar e o grau de apoio da família, as razões pelas quais o paciente deseja perder peso e a ocorrência de distúrbios de humor. São necessários questionários válidos, por exemplo, sobre depressão, ansiedade e comportamento alimentar, que sejam apropriados para a cultura considerada.

Exame médico – Um exame médico de rotina deve incluir exame físico, medida de pressão sangüínea e antropometria, que costuma incluir, além do IMC, circunferência abdominal, circunferência do quadril e medida de várias espessuras de dobras cutâneas como uma medida aproximada dos estoques de gordura. A circunferência abdominal é um bom indicador do risco associado às complicações de obesidade (por exemplo, hipertensão) e é fácil de medir.

Testes laboratoriais – Quando os recursos estiverem disponíveis, a avaliação de saúde deve incluir a análise de sangue e urina para metabólitos indicativos de risco de doença, por exemplo, glicose plasmática e lipídeos sangüíneos. Alguns testes realizados rotineiramente em pacientes obesos e com sobrepeso (por exemplo, níveis hormonais para anormalidades raras) são considerados um uso insensato dos recursos.

10.3.3 Estabelecendo alvos apropriados

As informações obtidas pela avaliação de saúde completa devem possibilitar ao médico e ao paciente concordarem com um objetivo realista e apropriado. Isto é essencial no desenvolvimento de um plano de controle adequado para pacientes e grupos e para avaliar o progresso e o sucesso.

O objetivo de controle não deve ser escolhido apenas com base no IMC, mas também deve levar em consideração a presença de outros fatores de risco e circunstâncias sociais e pessoais. Isto é ilustrado na Figura 10.2, que apresenta um algoritmo para uma abordagem sistemática do controle da obesidade pelos serviços de cuidado de saúde. A experiência mostrou que as diretrizes práticas claramente definidas para o público em geral e para profissionais de saúde são necessárias para minimizar a resistência e a confusão em estabelecer objetivos de peso apropriados (24).

A American Obesity Association (17), um grupo escocês (16) e um relatório recente de um subgrupo da International Obesity Task Force* apóiam uma estratégia para estabelecer objetivos de controle apropriado com base nos seguintes valores de IMC (valores especiais de corte (ver Tabela 2.1) para subgrupos étnicos podem precisar ser selecionados):

- *IMC entre 25 e 29,9.* Quando não há fatores de risco como circunferência abdominal aumentada, a ênfase deve ser colocada na estabilidade do peso. Quando as co-morbidades estão presentes, o controle de risco por meio de alterações na dieta, exercício e estilo de vida são necessárias. Os

* Deslypere JP, ed. *The management of obesity through health care services*, 1996. Background paper prepared by Primary Health Care-Specialist Interface subgroup of the International Obesity Task Force.

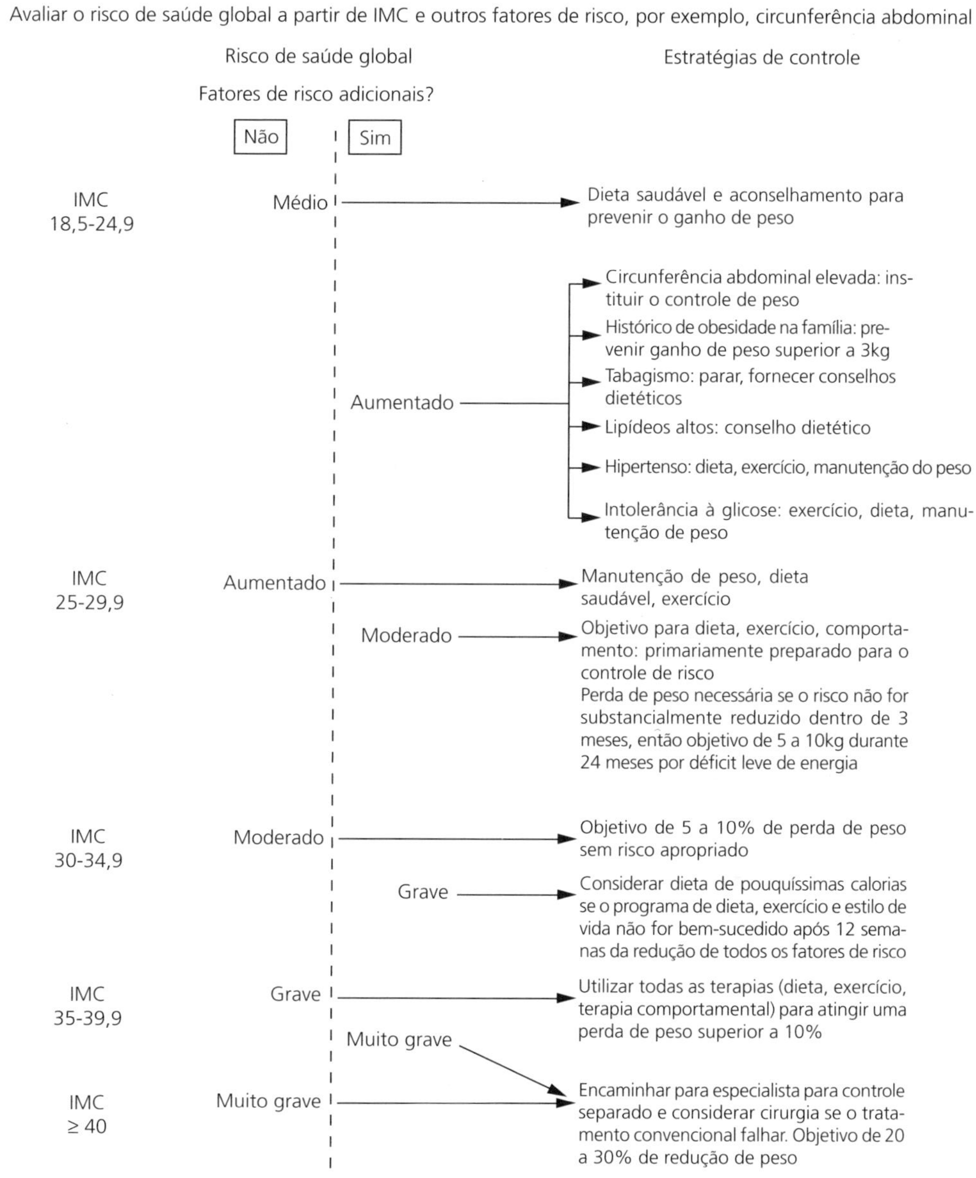

FIGURA 10.2
Abordagem sistemática para o controle da obesidade com base no IMC e outros fatores de risco

objetivos de perda de peso devem ser introduzidos se os riscos para a saúde não forem substancialmente reduzidos dentro de alguns meses.

- *IMC maior ou igual a 30.* Está associado a um risco muito maior de morbidade, de forma que o controle de peso a longo prazo com alguma perda preliminar de peso é aconselhável. Quando os riscos para a saúde forem extremamente altos (por exemplo, IMC maior que 40) e o tratamento convencional tiver falhado em reduzi-lo adequadamente, os pacientes devem ser encaminhados a um serviço especializado de forma que a necessidade de cirurgia possa ser apropriadamente avaliada.

10.3.4 Seleção e execução das estratégias de controle apropriadas

Diferentes estratégias serão necessárias para atingir os objetivos dos diferentes elementos de controle de peso.

Para a *manutenção de peso* e para a *prevenção de ganho de peso* em indivíduos de alto risco, a alimentação mais saudável e um estilo de vida mais ativo são necessários. Para a *perda de peso* ou para diminuir a gordura corpórea, um balanço de energia (ou gordura) negativo temporário deve ser criado para que os estoques de gordura possam ser utilizados para atingir as demandas de energia. Isto significa reduzir a ingestão, aumentar o gasto de energia ou ambos. O *controle das condições de co-morbidades* pode exigir que se preste atenção especial a características dietéticas, por exemplo, ingestão de sal em pacientes hipertensos.

O desenvolvimento de esquemas de controle de peso bem-sucedidos exige cooperação e motivação e envolve cinco componentes ligados:

- um esquema de apoio pessoal que inclui pessoal especialmente treinado e, se possível, envolvimento da família;
- avaliação dietética seguida pelo conselho adaptado individualmente;
- análise e modificação dos padrões de atividade física;
- conselho comportamental que une os fatores ambiental e psicossocial às alterações necessárias na dieta e atividade física;
- tratamentos adicionais podem também ser indicados, dependendo do grau de sobrepeso e da presença de co-morbidades.

Os vários métodos de tratamento disponíveis para obesidade são descritos na Seção 10.5. A adequação de qualquer tratamento em particular dependerá do IMC, dos alvos estabelecidos e das características clínicas dos pacientes, conforme determinado pela avaliação do estágio. Uma combinação de vários tratamentos é normalmente aconselhável.

10.3.5 Monitoramento, recompensas e avaliação

O monitoramento regular do progresso do paciente é provavelmente um dos aspectos mais importantes do processo de controle de peso. Ele não deve cessar quando os pacientes atingiram os objetivos combinados, mas deve fazer parte do cuidado continuado. A revisão regular permite que o progresso do controle de peso seja controlado, que as condições médicas sejam monitoradas e que problemas sejam trabalhados o mais cedo possível. É importante que os progressos na manutenção ou perda de peso (não importa o quão pequenos) sejam reconhecidos. Um programa de recompensas por atingir os objetivos estabelecidos costuma ser útil.

Tais recompensas não devem ser baseadas em alimentos, devendo ser combinadas com o paciente num estágio inicial do controle.

Um aspecto igualmente importante de qualquer abordagem de controle de obesidade dentro de sistemas de cuidado de saúde é a evolução constante da eficácia de diferentes estratégias de controle de peso. Os sistemas para verificar a eficácia das práticas correntes devem ser integrados nas estruturas de liberação de cuidados de saúde. Tal abordagem requer acompanhamento a longo prazo de pacientes e grupos recrutados em diferentes esquemas de controle de peso. Por exemplo, a indicação de uma estratégia de controle de peso estar sendo bem-sucedida ou não poderia ser obtida considerando se um ou mais dos critérios apresentados na Tabela 10.2 foram ou não atingidos.

10.4 Apoio para o paciente no tratamento da obesidade

Há evidências consideráveis sugerindo que o apoio do paciente por profissionais de saúde, colegas e membros da família pode aumentar notavelmente a perda de peso bem-sucedida e a manutenção de peso (25-27).

10.4.1 Suporte dentro do serviço de cuidado de saúde

A avaliação de programas de controle de peso dentro dos estabelecimentos de cuidado de saúde sugere que (28):

- Pessoal de saúde especialmente treinado (por exemplo, enfermeiros, nutricionistas, pessoas leigas treinadas) produz melhores resultados do que a equipe não treinada envolvida no controle médico de rotina.
- Visitas em intervalos curtos, ao invés de intervalos mensais ou mais longos, são de grande valor.
- Com a maioria dos pacientes, as respostas melhores são atingidas em um estabelecimento de grupo.

Desta forma, recomenda-se pessoal treinado que teve contato freqüente com os pacientes, preferivelmente como parte de um grupo de apoio. Além disso, os esforços devem buscar a prevenção de sentimentos de culpa associados ao estado obeso.

TABELA 10.2

Critérios potenciais para avaliar a estratégia de controle de peso

- Manutenção de um peso estável com o decorrer do tempo (mesmo se o IMC não for reduzido para a variação normal)
- Redução no número de pessoas obesas que desenvolvem co-morbidades relacionadas à obesidade
- Aumento no número de pessoas obesas que conseguem e mantêm modestas perdas de peso
- Redução no número de indivíduos que ganham mesmo que uma pequena quantidade de peso durante um período específico
- Baixas taxas de abandono
- Baixas taxas de recidiva
- Melhora nos fatores de risco e co-morbidades

10.4.2 Envolvimento da família

Uma série de estudos mostrou que o peso corpóreo e as atitudes do cônjuge de um paciente podem ter um impacto maior sobre a quantidade de peso perdido e sobre o sucesso na manutenção de peso. Black e Threlfall (29) concluíram que pacientes com sobrepeso cujos parceiros tinham peso normal perderam significativamente mais peso do que aqueles cujos parceiros tinham sobrepeso. Eles também observaram que o sucesso foi maior em pacientes cujos parceiros também tinham perdido peso (mesmo que não estivessem incluídos no programa), sugerindo que as alterações recomendadas estão sendo ativamente apoiadas pelo cônjuge. Da mesma forma, Pratt descobriu que as taxas de abandono foram reduzidas quando o cônjuge do paciente fazia parte de um programa de controle de peso (30).

Evidências adicionais para o importante papel do apoio da família no controle de peso bem-sucedido é fornecido pelo trabalho de Epstein e cols. (31) sobre o tratamento da obesidade na infância.

10.4.3 Grupos de auto-ajuda e apoio

Nos últimos anos, houve um grande aumento no número de grupos de auto-ajuda e apoio. Eles variaram de organizações nacionais, como os Overeaters Anonymous (OA) nos Estados Unidos e Anonymous Fighters Against Obesity (ALCO) na Argentina, Chile, Paraguai, Espanha e Uruguai, até grupos de auto-ajuda menores, organizados pela comunidade, nos locais de trabalho e na vizinhança. Em geral, esses grupos são formados por pessoas com problemas de peso ou alimentação e funcionam com custo baixo ou ausente e sem intervenção profissional. Todos eles oferecem considerável apoio social, mas variam em sua filosofia. Infelizmente, apesar de tais grupos serem imensamente populares, não há uma avaliação objetiva de seu valor no controle de peso. Contudo, os grupos bem comandados são uma forma útil e barata de dar continuidade a um grupo de apoio; eles incentivam a participação a longo prazo e podem ser um adjunto útil ao cuidado profissional.

Os grupos de defesa para as pessoas com sobrepeso e obesas, tais como Size Acceptance Network nos Estados Unidos, realizam uma função diferente dos grupos de auto-ajuda, objetivando reduzir o estigma e as dificuldades sociais que os pacientes obesos sofrem. Recentemente, um grupo de apoio e defesa do paciente chamado EUROBESITAS foi fundado para lutar pelos direitos dos pacientes obesos na Europa.

10.4.4 Organizações comerciais de perda de peso

Numerosas organizações comerciais oferecem uma mistura de instrução, orientação e apoio na perda de peso. Usualmente, elas não são comandadas por profissionais de saúde, apesar de poderem ser baseadas no material produzido por eles e sobre os conselhos dos consultores profissionais. Todas essas organizações contam com conselheiros (que variam em seu nível de treinamento) que fornecem serviços individualizados aos clientes em troca de uma taxa. As sessões regulares abrangem muitos temas, variando de informações específicas sobre realização de dietas, nutrição e atividade física até técnicas para mudança de comportamento. O custo de tais programas varia de uma taxa nominal paga em cada sessão até somas muito altas pagas ao adquirir suplementos dietéticos especiais e alimentos pré-empacotados que formam parte do programa.

A regulamentação de organizações de perda de peso é motivo de preocupação. Há risco de exploração financeira e os conselheiros podem ser completamente destreinados. As tentativas para avaliar a eficácia dos programas comerciais resultaram em poucas avaliações objetivas por causa dos problemas de confidencialidade, taxas de abandono e falta de interesse entre as organizações em si (32). O US Food and Nutrition Board Committee sugeriu serem necessárias diretrizes para crédito voluntário dentro da indústria comercial de perda de peso (15). A propaganda errônea de programas de perda de peso tem sido causa freqüente de reclamações para organizações de consumidor.

Não obstante, muitos programas bem comandados fornecem o apoio e interesse necessários para o envolvimento a longo prazo no controle de peso que não podem ser fornecidos por profissionais de saúde. Deve-se, portanto, exigir que as organizações comerciais de perda de peso ajam de acordo com um código de prática com relação às taxas, treinamento de conselheiros e promoção de seus serviços. Elas também devem relatar os resultados de seus programas. Os profissionais de saúde podem considerar o uso criterioso de tais organizações no controle da obesidade após avaliar seu mérito, utilizando os critérios sugeridos por Scottish Intercollegiate Guidelines Network (Anexo 1).

10.5 Tratamento da obesidade

Uma ampla variedade de tratamentos para obesidade está disponível, incluindo controle dietético, atividade física, modificação comportamental, tratamento farmacológico e cirurgia. Entretanto, é necessário controlar a promoção de abordagens perigosas e deliberadamente enganosas para a perda ou controle de peso, tais como auxílios especiais para perda de peso, equipamento, "curas milagrosas" e certas drogas e tratamentos freqüentemente oferecidos por centros de perda de peso não licenciados.

10.5.1 *Controle dietético*

A educação de pacientes com sobrepeso sobre os alimentos e hábitos alimentares que facilitam o controle de peso é um componente essencial de todas as estratégias de controle de peso. A ingestão dietética e os padrões devem ser avaliados para identificar as áreas que necessitam de atenção especial, tais como adequação nutricional, tamanho, freqüência e espaçamento das refeições.

A restrição dietética representa o "tratamento" mais convencional para sobrepeso e obesidade. Ela usualmente induz a perda de peso a curto prazo, mas sua fraca eficácia a longo prazo, especialmente quando utilizada de maneira isolada, é amplamente reconhecida (33). As dietas baseadas em princípios alimentares saudáveis, inclusive a dieta individualizada de déficit de energia modesto e a dieta de baixo teor de gordura *ad libitum*, parecem ter um melhor prognóstico a longo prazo. Os estudos de intervenção dietética adicionais ao acaso, controlados, a longo prazo são necessários para identificar a dieta ótima para o tratamento da obesidade (isto é, perda e manutenção de peso e controle de co-morbidades).

Dietas individualizadas de déficit modesto de energia – Este esquema dietético baseia-se na indução de um déficit de energia que os pacientes podem manter durante um longo prazo. Um déficit de 500 a 600kcal$_{th}$/dia (2.092 a 2.510kJ/dia) costuma ser bem tolerado. Quando utilizada de forma correta, esta abordagem resultou em maiores perdas de peso com o tempo do que a restrição mais rígida de energia (34).

A ingestão específica de energia prescrita para pacientes baseia-se numa estimativa de sua necessidade de manutenção inicial menos o déficit concordado. As estimativas de manutenção devem ser calculadas a partir das equações de Lean e James (35), com base no peso corpóreo e na idade, e não a partir de ingestões dietéticas auto-relatadas, uma vez que estas não são confiáveis quando obtidas de pacientes obesos (36). Após subtrair o déficit, a prescrição de energia pode ser traduzida em um plano dietético utilizando uma tabela de troca de alimentos baseada em princípios alimentares saudáveis, isto é, aproximadamente 20 a 30% ou menos de energia como gordura, 15% como proteína e 55 a 60% ou mais como carboidratos (primariamente complexos). A avaliação dos padrões dietéticos atuais deve ser utilizada para construir e educar o paciente para seguir um plano dietético apropriado para suas circunstâncias. Em geral, o nível de energia prescrito de tais planos não deve ser menor que 1.200kcal$_{th}$/dia (5.021kJ/dia).

Dietas de baixo teor de gordura e alto teor de carboidratos – O principal argumento a favor das dietas de baixo teor de gordura é seu efeito benéfico sobre os fatores de risco de DCV (37). Contudo, tais dietas mostraram causar perda de peso proporcional ao pèso pré-tratamento e a redução a longo prazo no teor dietético de gordura. Astrup e cols. (38), por exemplo, observaram que uma redução de 10% no teor de energia poderia produzir uma perda média de 5kg nos indivíduos obesos, apesar de uma série de outros estudos ter falhado em dar o mesmo resultado.

Após a perda de peso maior, um programa de dieta de baixo teor de gordura e alto teor de carboidrato *ad libitum* mostrou ser superior à contagem calórica na manutenção da perda de peso 2 anos depois (39). Substituir uma proporção da gordura por proteína ao invés de carboidrato pode aumentar ainda mais a perda de peso.

Dietas de déficit de energia grande e moderado – A prática-padrão em muitos sistemas leigos e comerciais para emagrecer é prescrever ao paciente uma ingestão de energia padrão, normalmente de 1.000 a 1.200kcal$_{th}$/dia (4.184 a 5.021kJ/dia). Essas ingestões são normalmente determinadas por nutricionistas ou médicos de acordo com as diretrizes nutricionais para pessoas saudáveis e são prescritas, inalteradas, para muitos adultos. Porém, nem todos os pacientes possuem as mesmas necessidades de energia e a magnitude de déficit de energia imposto pela dieta será maior com necessidades de energia maiores. Além disso, a ingestão de energia neste nível está normalmente associada a uma ingestão deficiente de vários nutrientes.

Com base nos estudos publicados, as dietas que fornecem menos que 1.200kcal$_{th}$ (4.184kJ) induzem uma perda de até 15% de peso durante 10 a 20 semanas (40) mas, sem o programa de manutenção, muito do peso perdido é recuperado (41). Os pacientes são raramente avaliados por um período maior do que um ano e a maioria das experiências que induziu esta taxa de perda de peso combinou, de fato, a mudança de comportamento com o regime dietético. As taxas de abandono tendem a ser altas, apesar das principais melhoras na cooperação e envolvimento contínuo na manutenção de peso poderem ser feitas se sistemas de apoio associados forem estabelecidos para arcar com as necessidades dos pacientes.

Dietas de teor calórico muito baixo – As dietas de teor calórico muito baixo (DTCMB) podem induzir rápida perda de peso por 3 meses, mas não parecem particularmente dirigidas à manutenção de peso a longo prazo (42, 43). Elas devem ser reservadas para atingir perda de peso rápido em pouco tempo com bases médicas (por exemplo, antes de cirurgia) em pacientes com IMC maior que 30. O uso de DTCMB por indivíduos sem supervisão médica é insensato e não deve ser recomendado.

As preocupações acerca da perda de proteína corpórea/tecidos magros com DTCMB tradicionais destacou a necessidade de um nível mínimo de energia e a formulação apropriada de tais dietas. Atualmente, as DTCMB normalmente fornecem uma dieta cetogênica (alto teor de proteína, alto teor de gordura, baixo teor de carboidrato) com um nível mínimo aceitável de energia de 800kcal$_{th}$/dia (3.347kJ/dia) na forma de refeições ou bebidas enriquecidas com proteínas, minerais e vitaminas. A pesquisa mostrou que as DTCMB com níveis de energia menores do que 800kcal$_{th}$/dia (3.347kJ/dia) não produzem perda de peso maior e são menos aceitas do que as dietas que fornecem este nível de energia (44).

10.5.2 *Atividade física e exercício*

A combinação de exercício e dieta é mais eficaz na promoção de perda de gordura do que qualquer um dos métodos isoladamente (45). O exercício também limita a proporção de tecido magro perdido em regimes de emagrecimento (46) e limita a recuperação de peso (45, 47), enquanto a atividade física pode afetar favoravelmente a distribuição corpórea de gordura (48).

A atividade física possui numerosos efeitos benéficos, independentemente de IMC e idade. Os indivíduos que se comprometem com exercícios moderados ou vigorosos pelo menos uma vez por semana apresentam menos tendência a NIDDM ou DCV, fraturas de quadril e enfermidades mentais, com taxas de mortalidade menores do que aqueles que são menos ativos. Os esquemas de exercício integrado mostram consistentemente os efeitos benéficos da atividade física e do exercício tanto sobre o bem-estar fisiológico quanto sobre o psicológico (48, 49).

A Tabela 10.3 resume os possíveis mecanismos pelos quais o exercício pode contribuir para a manutenção de peso.

Atingindo níveis apropriados de atividade física – Evidências sugerem que a atividade necessária para perder e manter o peso e alcançar benefícios fisiológicos e psicológicos para a saúde pode não precisar ser tão vigorosa como se acreditava previamente (48, 51). Na realidade, o relato do US Surgeon General (48) enfatizou que a atividade física prolongada de baixa intensidade, como a caminhada proposital por 30 a 60 minutos quase todos os dias, pode aumentar substancialmente o gasto de energia, reduzindo o peso e a gordura corpóreos.

As estratégias de atividade física devem ter o propósito de incentivar maiores níveis de atividade de baixa intensidade e reduzir o tempo de

TABELA 10.3

Mecanismos sugeridos que unem o exercício à manutenção do peso[a]

Gasto de energia aumentado
Melhor aptidão aeróbica
Composição corpórea melhorada:
perda de gordura
preservação de massa corpórea magra
redução de depósito de gordura visceral
Capacidade aumentada para mobilização e oxidação de gordura
Controle da ingestão alimentar:
redução do apetite a curto prazo
redução da ingestão de gordura
Estimulação da resposta termogênica:
taxa metabólica de repouso
termogênese induzida pela dieta
Alteração na morfologia muscular e capacidade bioquímica
Sensibilidade aumentada à insulina
Perfil de lipídeo plasmático e de lipoproteínas melhorado
Pressão sangüínea reduzida
Efeitos psicológicos positivos

[a] Reproduzido da referência 50 com permissão do editor. Direitos autorais de John Wiley & Sons Ltda.

lazer gasto em ocupações sedentárias. O principal objetivo é converter crianças e adultos inativos a um padrão de "vida ativa". Dois esquemas gerais podem ser considerados para promover a atividade física:

- *Medidas para aumentar o exercício diário modesto*, como caminhar ou andar de bicicleta, quando a energia gasta chega a um extra de 60 a 200kcal$_{th}$/h (125,5 a 251kJ/h), dependendo da intensidade do exercício. Em pacientes sedentários com sobrepeso e obesos, um extra de 3 horas diárias de qualquer atividade que envolva ficar em pé ao invés de sentado aumenta o gasto de energia de 24 horas de 40% para mais de 75% além da TMB (52).
- *Aptidão fisiológica treinando com exercício moderado/vigoroso*, envolvendo sessões de exercício em grupo supervisionadas de 45 a 60 minutos, cada uma três vezes por semana. Grandes estudos mostram que estes regimes possuem benefícios substanciais, mas são difíceis de manter em pacientes obesos.

Graus mais intensivos de exercício precisam ser considerados numa base individual em pacientes com sobrepeso e obesos. A falta de fôlego e problemas musculoesqueléticos são comuns em pacientes obesos e irão impedi-los de manter o exercício que utiliza uma quantidade substancial de energia.

Melhorando a cooperação – A análise de estudos randomizados de envolvimento público em programas de atividade física (53) indicou que a cooperação é melhorada por:

- atividades com base doméstica, ao invés de programas estruturados em um centro ou instalação especial;
- estímulo pelo freqüente contato profissional, por telefone ou por visita em casa;
- apoio social, particularmente de membros da família (16);
- exercício informal e não supervisionado;
- exercício de intensidade baixa ou moderada;
- promover caminhadas como uma forma de exercício;
- realizar exercícios ocasionalmente durante o dia ao invés de irromper um único ciclo de atividade contínua (48).

Com esta base, a caminhada adicional ou outro exercício modesto pode se mostrar mais eficaz para manter a cooperação em pacientes com sobrepeso e obesos. Os três primeiros itens da lista também são relevantes para melhorar a cooperação dietética.

10.5.3 Mudança comportamental

O objetivo primário do tratamento comportamental é a melhora dos hábitos alimentares (isto é, o que, onde, quando e como comer) e NAF. O tratamento comportamental é considerado um componente essencial de qualquer programa de tratamento de obesidade adequado (54).

Método de tratamento – O tratamento comportamental possui uma série de características centrais:

- *Automonitoramento*: o registro detalhado e diário da ingestão alimentar e as circunstâncias nas quais ela ocorre fornecem as informações essenciais necessárias para a seleção e execução de estratégias de intervenção. Ele também faz parte do processo de mudança comportamental, pela avaliação do progresso e identificação das influências pessoais e ambientais que regulam a alimentação e a atividade física.
- *Controle de estímulos*: limitar a exposição a dicas que promovam a alimentação excessiva. Por exemplo, pacientes são instruídos a separar a alimentação de outras atividades de forma que permaneçam completamente cientes de suas ações.
- *Ênfase sobre a nutrição melhorada*: a realização rígida de dieta é desencorajada em favor de escolhas alimentares balanceadas e flexíveis.
- *Reestruturação cognitiva*: método de identificar e modificar pensamentos e atitudes não funcionais sobre a regulação de peso.
- *Estudo de relações interpessoais*: ajuda a lidar com gatilhos específicos para alimentação excessiva e no aumento do apoio social para controle de peso.
- *Prevenção de recidiva*: um processo contínuo desenvolvido para promover a manutenção de perda de peso induzida pelo tratamento.

Avaliação do resultado do tratamento – O tratamento comportamental foi mais intensivamente pesquisado e seus efeitos foram mais completamente documentados do que qualquer outra intervenção de obesidade. É eficaz na alteração de comportamento a curto prazo e produz significativa perda de peso em pacientes com obesidade suave a moderada. A longo prazo, entretanto, os resultados não são encorajadores, com o retorno de virtualmente todos os pacientes adultos à sua linha base pré-tratamento dentro de 5 anos (44). Os resultados a longo prazo em crianças, ao contrário, são mais promissores (55); eles indicam que as alterações comportamentais resultantes de terapia baseada na família duram 10 anos ou mais. Mais pesquisas são necessárias sobre as maneiras de aumentar a eficácia de técnicas comportamentais.

Limitações de tratamento comportamental – Acredita-se que o tratamento comportamental seja ineficaz a longo prazo porque os pacientes falham em seguir algumas estratégias auto-regulatórias aprendidas no tratamento. Alguns investigadores, portanto, enfatizaram a necessidade de tratamento por toda a vida; a obesidade é uma condição crônica e os tratamentos, sejam comportamentais, dietéticos ou farmacológicos, não funcionam quando não são utilizados (54).

Outros benefícios do tratamento comportamental – Apesar de suas limitações na perda de peso a longo prazo, o tratamento comportamental tem valor na modificação dos comportamentos relacionados aos efeitos adversos sobre a saúde e desconforto psicológico, sem necessariamente causar perda de peso em indivíduos obesos. Ele também pode promover comportamentos que afetam diretamente a saúde, tais como redução na ingestão de gordura e aumento da atividade física, apesar de também haver problemas em mantê-los a longo prazo. Finalmente, o tratamento comportamental pode ser utilizado para ajudar os pacientes obesos a se tornarem mais positivos para enfrentarem as conseqüências sociais adversas de estarem com sobrepeso, para intensificar sua auto-estima e para reduzir sua insatisfação com sua imagem corpórea, independentemente de sua ausência de sucesso em perder peso (56).

10.5.4 Tratamento medicamentoso

As informações apresentadas aqui estão atualizadas com a época em que o livro foi escrito, mas o tratamento medicamentoso para obesidade está constantemente mudando.

Com freqüência, o tratamento medicamentoso da obesidade tem sido considerado controverso, graças à falha em compreender como ele deve ser utilizado. Contudo, el foi reavaliado nos últimos anos e o conceito de tratamento medicamentoso a longo prazo emergiu como um adjunto a outras terapias para perda de peso e como uma maneira de ajudar a manter o peso corpóreo com o decorrer do tempo (57).

Em virtude da escassez dos dados, nenhuma estratégia ou droga em particular ainda pode ser recomendada para uso rotineiro. Porém, a disponibilidade de novas evidências de eficácia e segurança a longo prazo de drogas que estão atualmente esperando aprovação tende a mudar a situação. Quando o tratamento farmacológico de pacientes obesos for prescrito no futuro, será importante considerar o efeito da droga tanto na perda de peso (ou manutenção de peso) quanto em co-morbidades, assim como quaisquer efeitos colaterais prejudiciais (14, 58).

Princípios do tratamento medicamentoso – Em qualquer discussão do uso racional de drogas para o tratamento de obesidade, é importante compreender o seguinte:

- As drogas atualmente aprovadas estão sendo mais bem utilizadas em conjunto com dieta e controle de estilo de vida. As drogas utilizadas para o controle de peso auxiliam o paciente com a cooperação de regimes de alteração dietética, de exercício e comportamental.
- As drogas para o controle de peso não curam a obesidade; quando são interrompidas, ocorre a recuperação de peso.
- As drogas para controle de peso devem ser utilizadas sob supervisão médica.
- As drogas para controle de peso não funcionam se não forem tomadas (59). Pode-se esperar recuperação de peso quando as drogas são interrompidas.
- O tratamento medicamentoso deve ser considerado parte de uma estratégia de controle a longo prazo para obesidade ajustada ao indiví-

duo. Os riscos associados ao tratamento medicamentoso devem ser balanceados contra aqueles de obesidade persistente.

- O tratamento medicamentoso deve ser continuado apenas se for considerado seguro e eficaz para determinado paciente. Os critérios atuais no Reino Unido sugerem que o uso de drogas para controle de peso por mais de 3 meses deve ser considerado apenas se uma perda total de peso de pelo menos 10% tiver sido atingida desde o início do episódio de cuidado controlado, isto é, incluindo a perda de peso atingida como resultado da intervenção obrigatória de estilo de vida de 3 a 6 meses antes de se iniciar o tratamento medicamentoso (60). Entretanto, este princípio foi criticado por não ser realista na maioria dos casos.

O tratamento medicamentoso para obesidade pode ser considerado quando os pacientes:

- possuem um IMC maior que 30 e tratamento com dieta, exercício e regimes de comportamento provaram ser malsucedidos;
- possuem co-morbidades substanciais associadas a um IMC maior que 25, o qual persistiu apesar de dieta melhorada, exercício e tratamento comportamental.

As drogas para controle de peso não são recomendadas para uso em crianças e há dados insuficientes sobre seus efeitos no comportamento alimentar durante o período pré-puberal ou num prazo mais longo.

Tipos de drogas para controle de peso – As drogas para controle de peso podem ser amplamente divididas em dois tipos: as que atuam no sistema nervoso central para influenciar o comportamento de alimentação, apetite e outros mecanismos e as que atuam perifericamente, como aquelas que têm como alvo o sistema gastrointestinal e inibem a absorção ou intensificam a sensação de plenitude. Como não há evidências publicadas para sugerir que agentes formadores de volume tomados numa forma medicada (por exemplo, metilcelulose) tenham efeito benéfico a longo prazo na redução de peso, eles não são discutidos aqui. Contudo, aumentar a fibra dietética como parte de modificação dietética pode atuar na restrição de energia.

As drogas de controle de peso atualmente disponíveis em certos países são resumidas na Tabela 10.4. Uma série delas é considerada em detalhes maiores a seguir. Muitos agentes adicionais estão atualmente sob investigação.

Em 1997, surgiram preocupações sobre a segurança de duas drogas de controle de peso amplamente utilizadas, a fefluramina e dexfenfluramina, em decorrência da sua associação com problemas de válvula cardíaca quando utilizadas isoladamente ou em combinação com fentermina. Como resultado dessas preocupações, o fabricante concordou em retirar ambos os tratamentos do mercado. Portanto, essas drogas não são consideradas neste relato.

TABELA 10.4
Drogas antiobesidade atualmente disponíveis

Principal modo de ação	Droga
Atuam centralmente:	
noradrenérgicas	Fentermina
serotonérgicas e noradrenérgicas combinadas	Sibutramina
Atuam perifericamente:	
inibidor da lipase	Orlistat
Atuam periférica e centralmente:	
termogênicas e anoréticas	Efedrina; cafeína

Eficácia das drogas atualmente disponíveis – Uma droga clinicamente útil para o tratamento da obesidade deve ter as seguintes características (61):

- eficácia comprovada na redução de peso corpóreo e doença dependente de peso;*
- efeitos colaterais toleráveis e/ou transitórios;
- não causar dependência;
- permanecer eficaz quando utilizada a longo prazo;
- sem problemas maiores após muitos anos de administração;
- mecanismos de ação conhecidos;
- custo razoável.

Combinação de efedrina e cafeína. Os dados de um estudo de Astrup e cols. (62) demonstram os efeitos mantidos de efedrina em combinação com a cafeína sobre o peso corpóreo quando administrada com uma dieta restritiva num período de mais de 1 ano. Apesar da efedrina e cafeína possuírem efeitos termogênicos, cerca de 75% da perda de peso foi atribuída às propriedades anoréticas dessa combinação.

Tetraidrolipstatina.** A tetraidrolipstatina é um inibidor da lipase pancreática desenvolvido especificamente para o controle de peso. Ela bloqueia a clivagem de triglicerídeos no trato gastrointestinal, previnindo a absorção de até 30% da gordura dietética ingerida (63). A gordura não digerida é excretada inalterada nas fezes, causando um aumento nos efeitos colaterais intestinais (tais como fezes gordurosas/oleosas, dor abdominal e flatulência), especialmente se a dieta ingerida tiver um alto teor de gordura. A tetraidrolipostatina mostrou produzir perda de peso de-

* Detalhes de dosagens seguras e eficazes estão além do objetivo deste relato; as referências médicas apropriadas devem ser consultadas. As agências de aprovação de drogas, tais como o Food and Drug Administration nos Estados Unidos, exigem que as drogas produzam perda de peso pelo menos 5% maior do que um placebo, ou que resultem em significativamente mais indivíduos atingindo uma perda de peso de 5 a 10% que pode atingir uma perda similar com um placebo.

** **N. do R. C.** – A medicação em questão é o Orlistat – nome comercial "Xenical".

pendente da dose com melhoras no colesterol total e LDL e tolerância à glicose em experiências a curto prazo (64, 65). Ela não possui efeitos colaterais no SNC das drogas que atuam centralmente, mas houve preocupação sobre a possibilidade de má absorção de carotenóide com uso prolongado.

Fentermina. A fentermina atua como um agente anorexiante. Relatos originais indicaram boa perda de peso a curto prazo quando a droga foi utilizada em terapia contínua ou intermitente por períodos de até 36 semanas (66, 67). Porém, efeitos colaterais como insônia, irritabilidade, agitação, tensão e ansiedade ocorrem em alguns pacientes e limitam seu uso. Houve experiências recentes de fentermina como um agente antiobesidade único e seu uso mais amplo foi em combinação com fenfluramina antes deste agente ter sido retirado do mercado.*

Sibutramina. A sibutramina é uma droga nova desenvolvida para o tratamento de obesidade que combina os efeitos benéficos das drogas serotoninérgicas e adrenérgicas. As experiências controladas em pacientes obesos mostraram resultados consistentes e a perda de peso relacionada à dose (na dose de droga ideal de 10 a 15mg diários) foi mantida por até 12 meses (68, 69). A perda de peso é acompanhada por uma redução na proporção cintura:quadril e por melhoras nos lipídeos sangüíneos e controle glicêmico (70). Os efeitos colaterais da sibutramina são moderados e incluem náusea, boca seca, constipação, tontura e insônia. Pequenos aumentos na pressão sangüínea e freqüência cardíaca também são relatados em pacientes que tomam sibutramina, sugerindo que esses parâmetros precisam ser monitorados de perto. Contudo, nas experiências mais longas, a pressão sangüínea mostrou diminuir com a perda de peso em grupos tratados com sibutramina (71).

Drogas inapropriadas para o tratamento da obesidade em si – Uma série de drogas possui história de uso inadequado e inseguro para a promoção de perda de peso (58). DiurDticos, gonadotropina coriônica humana (HCG), anfetamina, dexanfetamina e tiroxina não são tratamentos para a obesidade e não devem ser utilizados para atingir perda de peso. A tiroxina nunca deve ser prescrita para obesidade, apenas para hipotiroidismo bioquicamente provado. A metformina e a acarbose podem ser úteis no controle de pacientes obesos com NIDDM, mas não possuem eficácia comprovada sobre a obesidade isoladamente.

O uso de fluoxetina, sertralina e outros inibidores da recaptação de serotonina é adequado no tratamento de uma condição depressiva associada à obesidade, mas não para a obesidade em si. Eles podem ajudar alguns pacientes a perder peso e são preferíveis aos agentes tricíclicos para

* As preocupações sobre os possíveis efeitos colaterais (problemas de válvula cardíaca) associados ao uso de felfluramina e dexfelfluramina, isoladamente ou em combinação com fentermina, levaram à retirada dessas drogas do mercado.

pacientes deprimidos com sobrepeso. A fluoxetina é licenciada em certos países para o controle da bulimia nervosa.

Adequação do tratamento medicamentoso a longo prazo – Enquanto a tolerância clínica da maioria das drogas parece ser aceitável, seu uso a longo prazo evocou algumas preocupações sobre segurança. A importância deste tema foi enfatizada por relatos recentes de problemas de válvula cardíaca num pequeno número de pacientes que tomam fenfluramina e dexfenfluramina (72).

Da mesma forma que as drogas prescritas para tratamento a longo prazo em outras doenças crônicas (por exemplo, hipertensão e NIDDM), o risco associado ao uso de droga para controle de peso a longo prazo deve ser pesado contra os benefícios potenciais para cada indivíduo. Além disso, as drogas para controle de peso devem ser retiradas daqueles que não respondem bem após 1 a 3 meses de avaliação. Pesquisas preliminares sugerem que é possível identificar pacientes com maior tendência a responder num estágio inicial de tratamento (71). Contudo, os resultados a longo prazo também precisam ser avaliados.

Experiências comparativas são necessárias, pois novas drogas são introduzidas para terapia, particularmente com respeito à redução nas co-morbidades.

10.5.5 Cirurgia gástrica

Atualmente, a cirurgia é considerada a maneira mais eficaz de reduzir e manter o peso nos indivíduos gravemente obesos (IMC superior a 35) e muito gravemente obesos (IMC superior a 40). Com a base de custo/kg de perda de peso, o tratamento cirúrgico foi estimado, após 4 anos, como sendo menos dispendioso do que qualquer outro tratamento (estimativas citadas na referência 73).

Procedimentos cirúrgicos – Vários métodos cirúrgicos diferentes estão disponíveis para o tratamento da obesidade, geralmente com base na restrição da ingestão de energia, na má absorção ou na má digestão do alimento ou em uma combinação de ambos. Concorda-se agora que a gastroplastia de banda vertical e *bypass* gástrico em Y de Roux são eficazes e seguros, com acompanhamento de 15 anos ou mais em algumas séries. A avaliação completa da segurança e eficácia a longo prazo do *bypass* biliopancreático e adaptações laparoscópicas de procedimentos restritivos (por exemplo, banda ajustável) e combinados ainda é esperada. A cirurgia de *bypass* intestinal não é mais recomendada como um método cirúrgico primário para tratar a obesidade (16, 74).

Seleção de pacientes – Os pacientes devem ser selecionados para cirurgia de acordo com os seguintes princípios:

- Tratamento não cirúrgico, incluindo medidas dietéticas e drogas para redução de peso, deve ter sido tentado anteriormente.

- A cirurgia gastrointestinal para obesidade deve ser utilizada apenas em pacientes bem informados e motivados, com riscos operatórios aceitáveis.
- Os pacientes devem ter um IMC superior a 40 ou a 35, juntamente com condições de co-morbidades de alto risco ameaçadoras para a vida.
- A cirurgia deve ser realizada apenas por um cirurgião experiente, em estabelecimento clínico apropriado, sob supervisão médica de especialistas e com acesso a respiradores e apoio de uma equipe multidisciplinar.

Melhoras após cirurgia – A perda de peso de mais de 20kg geralmente ocorre dentro de 12 meses das operações, apesar de algum peso ser recuperado em 5 a 15 anos. A análise dos resultados do estudo SOS na Suécia mostrou perdas de peso de 30 a 40kg durante 2 anos, dependendo do procedimento cirúrgico utilizado (75).

A cirurgia de *bypass* gástrico melhora a morbidade relacionada à obesidade na maioria dos pacientes obesos. No estudo SOS, o tratamento cirúrgico produziu remissão de NIDDM em 68% dos pacientes obesos e de hipertensão em 43%. Para aqueles que não tinham fatores de risco na linha de base, uma perda de peso de 30kg foi associada a uma redução de 14 vezes do risco de NIDDM e reduções de risco de 3 a 4 vezes com relação ao desenvolvimento de hipertensão e outros fatores de risco cardiovasculares (75). Além disso, o tratamento cirúrgico mostrou prevenir a progressão de tolerância à glicose prejudicada para NIDDM (76) e reduziu a mortalidade por diabetes de 4 a 5 vezes.

A qualidade das medidas de vida, incluindo empregabilidade, salário médio, número de dias doente, interação social, mobilidade, auto-imagem, positivismo e depressão também foi melhorada na maioria dos pacientes após a cirurgia antiobesidade. Recentemente, os pacientes no grupo de intervenção cirúrgica do estudo SOS relataram melhoras marcantes na interação social, saúde percebida, humor, ansiedade, depressão e problemas específicos da obesidade comparados aos controles (75).

Riscos associados à cirurgia – Os riscos associados à cirurgia gástrica incluem deficiências de micronutrientes, neuropatia, complicações pós-operatórias, síndrome de *dumping* e depressão pós-operatória tardia (74). Sugeriu-se, porém, que a maioria das complicações associadas a este tipo de cirurgia, diferente da maioria das outras cirurgias, é tratável com terapia comportamental. Kral (77), por exemplo, observa que o vômito visto em aproximadamente 10% dos pacientes após a cirurgia decorre mais do comportamento alimentar do que da estenose ou do estreitamento do estoma da gastroplastia.

A mortalidade decorrente da operação em centros especializados é uma fração da mortalidade observada em pacientes não operados e naqueles que permanecem nas listas de espera para operações.*

---

* Kral JG. Surgery. In: Guy-Grand B, ed. *Management of obesity and overweight*, 1996. Background paper prepared by Obesity Management subgroup of International Obesity Task Force.

A lipoaspiração de depósitos de gordura subcutâneos indesejados está sendo utilizada extensivamente por razões estéticas, mas não oferece benefícios médicos em termos de co-morbidades ligadas à obesidade.

10.5.6 Medicina tradicional

Muitos países possuem sistemas médicos tradicionais que fornecem tratamento médico além ou no lugar de serviços médicos convencionais. Os tratamentos tradicionais para uma variedade de enfermidades, inclusive obesidade, estão freqüentemente disponíveis e costumam ser utilizados por pessoas em países em desenvolvimento. Apesar de haver dados limitados sobre a eficácia dos medicamentos utilizados, há evidências anedóticas de seu valor potencial. Por exemplo, algumas preparações de produtos vegetais contendo capsaicina mostraram aumentar o gasto de energia por aumentar a termogênese (78). Mais pesquisas são necessárias para avaliar o uso potencial de tais remédios tradicionais.

Contudo, é necessário cuidado. Várias preparações herbáceas amplamente promovidas pelas organizações comerciais como remédios tradicionais mostraram ter pouco valor médico e, em alguns casos, conter substâncias perigosas.

10.5.7 Outros tratamentos

Uma série de outros tratamentos promoveu controle de peso eficaz, mas pesquisas muito pouco objetivas foram realizadas a respeito deles. Em estudos não controlados, acupuntura e ioga mostraram auxiliar na perda de peso e uma avaliação de Rand e Stunkard indica que o apoio de psicanalistas pode levar à perda e manutenção de peso em seus pacientes (79). Não há evidências de que a hipnoterapia para obesidade seja mais eficaz do que os programas normais de dieta e tratamento comportamental (80). Entretanto, a hipnose pode melhorar a auto-imagem e possivelmente ajuda os pacientes a aderirem à dieta prescrita (81).

10.6 Controle de obesidade na infância e adolescência

Os objetivos das estratégias de controle de peso para crianças diferem daquelas para adultos porque deve-se considerar o desenvolvimento físico e intelectual da criança. Enquanto o tratamento adulto pode ter como alvo a perda de peso, o tratamento da criança tem como alvo a prevenção de ganho de peso. A massa corpórea magra aumenta conforme a criança fica mais velha, de forma que a redução ou a manutenção da massa de gordura resultará em normalização de peso corpóreo.

O tratamento de crianças obesas para impedir que se tornem adultos obesos pode ser classificado como prevenção-alvo (ver Seção 8), porque a obesidade infantil aumenta substancialmente o risco de obesidade adulta (ver Seção 7). O tratamento da obesidade infantil deve, portanto, ser considerado juntamente com estratégias preventivas seletivas dirigidas a grupos de alto risco de crianças assim como parte de uma abordagem universal para a prevenção do aumento da comunidade com obesidade infantil.

10.6.1 Evidências de que o tratamento da obesidade infantil impede a obesidade adulta

Evidências de que o tratamento da obesidade nas crianças pode ser controlado de modo bem-sucedido desde a infância, durante a adolescência até a idade adulta são fornecidas pelo trabalho de Epstein e cols. Numa série de quatro estudos, dados de 158 famílias com crianças em alto risco de obesidade adulta foram acompanhadas por 10 anos após seu tratamento inicial. Na época do tratamento inicial, as crianças tinham entre 6 e 12 anos de idade, com média de 40 a 50% de sobrepeso e, com a exceção de um grupo de estudo, tinham pelo menos um dos pais obeso. Condições de tratamento diferentes foram investigadas, mas todas envolveram um plano de dieta juntamente com intensiva modificação comportamental em grupo durante um período de 8 a 12 semanas, seguido de sessões de manutenção mensal por 6 a 12 meses (55).

Após 10 anos de acompanhamento, 6 de 9 grupos tratados ativamente mostraram uma redução líquida na porcentagem de sobrepeso entre 10 e 20% (Fig. 10.3). A inclusão dos pais com a criança no tratamento e a introdução ao exercício no programa de dieta básica e mudança de comportamento intensificaram os efeitos a longo prazo.

Pode ser prematuro fazer generalizações amplas sobre a eficácia do tratamento da obesidade em crianças, especialmente porque pode não ser sempre possível fornecer o alto nível de apoio dado nos estudos mencionados anteriormente e a grande maioria das crianças nestes estudos foram recrutadas de famílias de brancos, de classe média e com pai e mãe. Porém, eles fornecem fundamentos para o otimismo de que os tratamentos comportamentais completos parecem oferecer benefícios duradouros para as crianças obesas. Seria altamente desejável uma experiência longitudinal para determinar se resultados como aqueles atingidos por Epstein e cols. podem ser replicados em outros locais e em outras populações e se os benefícios de saúde tangíveis, tanto no domínio social quanto de saúde, podem ou não ser demonstrados.

10.6.2 Tratamento de crianças com sobrepeso e obesas

O sobrepeso e a obesidade durante a infância estão entre os principais fatores de risco para o desenvolvimento de obesidade na idade adulta, pois aproximadamente 30% das crianças obesas se tornam adultos obesos

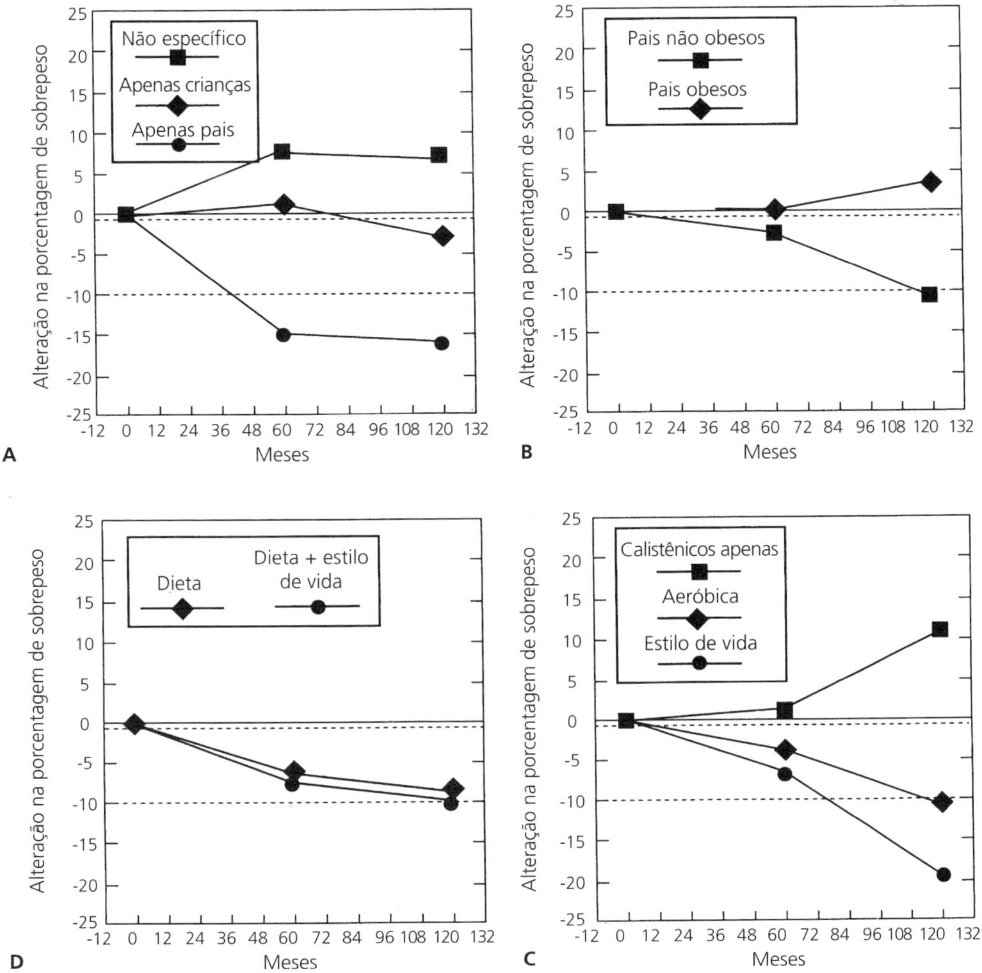

FIGURA 10.3

Alterações nas porcentagens de sobrepeso após 5 e 10 anos de acompanhamento para crianças obesas randomizadas designadas para 10 intervenções em quatro estudos[a]

O intervalo de confiança de 95% para a amostra total das crianças é representado pelas linhas pontilhadas. Todas as intervenções continham uma alteração de dieta e comportamental mais abordagens específicas sob investigação. Nos quatro estudos separados, nos quais Epstein e cols. examinaram o impacto das diferentes intervenções para controle da obesidade em crianças com sobrepeso, todas tiveram a mesma intervenção de alteração básica de dieta e comportamental por 8 a 12 semanas e revisão mensal por 6 a 12 meses. O estudo A comparou os resultados para crianças apenas, crianças com só um dos pais e direções não específicas. O estudo B comparou alterações de peso relativas em crianças com pais obesos e não obesos. O estudo C examinou o benefício de adicionar mudanças no estilo de vida (exercício não estruturado) a um programa de dieta. O estudo D comparou a eficácia das diferentes formas de exercício no auxílio do controle de peso. Tanto as crianças quanto os pais foram acompanhados por 5 e 10 anos após o programa inicial. Os resultados mostram excelentes benefícios a longo prazo e demonstram a importância do apoio da família, de um ambiente familiar positivo e de exercícios não estruturados no controle de peso das crianças.

[a] Adaptado da referência 55 com a permissão do editor e dos autores. Direitos autorais de 1994 da American Psychological Association.

(82). A obesidade na infância afeta a saúde, resultando em aptidão reduzida, pressão sangüínea aumentada e níveis de lipídeos sangüíneos adversos (ver Seção 4). Além dos efeitos benéficos imediatos para a saúde, a obesidade na adolescência aumenta o risco de morbidade e mortalidade adulta 50 anos depois, independentemente dos efeitos da obesidade adulta (83, 84). Estas são fortes razões para o desenvolvimento de terapias eficazes para a obesidade em crianças.

Reduzindo a ingestão de energia e melhorando a qualidade dietética – Costuma-se recomendar que apenas pequenas reduções na ingestão de energia devem ser feitas na dieta de crianças com sobrepeso, pois uma ingestão adequada de energia e nutrientes é necessária para as crianças a fim de garantir que o crescimento e o desenvolvimento não sejam comprometidos. O tratamento é recomendado apenas para crianças com mais de 6 anos de idade.

Limitar as porções de alimentos ricos em energia é um método útil para reduzir a ingestão de energia em crianças obesas. Isto pode ser conseguido preparando-se porções menores de tais alimentos ou pelo incentivo do livre consumo de frutas e vegetais, de forma que o conteúdo energético seja reduzido sem a imposição de restrições dietéticas. Contudo, apenas dados limitados justificam a sugestão de que a maior variedade de ingestão alimentar resulta em menor ingestão de alimentos ricos em energia (85).

Limitar a compra de alimentos prontos, que tendem a ser particularmente ricos em gordura e densos em energia, também pode ajudar no controle da ingestão de energia. Esses alimentos estão contribuindo cada vez mais para a ingestão de energia de crianças e adolescentes em todo o mundo (86-88). As crianças também devem ser estimuladas a comer lanches com menos gordura e evitar consumir uma grande proporção da energia total, como bebidas adoçadas, ou até escolher bebidas não adoçadas ou água. Um estudo sobre crianças pré-puberes, no qual se tentou reduzir a ingestão de gordura durante 12 meses, não atingiu a perda de peso ou redução no ganho de peso no grupo-alvo, apesar de atingir alguma alteração dietética (89). Entretanto, as crianças envolvidas não eram obesas.

Promover o consumo de alimentos ricos em carboidratos complexos, pobres em gordura e ricos em conteúdo energético é importante na prevenção de consumo excessivo de energia em crianças. Deve-se encorajar todas as crianças, estejam com sobrepeso ou não, a adotarem hábitos alimentares saudáveis desde cedo e continuarem com eles na idade adulta.

Aumentando a atividade física – Pesquisas sobre a importância do exercício no tratamento da obesidade infantil são muito limitadas e ainda resta muito a ser elucidado, particularmente com relação aos benefícios a longo prazo da atividade física no controle do peso durante a infância e a adolescência. As evidências disponíveis sugerem que só o exercício não é suficiente para o controle eficaz da obesidade na infância e que uma combinação de dieta e exercício é mais eficaz para controle a longo prazo (90).

Todas as crianças devem ser estimuladas a serem o mais ativas possível. Contudo, parece que o gasto de energia pode aumentar de forma mais eficaz com atividades gerais e brincadeiras, ao invés de esportes competitivos e exercício estruturado (90). Crianças obesas são particularmente sensíveis às atitudes dos colegas em relação à forma corpórea e ao desempenho nos exercícios, possuindo os mesmos problemas que os adultos na adesão aos programas de exercício a longo prazo. Como isso tende a limitar sua vontade de estar envolvidas em esportes de equipe (91), é provável ser contraprodutivo enfatizar a reintrodução de esportes competitivos nas escolas para melhorar os níveis precários de atividade física nas crianças.

Alguns dos métodos utilizados para melhorar a aderência aos programas de exercício em adultos podem ser igualmente úteis para as crianças. Eles incluem tornar a atividade agradável para aumentar a escolha de tipo e nível de atividades, assim como pelo fortalecimento positivo de seus alcances durante o exercício, ao invés de apenas após completar de forma bem-sucedida a sessão de exercício (90).

Aumentar a atividade física em crianças está associado aos benefícios além do aumento do gasto de energia. Por exemplo, ser ativo pode ser compatível com fazer refeições leves e, dessa forma, facilitar a adesão a uma dieta. Além disso, o treinamento de resistência pode ter efeitos sobre a composição corpórea que complementam ou são superiores àqueles exercícios aeróbicos isolados; o treinamento de resistência levará a um aumento na massa corpórea magra, aumentando a taxa metabólica e o gasto total diário de energia, podendo ter efeitos positivos sobre a imagem corpórea (90). Sendo assim, apesar da melhora na aptidão física tender a ser benéfica, ela não deve ser uma preocupação ignorada.

Reduzindo o tempo gasto no comportamento sedentário – Novas pesquisas estão começando a indicar que o tempo gasto em comportamento sedentário ou inatividade pode desempenhar um papel até mais importante do que os baixos NAF na gênese dos problemas de peso da criança. A elevação rápida no sobrepeso na infância foi acompanhada por uma explosão de ocupações de lazer não ativas para crianças, tais como computadores e *videogames*. A televisão é a principal causa de inatividade para a maioria das crianças e adolescentes em países desenvolvidos e está ligada à prevalência de obesidade (92, 93). Assistir à televisão também está associado ao aumento da ingestão de lanches de alto teor energético (93, 94). É de interesse particular que o estudo de Epstein e cols. (95) mostrou claramente que as perdas de peso a curto prazo foram maiores num grupo de crianças que foram instruídas a reduzir o comportamento sedentário do que nas crianças que foram encorajadas a aumentar o exercício. Reduzir a inatividade física também resultou em melhor manutenção de perda de peso e uma atitude mais positiva com relação à atividade vigorosa.

Papel das drogas e cirurgia – Estão disponíveis informações limitadas para o uso de formas agressivas de tratamento, tais como drogas e cirurgia para crianças e adolescentes, apesar de tal tratamento poder ser indicado em crianças com complicações potencialmente fatais de obesidade.

10.6.3 Programas de controle de obesidade para crianças

Três tipos principais de programas de controle de obesidade direcionados a crianças podem ser identificados – com base na família, na escola e programas de atenção à saúde primários. Estes são considerados em detalhes nos parágrafos seguintes.

Programas com base na família – Como o ambiente da família é uma das influências mais fortes sobre o risco de obesidade de uma criança, um grupo lógico para prevenção e controle da obesidade na infância pareceria ser as famílias de crianças suscetíveis. Na realidade, o fornecimento de educação apropriada sobre alimentação e estilos de vida aos pais mostrou reduzir significativamente a prevalência de obesidade em crianças de famílias que participam por períodos de 3 meses a 3 anos, quando em comparação com as famílias que não recebem aconselhamento e apoio (96). As atitudes dos pais, compra e apresentação dos alimentos, modelo de alimentação e hábitos de exercício e apoio para ocupações de lazer ativas podem afetar a alimentação de uma criança e seus padrões de exercício.

Uma forte evidência da importância do apoio da família na obesidade infantil e programas de controle de peso vem de uma série de intervenções bem-sucedidas. Flodmark e cols. observaram perda de peso melhorada em crianças com idade entre 10 e 11 anos tratadas com terapia familiar (97) e Wadden e cols. obtiveram resultados similares em meninas adolescentes afro-americanas (98). Uma análise mais detalhada de Epstein e cols. (55) sugeriu que a regulação de peso é melhorada se pelo menos um dos pais é tratado juntamente com a criança. Quando se comparou o efeito de ter como alvo apenas uma criança obesa com o efeito de ter como alvo uma criança e um dos pais juntamente, o último mostrou significativamente menor ganho de peso nos 5 anos do acompanhamento e este ganho ainda foi menor que o peso relativo (corrigido para estatura) com o qual eles começaram o estudo no acompanhamento de 10 anos (Fig. 10.3B). Além disso, crianças com pais não obesos foram mais capazes de obter e manter as reduções no peso relativo (Fig. 10.3C). Os achados de Epstein são especialmente importantes porque o peso relativo foi mantido por toda a adolescência, quando o ganho de peso pode ser um problema maior. Outros investigadores também observaram eficácia melhorada de programas com base na família na prevenção da progressão de obesidade infantil.

Ter como alvo as medidas de prevenção da obesidade na família de crianças suscetíveis é a vantagem adicional de que todos os membros da família tendem a se beneficiar. Isto ajuda a aumentar o apoio social e reduzir os sentimentos de isolamento que podem se desenvolver quando uma criança é tratada separadamente do resto da família. Além disso, os pais são capazes de exercer um maior grau de controle externo sobre a alimentação da criança e os seus padrões de atividade sob estas circunstâncias (54).

Programas com base nas escolas – A introdução de programas de prevenção de obesidade em escolas é justificada por uma série de razões. Uma grande proporção de crianças vai à escola (apesar desta porcentagem variar de país para país) e grande parte da alimentação e do exercício da criança ocorre neste estabelecimento. As escolas também podem auxiliar na identificação de crianças em risco de obesidade por intermédio de programas educacionais e visitas ao médico em estágios-chave de desenvolvimento. Além disso, o início da freqüência à escola corresponde a um período de risco aumentado de ganho de peso excessivo, pois as crianças começam a se tornar independentes e variar sua dieta e seus padrões de atividade em concordância com as novas circunstâncias.

Os resultados de vários programas de intervenção na obesidade com base na escola voltados a crianças e adolescentes de alto risco sugerem que estes podem ser executados de forma bem-sucedida e atingir números substanciais de crianças que precisam prevenir a obesidade (99-101). As crianças obesas em grupos de tratamento mostram reduções consistentemente maiores na porcentagem de sobrepeso do que os controles obesos não tratados. Os resultados durante os períodos de 3 a 6 meses são modestamente encorajadores e pareceriam justificar as pesquisas adicionais nesta área.

O aumento da atividade física pela integração em programas de exercício regular no currículo escolar é uma estratégia que tem sido freqüentemente sugerida como um meio eficaz de melhorar o peso e o estado de saúde das crianças (102, 103). A avaliação de um projeto de 2 anos no sul da Austrália, onde uma sessão de 50 minutos de atividade física diária foi introduzida numa série de escolas primárias, demonstrou que as crianças que participaram do programa eram mais magras e tinham menor pressão sangüínea diastólica (meninos apenas) do que as que não participaram (104). Um estudo subseqüente no qual as lições de sala de aula sobre nutrição e saúde física foram incluídas também demonstrou melhoras nos índices de aptidão e níveis de gordura corpórea (105). Programas similares foram introduzidos em escolas nos Estados Unidos (90) e Cingapura (106), onde os resultados a curto prazo parecem promissores. Entretanto, apesar desses resultados benéficos, a manutenção desses programas dentro do currículo escolar a longo prazo provou ser difícil em função da competição pelo tempo da escola, da necessidade de supervisão do professor/adulto e de limitações financeiras.

Programas com base em cuidados de saúde primários – A liberação de programas de controle da obesidade da infância por meio de cuidado primário recebeu pouca avaliação até agora e seu papel principal parece ser subvalorizado e subutilizado (16). Uma prática geral no Reino Unido teve algum sucesso na redução de obesidade, fornecendo conselhos de alimentação saudável às mulheres grávidas e seus filhos. A prevalência de obesidade foi de apenas 2% na amostra de pacientes comparado a 8% entre os pacientes não aconselhados (5).

O contato freqüente com profissionais de saúde desde cedo foi identificado como uma das estratégias mais importantes para o controle eficaz de crianças com sobrepeso e obesas, o que sugere que estratégias similiares deveriam ser igualmente eficazes na prevenção (107). Avaliação e contato regulares por meio de algumas visitas fornecem uma oportunidade excelente para educação sobre o fator de risco de estilo de vida potencial associado à obesidade, assim como para aconselhamento, encorajamento e apoio para ajudar os pais a adotarem uma alimentação caseira saudável e padrões de exercício num estágio inicial de vida. Sugeriu-se que a prevenção da obesidade deve começar com aconselhamento apropriado sobre a amamentação no peito, desmame e dieta para bebês que estão engatinhando (108). Em muitos países, as enfermeiras de cuidado de saúde já desempenham um papel crucial no monitoramento do desenvolvimento dos bebês e crianças jovens.

Considerações especiais no controle da obesidade infantil – A importância de tentativas prudentes para prevenir o ganho de peso excessivo em crianças de peso normal ou para reduzir o ganho de peso em crianças que já estão obesas é evidente. A consideração dos seguintes temas é de vital importância quando se desenvolvem intervenções dirigidas à prevenção ou ao tratamento da obesidade em crianças jovens.

- *Risco de desnutrição.* Como a nutrição adequada é essencial para a promoção do crescimento saudável, apenas pequenas reduções na ingestão total de energia são recomendadas quando tal abordagem é aconselhada.
- *Risco de distúrbios de alimentação.* É importante que as intervenções não encorajem o tipo de restrição dietética que está ligada ao desenvolvimento de distúrbios de alimentação e outros problemas psicológicos (54).
- *Risco de isolamento.* É importante que as crianças com sobrepeso não sejam evitadas nem se sintam diferentes de seus colegas, seja em casa ou na escola (84). A mensagem que todos estão potencialmente em risco de obesidade pode ajudar, mas há também uma necessidade de gerar a consciência da família para a necessidade de estilos de vida mais saudáveis sem sugerir que o primeiro e único objetivo é perder peso.

Referências

1. **Forster JL et al.** Preventing weight gain in adults: a pound of prevention. *Health Psychology*, 1988, **7**:515-525.
2. **Jeffery RW, French SA.** Preventing weight gain in adults: design, methods and one year results from the Pound of Prevention study. *International Journal of Obesity and Related Metabolic Disorders*, 1997, **21**:457-464.

3. World Health Organization European Collaborative Group. European collaborative trial of multifactorial prevention of coronary heart disease: final report on the 6-year results. *Lancet,* 1986, **i**:869-872.
4. **Jeffery RW et al.** Strengthening behavioral interventions for weight loss: a randomized trial of food provision and monetary incentives. *Journal of Consulting and Clinical Psychology,* 1993, **61**:1038-1045.
5. **Craddock D.** *Obesity and its management,* 3rd ed. Edinburgh, Churchill Livingstone, 1978:160-173.
6. OXCHECK Study Group, Imperial Cancer Research Fund. Effectiveness of health checks conducted by nurses in primary care: final results of the OXCHECK Study. *British Medical Journal,* 1995, **310**:1099-1104.
7. **Wood DA et al.** A randomised controlled trial evaluating cardiovascular screening and intervention in general practice: principal results of the British Family Heart Study. *British Medical Journal,* 1994, **308**:313-320.
8. **Rössner S.** Factors determining the long-term outcome of obesity treatment. In: Björntorp P, Brodoff BN, eds. *Obesity.* Philadelphia, Lippincott, 1992:712-719.
9. **Goldstein DJ.** Beneficial health effects of modest weight loss. *International Journal of Obesity and Related Metabolic Disorders,* 1992, **16**:397-415.
10. **Williamson DF et al.** Prospective study of intentional weight loss and mortality in never-smoking overweight US white women aged 40-64 years. *American Journal of Epidemiology,* 1995, **141**:1128-1141.
11. **Wing RR et al.** Food provision vs structured meal plans in the behavioural treatment of obesity. *International Journal of Obesity and Related Metabolic Disorders,* 1996, **20**:56-62.
12. **Sonne-Holm S et al.** Independent effects of weight change and attained body weight on prevalence of arterial hypertension in obese and non-obese men. *British Medical Journal* 1989, **299**:767-770.
13. **Wilson GT.** Relation of dieting and voluntary weight loss to psychological functioning and binge eating. *Annals of Internal Medicine,* 1993, **119**:727-730.
14. National Taskforce on the Prevention and Treatment of Obesity. Long-term pharmacotherapy in the management of obesity. *Journal of the American Medical Association,* 1996, **276**:1907-1915.
15. Committee to develop criteria for evaluating the outcomes of approaches to prevent and treat obesity within the Food and Nutrition Board of the Institute of Medicine. In: Thomas PR, ed. *Weighing the options: criteria for evaluating weight-management programs.* Washington, DC, NationalAcademy Press, 1995, 234-235.
16. *Obesity in Scotland. Integrating prevention with weight management. Anational clinical guideline recommended for use in Scotland.* Edinburgh, Scottish Intercollegiate Guidelines Network, 1996.
17. *Shape Up America: guidance for treatment of adult obesity.* Bethesda, MD, American Obesity Association (AOA), 1997.
18. **Ferro-Luzzi A, Martino L.** Obesity and physical activity. In: Chadwick DJ, Cardew GC, eds. *The origins and consequences of obesity.* Chichester, Wiley, 1996:207-227 (Ciba Foundation Symposium 201).
19. **Buzzard IM, Sievert YA.** Research priorities and recommendations for dietary assessment methodology. First International Conference on Dietary Assessment Methods. *American Journal of Clinical Nutrition,* 1994, **59**(1Suppl.):275S-280S.

20. **St Jeor ST.** Measurement of food intake. In: Brownell KD, Fairburn CG, eds. *Eating disorders and obesity: a comprehensive handbook.* New York, Guilford Press, 1995, 100-104.
21. **Rössner S.** Cessation of cigarette smoking and body weight increase. *Acta Medica Scandinavica,* 1986, 219:1-2.
22. **Fitzgibbon ML, Kirschenbaum DS.** Heterogeneity of clinical presentation among obese individuals seeking treatment. *Addictive Behaviors,* 1990, **15**:291-295.
23. **Wadden TA, Foster GD.** Behavioural assessment and treatment of markedly obese patients. In: Wadden TA, Van Itallie TB, eds. *Treatment of the seriously obese patient.* New York, Guilford Press, 1992:290-330.
24. **Meisler JG, St Jeor S.** Summary and recommendations from the American Health Foundation's Expert Panel on Healthy Weight. *American Journal of Clinical Nutrition,* 1996, **63**(3 Suppl.):474S-477S.
25. **Jeffery RW et al.** Monetary contracts in weight control: effectiveness of group and individual contracts of varying size. *Journal of Consulting and Clinical Psychology,* 1983, **51**:242-248.
26. **Cousins JH et al.** Family versus individually orientated intervention for weight loss in Mexican American women. *Public Health Reports,* 1992, **107**:549-555.
27. **Perri MG, Nezu AM, Viegner BJ.** *Improving the long-term management of obesity.* New York, Wiley Bioscience, 1992.
28. **Brownell KD, Wadden TA.** The heterogeneity of obesity: fitting treatments to individuals. *Behaviour Research and Therapy,* 1991, **22**:153-177.
29. **Black DR, Threlfall WE.** Partner weight status and subject weight loss: implications for cost-effective programs and public health. *Addictive Behaviors,* 1989, **14**:279-289.
30. **Pratt CA.** Development of a screening questionnaire to study attrition in weight-control programs. *Psychological Reports,* 1989, **64**:1007-1016.
31. **Epstein LH et al.** Ten-year follow-up of behavioral, family-based treatment for obese children. *Journal of the American Medical Association,* 1990, **264**:2519-2523.
32. **Stunkard AJ.** An overview of current treatments for obesity. In: Wadden TA, Van Itallie TB, eds. *Treatment of the seriously obese patient.* New York, Guilford Press, 1992.
33. **Bennett W.** Dietary treatments of obesity. *Annals of the New York Academy of Sciences,* 1987, **499**:250-263.
34. **Frost G et al.** A new method of energy prescription to improve weight loss. *Journal of Human Nutrition and Dietetics,* 1991, **4**:369-373.
35. **Lean ME, James WPT.** Prescription of diabetic diets in the 1980s. *Lancet,* 1986, **i**:723-725.
36. **Prentice AM et al.** Metabolism or appetite? Questions of energy balance with particular reference to obesity. *Journal of Human Nutrition and Dietetics,* 1989, **2**:95-104.
37. **Lean ME et al.** Weight loss with high and low carbohydrate 1200 kcal diets in free living women. *European Journal of Clinical Nutrition,* 1997, **51**(4):243-248.
38. **Astrup A et al.** The role of low fat diets and fat substitutes in body weight management. What have we learned from clinical studies? *Journal of the American Dietetic Association,* 1997, **97**(7 Suppl.):S82-S87.

39. **Toubro S, Astrup A.** Randomised comparisons of diets for maintaining obese subjects' weight after major weight loss: ad lib, low fat, high carbohydrate diet v fixed energy intake. *British Medical Journal*, 1997, **314**:29-34.
40. **Blackburn GL.** Comparison of medically supervised and unsupervised approaches to weight loss and control. *Annals of Internal Medicine*, 1993, **119**:714-718.
41. **Wadden TA.** Treatment of obesity by moderate and severe caloric restriction. Results of clinical research trials. *Annals of Internal Medicine*, 1993, **119**:688-693.
42. **Wadden TA, Foster GD, Letizia** KA. One-year behavioral treatment of obesity: comparison of moderate and severe caloric restriction and the effects of maintenance therapy. *Journal of Consulting and Clinical Psychology*, 1994, **62**:165-171.
43. **James WPT.** Dietary aspects of obesity. *Postgraduate Medical Journal*, 1984, **60**(Suppl. 3):50-55.
44. **Wadden TA et al.** Treatment of obesity by very low calorie diet, behavior therapy, and their combination: a five-year perspective. *International Journal of Obesity*, 1989, **13**(Suppl. 2):39-46.
45. **Skender ML et al.** Comparison of 2-year weight loss trends in behavioral treatments of obesity: diet, exercise, and combination interventions. *Journal of the American Dietetic Association*, 1996, **96**:342-346.
46. **Garrow JS, Summerbell CD.** Meta-analysis: effect of exercise, with or without dieting, on the body composition of overweight subjects. *European Journal of Clinical Nutrition*, 1995, **49**:1-10.
47. **Wing RR.** Behavioral treatment of severe obesity. *American Journal of Clinical Nutrition*, 1992, **55**(2 Suppl.):545S-555S.
48. *Physical activity and health: a report of the Surgeon General.* Washington, DC, US Department of Health and Human Services, 1996.
49. *Health Update 5. Physical activity.* London, Health Education Authority, 1995.
50. **Saris WHM.** Physical activity and body weight regulation. In: Bouchard C, Bray GA, eds. *Regulation of body weight. Biological and behavioural mechanisms.* Chichester, Wiley, 1996:135-148.
51. **Després JP, Lamarche B.** Low-intensity endurance exercise training, plasma lipoproteins and the risk of coronary heart disease. *Journal of Internal Medicine*, 1994, **236**:7-22.
52. **James WPT, Schofield EC.** *Human energy requirements. A manual for planners and nutritionists.* Oxford, Oxford University Press, 1990.
53. **Hillsdon M et al.** Randomised controlled trials of physical activity promotion in free living populations: a review. *Journal of Epidemiology and Community Health*, 1995, **49**:448-453.
54. **Wilson GT.** Behavioral treatment of childhood obesity: theoretical and practical implications. *Health Psychology*, 1994, **13**:371-372.
55. **Epstein LH et al.** Ten-year outcomes of behavioral family-based treatment for childhood obesity. *Health Psychology*, 1994, **13**:373-383.
56. **Wilson GT.** Behavioral approaches to the treatment of obesity. In: Brownell KD, Fairburn CG, eds. *Eating disorders and obesity; a comprehensive handbook.* New York, Guilford Press, 1995:479-483.
57. **Guy-Grand B.** A new approach to the treatment of obesity. A discussion. *Annals of the New York Academy of Sciences*, 1987, 499:313-317.
58. Working Party on Obesity Management. *Overweight and obese patients:* principles of management with particular reference to the use of drugs. London, Royal College of Physicians, 1997.

59. **Bray GA.** Use and abuse of appetite-suppressant drugs in the treatment of obesity. *Annals of Internal Medicine,* 1993, **119**:707-713.
60. *Clinical management of overweight and obese patients with particular reference to the use of drugs.* London, Royal College of Physicians, 1998.
61. **Guy-Grand B.** Long term pharmacotherapy in the management of obesity. In: Björntorp P, Rössner S, eds. *From theory to practice: obesity in Europe: 88.* London, John Libbey, 1989:311-318.
62. **Astrup A et al.** The effect and safety of an ephedrine/caffeine compound compared to ephedrine, caffeine and placebo in obese subjects on an energy restricted diet. A double blind trial. *International Journal of Obesity and Related Metabolic Disorders*, 1992, **16**:269-277.
63. **Hauptman JB, Jeunet FS, Hartmann D.** Initial studies in humans with the novel gastrointestinal lipase inhibitor Ro 18-0647 (tetrahydrolipstatin). *American Journal of Clinical Nutrition*, 1992, **55**(1 Suppl.):309S-313S.
64. **Drent ML, van der Veen EA.** Lipase inhibition: a novel concept in the treatment of obesity. *International Journal of Obesity and Related Metabolic Disorders*, 1993, **17**:241-244.
65. **Drent ML et al.** Orlistat (Ro 18-0647), a lipase inhibitor, in the treatment of human obesity: a multiple dose study. *International Journal of Obesity and Related Metabolic Disorders*, 1995, **19**:221-226.
66. **Munro JF et al.** Comparison of continuous and intermittent anorectic therapy in obesity. *British Medical Journal,* 1968, **1**:352-354.
67. **Steel JM, Munro JF, Duncan LJP.** Comparative trial of different regimens of fenfluramine and phentermine in obesity. *The Practitioner,* 1973, **211**:232-236.
68. **Bray GA et al.** Sibutramine – dose response and long-term efficacy in weight loss, a double-blind study. *International Journal of Obesity and Related Metabolic Disorders*, 1994, **18**(Suppl. 2):60.
69. **Jones SP et al.** Long term weight loss with sibutramine. *International Journal of Obesity and Related Metabolic Disorders*, 1995, **19**(Suppl. 2):41.
70. **Griffiths J et al.** Sibutramine in the treatment of overweight non-insulin dependent diabetics. *International Journal of Obesity and Related Metabolic Disorders*, 1995, **19**(Suppl. 2):41.
71. **Lean ME.** Sibutramine – a review of clinical efficacy. *International Journal of Obesity and Related Metabolic Disorders*, 1997, **21**(Suppl. 1):S30-S36.
72. **Cannistra LB, Davis SM, Bauman AG.** Valvular heart disease associated with dextenfluramine. *New England Journal of Medicine,* 1997, **337**:636.
73. **Kral J.** Surgical treatment of obesity. In Wadden TA, Van Itallie TB, eds. *Treatment of the seriously obese patient.* New York, Guilford Press, 1995:496-506.
74. Gastrointestinal surgery for severe obesity. Proceedings of a National Institutes of Health Consensus Development Conference. *American Journal of Clinical Nutrition,* 1992, **55**(2 Suppl.):S487-S619.
75. **Sjöström L, Marbro K, Sjöström D.** Costs and benefits when treating obesity. *International Journal of Obesity and Related Metabolic Disorders,* 1995, **19**(Suppl. 6):59-512.
76. **Long SD et al.** Weight loss in severely obese subjects prevents the progression of impaired glucose tolerance to type-II diabetes. A longitudinal interventional study. *Diabetes Care,* 1994, **17**:372-375.

77. **Kral JG.** Side-effects, complications and problems in anti-obesity surgery. *International Journal of Obesity and Related Metabolic Disorders*, 1994, **18**(Suppl. 2):86.

78. **Yoshioka M et al.** Effects of red-pepper diet on the energy metabolism in men. *Journal of Nutritional Science and Vitaminology*, 1995, **41**:647-656.

79. **Rand CS, Stunkard AJ.** Obesity and psychoanalysis: treatment and four-year follow-up. *American Journal of Psychiatry*, 1983, **140**:1140-1144.

80. **Mott T Jr, Roberts J.** Obesity and hypnosis: a review of the literature. *American Journal of Clinical Hypnosis*, 1979, **22**:3-7.

81. **Collins JK.** Hypnosis: body image and weight control. In: Touyz S, Beaumont P, eds. *Eating disorders: prevalence and treatment*. Baltimore, MD, Williams & Wilkins, 1985:105-116.

82. **Dietz WH.** Therapeutic strategies in childhood obesity. *Hormone Research*, 1993, **39**(Suppl. 3):86-90.

83. **Dietz WH.** Childhood obesity. In: Björntorp P, Brodoff BN, eds. *Obesity*. Philadelphia, Lippincott, 1992, 606-609.

84. **Must A et al.** Long-term morbidity and mortality of overweight adolescents. A follow-up of the Harvard Growth Study of 1922 to 1935. *New England Journal of Medicine*, 1992, **327**:1350-1355.

85. **Keendy E, Goldberg J.** What are American children eating? Implications for public policy. *Nutrition Reviews*, 1995, **53**:111-126.

86. **McKenzie J.** Social changes and the food industry. *Nutrition Reviews*, 1982, **40**(Suppl.):13-17.

87. **Department of Health.** *The diets of British schoolchildren*. London, Her Majesty's Stationery Office, *1989* (Reports of Health and Social Subjects, No. 39).

88. **Crawley HF.** The energy, nutrient and food intakes of teenagers aged 16-17 years in Britain. 1. Energy, macronutrients and non-starch polysaccharides. *British Journal of Nutrition*, 1993, **70**:15-26.

89. Efficacy and safety of lowering dietary intake of fat and cholesterol in children with elevated low-density lipoprotein cholesterol. The Dietary Intervention Study in Children (DISC). *Journal of the American Medical Association*, 1995, **273**:1429-1435.

90. **Epstein LH.** Exercise in the treatment of childhood obesity. *International Journal of Obesity and Related Metabolic Disorders*, 1995, **19**(Suppl. 4):S117-S121.

91. **Court JM.** Strategies for the management of obesity in children and adolescents. In: Hills AP, Wahlqvist ML, eds. *Exercise and obesity*. London, Smith Gordon, 1994:181-195.

92. **Dietz WH Jr, Gortmaker SL.** Do we fatten our children at the television set? Obesity and television viewing in children and adolescents. *Pediatrics*, 1985, **75**:807-812.

93. **Gortmaker SL et al.** Television viewing as a cause of increasing adiposity among children in the United States, 1986-1990. *Archives of Pediatrics and Adolescent Medicine*, 1996, **150**:356-362.

94. **Dietz WH Jr.** Prevention of childhood obesity. *Pediatric Clinics of North America*, 1986, **33**:823-833.

95. **Epstein LH et al.** Effects of decreasing sedentary behaviour and increasing activity on weight changes in obese children. *Health Psychology*, 1995, **14**:109-115.

96. **Pisacano JC et al.** An attempt at prevention of obesity in infancy. *Pediatrics,* 1978, **61**:360-364.
97. **Flodmark CE et al.** Prevention of progress to severe obesity in a group of obese school children treated with family therapy. *Pediatrics,* 1993, **91**:880-884
98. **Wadden TA et al.** Obesity in black adolescent girls: a controlled clinical trial of treatment by diet, behavior modification, and parental support. *Pediatrics,* 1990, **85**:345-352.
99. **Seltzer CC, Mayer J.** An effective weight control program in a public school system. *American Journal of Public Health and the Nations' Health,* 1970, **60**:679-689.
100. **Foster GD, Wadden TA, Brownell KD.** Peer-led program for the treatment and prevention of obesity in the schools. *Journal of Consulting and Clinical Psychiatry,* 1985, **53**:538-540.
101. **Resnicow K.** School-based obesity prevention. Population versus high-risk interventions. *Annals of the New York Academy of Sciences,* 1993, **699**:154-166.
102. **Sleap M, Warburton P.** *Physical activity patterns of primary school children: an interim report.* London, Health Education Authority, 1990.
103. **James WPT.** A public health approach to the problem of obesity. *International Journal of Obesity and Related Metabolic Disorders,* 1995, **19**(Suppl. 3):37S-45S.
104. **Dwyer T et al.** An investigation of the effects of daily physical activity on the health of primary school students in South Australia. *International Journal of Epidemiology,* 1983, **12**:308-313.
105. **Worsley A, Coonan W, Worsley A.** The first body owner's programme: an integrated school-based physical and nutrition programme. *Health Promotion,* 1987, **2**:39-49.
106. **Rajan U.** Management of childhood obesity – Singapore perspective. In: Ismael MN, ed. *Proceedings of the First Scientific Meeting on Obesity.* Kuala Lumpur, Malaysian Society for the Study of Obesity (MASSO), 1996, **1**:131-137.
107. **Davis K, Christoffel KK.** Obesity in preschool and school-age children. Treatment early and often is best. *Archives of Pediatric and Adolescent Medicine,* 1994, **148**:1257-1261.
108. **Leung AK, Robson WL.** Childhood obesity. *Postgraduate Medicine,* 1990, **87**:123-130.

PARTE
5

DESAFIOS PARA O NOVO MILÊNIO

11. CONCLUSÕES E RECOMENDAÇÕES

11.1 Conclusões gerais

1. A obesidade (IMC maior ou igual a 30) é uma doença amplamente prevenível por mudanças de estilo de vida. O sobrepeso (IMC maior ou igual a 25) é um importante determinante de muitas outras DNT que incluem NIDDM, DAC e acidente vascular cerebral, aumentando os riscos de vários tipos de câncer, colecistopatias, distúrbios musculoesqueléticos e sintomas respiratórios. Em algumas populações, as conseqüências metabólicas de ganho de peso começam nos níveis mais modestos de sobrepeso. Os custos atribuíveis à obesidade são altos não apenas em termos de morte prematura e cuidados de saúde, mas também em termos de incapacidade e pior qualidade de vida.
2. A prevalência de sobrepeso e obesidade está crescendo rapidamente em todo o mundo. Em muitos países em desenvolvimento, o sobrepeso e a obesidade coexistem com a desnutrição. Isto constitui um encargo duplo para esses países e seus esforços para combatê-los devem ser completamente equilibrados. Há uma necessidade urgente de prevenir ou reverter as tendências não saudáveis nos padrões de dieta e atividade física em países em desenvolvimento.
3. Alguns indivíduos podem ficar com sobrepeso e obesos por possuírem uma predisposição biológica ou genética para ganhar peso prontamente num ambiente desfavorável. Entretanto, as causas fundamentais da obesidade epidêmica são sociais, resultando de um ambiente que promove estilos de vida sedentários e o consumo de dietas de alto teor de gordura e ricas em energia. Esses dois fatores principais interagem de forma que, quando é possível para as pessoas manterem níveis moderadamente altos de atividade física durante as suas vidas para tolerar dietas com um alto teor de gordura (por exemplo 30 a 40% de energia), evidências crescentes sugerem que ingestões menores de gordura (por exemplo, 20 a 25% de energia) são necessárias para minimizar o desequilíbrio de energia e o ganho de peso em indivíduos e sociedades sedentários.
4. A prevenção do sobrepeso e da obesidade deve começar cedo, envolvendo o desenvolvimento e a manutenção de padrões de alimentação saudável e atividade física por toda a vida. Nos adultos, a prevenção de sobrepeso deve incluir esforços para prevenir ganho adicional de peso quando o IMC ainda está na faixa aceitável. Deve-se promover estilos de vida saudáveis, combinando dietas balanceadas de conteúdo energético menor (quantidades aumentadas de vegetais, frutas, grãos e cereais) com níveis aumentados de atividade física (tais como caminhada) e reduções no comportamento sedentário. A prevenção não é apenas responsabilidade dos indivíduos, exigindo também alterações estruturais nas sociedades.

5. O controle dos indivíduos que já são obesos deve combinar um objetivo primário de manutenção de peso a longo prazo com tratamento apropriado para atingir uma perda de peso modesta (5 a 15% do peso inicial) e o controle de co-morbidades. Indivíduos e grupos em alto risco de se tornarem obesos no futuro porque estão com sobrepeso (IMC de 25 a 29,9) também devem receber atenção médica, mas aqui deve-se enfatizar a prevenção de ganho de peso. Apoio e auxílio apropriados para a realização de alterações dietéticas, atividade física e outras mudanças saudáveis no estilo de vida devem ser uma parte intrínseca de todas as estratégias de controle. Terapia medicamentosa e cirurgia podem ser consideradas terapia adjuvante para indivíduos obesos que não respondem às abordagens de controle primárias, especialmente quando há risco simultâneo de outras DNT. Entretanto, muitos países não têm sistemas de cuidado de saúde para executar tal sistema de controle. Há uma necessidade urgente de treinamento adequado de profissionais de saúde e pessoas leigas selecionadas, com base nos princípios descritos anteriormente e no reconhecimento de que esta estigmatização dos obesos é contraprodutiva.
6. A obesidade não pode ser impedida ou controlada apenas individualmente. Comunidades, governos, mídia e indústria alimentar precisam trabalhar juntos para modificar o ambiente de forma que as pessoas sejam menos induzidas a ganhar peso. Tais parcerias são necessárias para garantir que alterações eficazes e sustentáveis na dieta e nos níveis diários de atividade física sejam atingidas por toda a comunidade. Essa abordagem também permitirá que estratégias de prevenção e controle da obesidade sejam harmonizadas com políticas e programas de saúde pública existentes para o controle de todas as DNT.

11.2 Recomendações

As recomendações nas Seções 11.2.1 a 11.2.3 são principalmente relacionadas à identificação de áreas prioritárias para pesquisa adicional, enquanto aquelas na Seção 11.2.4 lidam primariamente com as estratégias e ações necessárias para o controle eficaz da epidemia global de obesidade.

11.2.1 Definindo o problema de sobrepeso e obesidade

Classificação internacional de sobrepeso e obesidade

1. ***Recomendações gerais.*** Para garantir a realização de comparações significativas entre as populações, a classificação de sobrepeso e obesidade deve ser padronizada com base internacional, da seguinte maneira:
   - *Adultos.* A classificação da OMS de estado de peso corpóreo adulto com base no IMC deve ser utilizada com modificações mínimas. A

categoria de "sobrepeso" (IMC maior ou igual a 25) deve ser dividida em "pré-obeso" (IMC de 25 a 29,9) e "obeso" (IMC maior ou igual a 30). A categoria de obeso deve ser dividida nas três classes seguintes:
   - Obeso classe I: IMC de 30 a 34,9;
   - Obeso classe II: IMC de 35 a 39,9;
   - Obeso classe III: IMC maior ou igual a 40.
- *Crianças.* A classificação da OMS de sobrepeso e obesidade nas crianças com base nos valores de peso por estatura de +2DP (desvios-padrão) ou mais das curvas de referência médias do NCHS (National Center for Health Statistics) devem ser usados até que um novo consenso seja atingido e um sistema de classificação apropriado possa ser recomendado. É necessário cuidado quando se interpretam os dados de IMC coletados das populações de crianças com inanição, especialmente em países submetidos a uma transição nutricional rápida, pois a relação de IMC com adiposidade pode ser alterada.

2. ***Áreas de prioridade para pesquisas posteriores.*** A prioridade deve ser dada a pesquisas sobre:
   - O estabelecimento de um método-padrão mais útil para definir a obesidade na infância e adolescência, que deve então ser utilizado para formular novas curvas de referência para crescimento e avaliar os dados existentes e futuros sobre crianças e adolescentes em todo o mundo.
   - A validade e o rastreamento de medidas simples de excesso de peso, por exemplo IMC por idade e sexo em crianças e adolescentes de diferentes sociedades e grupos étnicos.
   - A relação entre IMC e adiposidade em crianças com retardo de crescimento.
   - Padrões de IMC para o idoso (mais de 60 anos ou mais de 80 anos).

Comparações internacionais de taxas de obesidade

3. ***Recomendações gerais.*** Estudos transversais de amostras nacionalmente representativas devem ser realizados regularmente em todas as regiões da OMS para facilitar as comparações internacionais das taxas de obesidade entre adultos, a fim de prever a magnitude do futuro problema de obesidade, monitorar e avaliar a eficácia das estratégias de intervenção. Esses estudos devem documentar o IMC e a circunferência abdominal e avaliar progressivamente a variedade de estratégias de intervenção. Em particular:
   - Países na região africana da OMS, região das Américas, sudeste da Ásia e leste do Mediterrâneo devem dar prioridade às pesquisas regulares de grande escala de estado de peso corpóreo.
   - Os dados devem ser registrados de acordo com o protocolo-padrão, isto é, utilizando o sistema de classificação da OMS para estado de peso corpóreo (IMC maior ou igual a 25 para sobrepeso e maior ou

igual a 30 para obesidade) e baseado na estatura e peso medidos, não auto-relatados.

- Os dados devem ser padronizados para a idade e divididos de acordo com as áreas rurais e urbanas.
- Quando apropriado, os dados devem ser ligados aos resultados de morbidade e mortalidade classificados, por exemplo, de acordo com Código Internacional de Doenças (CID)-10.*
- Os países com as taxas de obesidade mais altas e/ou tendências seculares rapidamente crescentes na obesidade devem ser identificados dentro de cada região da OMS e destacados nos relatórios regionais.
- As medidas de circunferência abdominal devem ser incluídas como método adicional útil para identificar mais prontamente o risco de DNT.

11.2.2 Estabelecendo os custos verdadeiros do problema de sobrepeso e obesidade

Impacto do sobrepeso e da obesidade na saúde em adultos

1. ***Recomendações gerais.*** As conseqüências do sobrepeso e da obesidade para a saúde devem ser completamente avaliadas em todas as partes do mundo e entre diferentes grupos étnicos, da seguinte maneira:
   - Enquanto os estudos de curta duração são úteis para identificar o maior impacto da obesidade sobre a saúde, o monitoramento de indicadores de saúde a longo prazo deve ser realizado para determinar a variação total e o impacto de enfermidades relacionadas à obesidade nas quais o resultado (por exemplo, câncer) decorre de um processo de vários estágios em que a obesidade possui um efeito sobre alguns, mas não necessariamente todos os estágios.
   - Procedimentos padrão para estimar os riscos relativos de problemas de saúde crônicos associados ao ganho de peso e obesidade devem ser estabelecidos.
   - A prevalência e os riscos relativos de problemas de saúde crônicos associados à obesidade em diferentes sociedades devem ser documentados.
   - O impacto psicossocial do ganho de peso deve ser reavaliado utilizando técnicas psicossociais modernas.
2. ***Áreas prioritárias para pesquisas adicionais.*** Deve-se dar prioridade para pesquisas sobre:
   - A relação entre obesidade e o desenvolvimento de certos tipos de câncer.
   - As conseqüências à saúde não fatais associadas com obesidade, especialmente em países em desenvolvimento.

---

* *International Statistical Classification of Diseases and Related Health Problems. Tenth Revision. Vol. 1. Tabular list.* Geneva, World Health Organization, 1992.

- As interações entre medidas de adiposidade (especificamente IMC e circunferência abdominal), fatores dietéticos e atividade física na determinação de co-morbidades de obesidade.
- As relações específicas para sexo e população entre medidas de gordura (especificamente IMC e circunferência abdominal) com morbidade e mortalidade.

Impacto sobre a saúde de sobrepeso e obesidade na infância

3. ***Recomendações gerais.*** As conseqüências para a saúde associadas ao sobrepeso e obesidade na infância e adolescência devem ser mais investigadas.
4. ***Áreas prioritárias para pesquisa adicional.*** Deve-se dar prioridade para pesquisas sobre:
   - As conseqüências de saúde a longo prazo da obesidade infantil e sua persistência na vida adulta.
   - As implicações do excesso de ganho de peso precoce em diferentes populações e grupos étnicos.
   - A natureza da associação entre crescimento infantil rápido, menarca precoce e o risco posterior de câncer de mama.

Impacto sobre a saúde de perda de peso

5. ***Recomendações gerais.*** Os benefícios para a saúde e os riscos de perda de peso devem ser investigados por meio de estudos controlados que distinguem a perda de peso não intencional (que pode resultar de doença subjacente ou tabagismo) da perda de peso intencional.
6. ***Áreas de prioridade para pesquisa posterior.*** Deve-se dar prioridade para pesquisa sobre:
   - Uma definição precisa dos benefícios para a saúde e riscos de morbidade e mortalidade de perda de peso mantida (isto é, por mais de 2 e preferivelmente 5 anos).
   - A quantificação do impacto de vários graus de perda de peso sobre a saúde em indivíduos com e sem doença coexistente.
   - O impacto de oscilação de peso sobre as enfermidades associadas à obesidade e à probabilidade de ganho de peso futuro.
   - O impacto sobre a perda de peso intencional de alterações na dieta e atividade física.

Impacto econômico do sobrepeso e obesidade

7. ***Recomendações gerais.*** O encargo econômico do sobrepeso e da obesidade deve ser sistemicamente avaliado em todas as regiões do mundo utilizando uma metodologia padronizada. Por essa razão:

- Vários sistemas de cuidado de saúde devem ser avaliados de forma que países e regiões diferentes possam aplicar a análise às suas próprias políticas nacionais e regionais.
- Sempre que possível, as avaliações devem incluir uma análise do encargo social e da qualidade de aspectos da vida relacionados ao ganho de peso excessivo.

8. ***Área de prioridade para pesquisa posterior.*** Deve-se dar prioridade para pesquisa sobre:
   - A avaliação do custo-benefício relativo de diferentes estratégias de controle dirigidas tanto à prevenção quanto ao tratamento do ganho de peso em excesso.

11.2.3 Compreendendo como o problema de sobrepeso e obesidade se desenvolve

Fornecendo uma base para estratégias de intervenção

1. ***Recomendações gerais.*** Para possibilitar que o problema da obesidade seja enfrentado de modo coerente e progressivo, é essencial que os vários fatores implicados em seu desenvolvimento, tanto da perspectiva individual quanto da perspectiva de uma população, sejam completamente caracterizados e investigados por meio de uma estratégia coerente de estudos a curto e longo prazos. Deve-se investigar particularmente a importância relativa de fatores dietéticos e padrões de atividade física associados a um estilo de vida moderno.
2. ***Áreas de prioridade para pesquisas adicionais.*** Deve-se dar prioridade para pesquisa sobre:
   - Fatores dietéticos, incluindo:
     - a influência do conteúdo energético e/ou teor de gordura da dieta sobre a propensão de consumir energia excessiva e como esta relação é influenciada por diferentes níveis de atividade física;
     - o significado quantitativo de alimentos adoçados ou que combinam doce e gordura na promoção de um consumo excessivo passivo de energia;
     - como as preferências de paladar e padrões alimentares (inclusive aqueles associados ao consumo de dietas densas em energia) se desenvolvem durante a infância e se estão ou não associadas a quaisquer estágios específicos de desenvolvimento;
     - as variações ideais de conteúdo de energia e proporções de nutriente/energia para as dietas de crianças que promoverão crescimento e desenvolvimento apropriados mas impedem o desenvolvimento de adiposidade em excesso.
   - Padrões de atividade física, incluindo:
     - a relação entre os níveis de atividade física e o futuro ganho de peso;
     - fatores que promovem e intensificam a atividade física;

  - a relação entre obesidade e comportamentos sedentários como assistir à televisão, *videogames* e trabalho em computador numa ampla variedade de países;
  - quantificação do gasto de energia voluntário necessário para prevenir o ganho de peso em adultos em ocupações sedentárias;
  - alterações na seleção alimentar na população em geral com pequenas mudanças nos níveis de atividade física.
- Fatores sociais e culturais que influenciam a ingestão de energia e padrões de atividade física, incluindo:
  - os efeitos sobre o desenvolvimento de sobrepeso e obesidade em crianças de programas existentes para combater a subnutrição em países em desenvolvimento;
  - a influência relativa de diferentes aspectos de modernização sobre a densidade de energia do suprimento alimentar e níveis de atividade física;
  - a influência da condição socioeconômica, inclusive nível educacional, sobre o risco de se tornar obeso;
  - o processo de transição nutricional e seu impacto sobre o peso corpóreo médio em uma população.
- Fatores genéticos/biológicos envolvidos no ganho de peso e obesidade, incluindo:
  - a identificação de genes e mutações responsáveis pela suscetibilidade de alguns indivíduos e grupos de pessoas de ganhar peso em conjunto com uma dieta rica em energia e um modo de vida sedentário;
  - a importância relativa de períodos da vida vulneráveis para o desenvolvimento de obesidade.

11.2.4 Abordando o problema de sobrepeso e obesidade

Enfoque sobre as estratégias de prevenção

1. ***Recomendações gerais.*** Uma atenção consideravelmente maior deve ser dada às estratégias dirigidas à prevenção de ganho de peso e obesidade, pois elas tendem a ter maior custo-benefício e um impacto positivo maior sobre o controle a longo prazo do peso corpóreo do que aqueles designados para lidar com a obesidade uma vez que ela já está completamente desenvolvida. Em particular:
   - A ação deve ser realizada nos três seguintes níveis para desenvolver estratégias eficazes para a prevenção de sobrepeso e obesidade:
     - *prevenção universal/saúde pública* (dirigida para todos na população);
     - *prevenção seletiva* (dirigida para subgrupos da população com risco de desenvolver obesidade acima da média);
     - *prevenção-alvo* (dirigida para indivíduos de alto risco com problemas de peso existentes, mas que ainda não estão obesos).

- Os projetos-piloto de pequena escala devem ser realizados para determinar a praticabilidade e adequacidade de estratégias de intervenção específicas.
- A avaliação prática de programas de prevenção da obesidade deve ser baseada na avaliação de mudanças na prevalência de sobrepeso (IMC maior que 25) combinada com indicadores do processo, a curto prazo, de alteração dietética e níveis de atividade física. A avaliação das mudanças na prevalência de obesidade (IMC maior que 30) e suas co-morbidades é menos confiável, mas pode ser mais útil a longo prazo. As alterações na incidência de obesidade e o IMC médio da população são medidas mais precisas de alteração no estado de peso da população que podem ser utilizadas para uma análise mais detalhada e controlada de perto.
- As atuais iniciativas de prevenção de obesidade devem ser avaliadas, suas limitações identificadas e seus projetos melhorados.

Melhorando os níveis de atividade física e alimentação saudável

2. ***Recomendações gerais.*** A prevenção de sobrepeso e obesidade deve começar cedo, baseando-se no desenvolvimento e manutenção de padrões de alimentação saudável e atividade física por toda a vida. Em particular:
   - As escolas devem promover exercícios físicos com a incorporação de atividades recreativas no currículo escolar. Elas também devem incentivar a alimentação saudável com o treinamento em habilidades alimentares práticas e a adoção de padrões de nutrição saudáveis para refeições escolares.
   - Instalações na comunidade devem ser projetadas e as políticas de trânsito e planejamento da cidade devem ser desenvolvidas para facilitar a caminhada diária e a prática de exercícios em adultos e crianças.
   - Os locais de trabalho devem promover atividade física e alimentação saudável, fornecendo instalações para exercícios e troca de roupa, adotando padrões de aprimoramento de nutrição saudável e outras iniciativas apropriadas.
   - As intervenções dirigidas à prevenção e ao controle da obesidade devem ser cuidadosamente projetadas de modo a não causarem medo indevido de gordura nem distúrbios de alimentação.
   - Os consumidores devem ser educados e incentivados a pedir produtos alimentares de alta qualidade nutricional.
   - As estratégias adotadas devem ser específicas para a população, especialmente com relação às circunstâncias econômicas. Dessa forma, por exemplo, o principal objetivo de intervenções de atividade física em países em desenvolvimento deve ser prevenir o declínio

em tal atividade que usualmente acompanha o desenvolvimento econômico, enquanto a ênfase maior em sociedades afluentes deve ser desencorajar padrões de comportamento sedentário existentes.

Necessidade de estratégias de saúde pública – As estratégias de saúde pública baseadas na população (universais) devem ser adotadas com o objetivo de reduzir os aspectos que promovem a obesidade do ambiente e para melhorar o conhecimento de uma população da obesidade e seu controle. Em particular:

- As estratégias devem ser multissetoriais; governos, autoridades regionais, indústria alimentar, mídia, comunidades e consumidores devem estar engajados em programas colaborativos.
- As estratégias devem visar produzir um ambiente que propicie melhor alimentação e hábitos de atividade física por toda a comunidade.
- Estratégias novas e práticas que vão além da promoção de saúde tradicional devem ser investigadas.
- As estratégias devem objetivar atingir a variação média populacional ideal de IMC de 21 a 23. Os adultos nos países em desenvolvimento tendem a se beneficiar mais de um IMC médio de 23, enquanto os adultos em sociedades afluentes com um estilo de vida mais sedentário tendem a se beneficiar mais de um IMC médio de 21.
- As estratégias devem ser adaptadas às características específicas de cada comunidade ou país.
- Melhorar o padrão de vida de todos os setores da sociedade, em especial de populações nativas ou minorias quase sempre negligenciadas, deve ser uma prioridade para ação de saúde pública em países em desenvolvimento e recentemente industrializados.
- Lições aprendidas de campanhas anteriores sobre problemas de saúde pública (por exemplo, taxas de imunização precárias e não dirigir quando beber) devem ser cuidadosamente consideradas e incorporadas quando se planeja estratégias de saúde pública para controlar a obesidade.

Necessidade de serviços de cuidado de saúde e da comunidade

3. ***Recomendações gerais.*** Os programas de controle da obesidade devem ser estabelecidos dentro dos serviços de cuidado de saúde e da comunidade para atingir indivíduos e subgrupos da população que desenvolveram ou estão em risco de desenvolver obesidade e suas co-morbidades. Em particular:
   - Serviços de cuidado de saúde primários devem desempenhar o papel dominante, mas os serviços de hospital e especialistas também são necessários para lidar com os indivíduos de risco muito alto.
   - Os passos devem ser tomados para garantir a comunicação clara entre os diferentes níveis de serviço de cuidado de saúde que são essenciais.

- Os serviços de controle de peso e protocolos devem ter fundamento nos princípios descritos neste relatório, mas devem ser adaptados às circunstâncias de cada país.
- Além das estratégias dirigidas à perda moderada de peso, estratégias para manutenção de peso e controle das co-morbidades da obesidade devem integrar os programas de controle para indivíduos com sobrepeso e obesidade existentes.
- Métodos antropométricos simples, como circunferência abdominal e relação cintura:quadril, devem ser utilizados para identificar indivíduos com sobrepeso em risco aumentado de enfermidade relacionada à obesidade em função do acúmulo de gordura abdominal.
- A eficácia de esquemas de controle deve ser avaliada durante um período de pelo menos 1 ano e, preferivelmente, 2 a 5 anos.

4. ***Área prioritária para pesquisa adicional.*** Deve-se dar prioridade para:
   - Investigação adicional para determinar se os programas de controle bem-sucedidos documentados para sobrepeso em crianças e adolescentes podem ser reaplicados em diferentes situações e em diferentes populações.

Treinamento melhorado no controle da obesidade

5. ***Recomendações gerais.*** O treinamento de todos os profissionais de saúde envolvidos no controle de pacientes obesos deve ser urgentemente melhorado. Em particular:
   - A obesidade deve ser vista como uma condição médica séria em si; é uma doença que pode ser tratada com modificação do estilo de vida e controle eficaz. A obesidade deve ser tratada mesmo quando as co-morbidades não estão presentes.
   - As atitudes negativas dos profissionais de saúde com relação à obesidade e pacientes obesos devem ser dominadas, uma vez que a estigmatização dos indivíduos obesos auxilia no encargo existente da doença.

Necessidade de avaliação

6. ***Recomendações gerais.*** A avaliação sistemática deve ser uma parte da rotina de todas as intervenções dirigidas à prevenção e ao controle de sobrepeso e obesidade. Em particular:
   - A eficácia de terapias diferentes de controle de peso deve ser avaliada em grupos claramente definidos de pacientes e no contexto social de cada país.
   - A eficácia de todos os programas de saúde pública dirigidos à prevenção do ganho de peso na população deve ser avaliada.
   - O projeto experimental saudável e os princípios estatísticos devem ser utilizados para avaliar criticamente o impacto de cada intervenção proposta.

7. *Área de prioridade para pesquisa adicional.* Deve-se dar prioridade para:
   - Estudos adicionais a longo prazo para avaliar a proporção risco-benefício de esquemas de tratamento prolongado e integrado (com e sem o uso de medicamentos) para perda de peso e manutenção em termos de mortalidade, co-morbidades, qualidade de vida e custo-benefício.

Responsabilidade compartilhada – Como a obesidade não pode ser prevenida ou controlada apenas individualmente, governos, indústria alimentar, agências internacionais, mídia, comunidades e indivíduos devem trabalhar juntos para modificar o ambiente de forma a torná-lo menos indutivo ao ganho de peso. Em particular:

- Decisões devem ser tomadas para garantir a interação sinérgica de políticas nacionais sobre nutrição e controle de DNT na prevenção e controle de sobrepeso, obesidade e co-morbidades associadas.
- As atividades dos setores de saúde, educação e agricultura devem ser coordenadas para garantir ação governamental eficaz para a prevenção e o controle de sobrepeso.
- As estratégias para abordagens integradas para a prevenção e controle de sobrepeso devem incluir a educação do consumidor, o desenvolvimento e execução de diretrizes dietéticas, rotulação alimentar, educação nutricional e física nas escolas, programas de alimentação alterados e esforços para garantir a verdade nas propagandas.
- A indústria alimentar deve ser responsável pelo desenvolvimento e promoção de produtos alimentares saudáveis.
- Os governos devem fortalecer a aderência às regulamentações que governam o anúncio, propaganda e rotulação de alimentos.
- A mídia não deve induzir ou exacerbar distúrbios alimentares em sociedades nas quais não existem ou encorajar a estigmatização do obeso nas sociedades em que não é conhecido.
- Deve-se buscar apoio de agências internacionais e organizações não governamentais com DNT além da obesidade, pois isto é essencial para o desenvolvimento de esforços de saúde pública bem-sucedidos para controlar a obesidade em países em desenvolvimento e recém-industrializados.

Agradecimentos

O Conselho expressou profundo apreço à International Obesity Task Force (IOTF) presidida pelo Professor W.P.T. James do Rower Research Institute (Aberdeen, Escócia) que auxiliou na preparação e convocação do Conselho. O Conselho também agradeceu aos autores dos documentos de base para o Conselho: Professor P. Björntorp, Universidade de Gotemburgo, Gotembrugo, Suécia; Professor G.A. Bray, Universidade do Estado da Luisiania, Baton Rouge, LA, Estados Unidos; Dr. K.K. Carroll, Universidade de Western Ontario,

Londres, Ontario, Canadá; Dr. A. Chuchalin, Pulmonology Research Institute, Moscou, Federação Russa; Dr. W.H. Dietz, New England Medical Center, Boston, MA, Estados Unidos; Dr. G.E. Ehrlich, Universidade da Pensilvânia, Filadélfia, PA, Estados Unidos; Dr. J.O. Hill, Universidade do Colorado, Denver, CO, Estados Unidos; Dr. F.X. Pi-Sunyer, St. Luke's Roosevelt Hospital Center e Columbia University, Nova York, NY, Estados Unidos; Dr. W.H.M. Saris, Universidade de Maastricht, Holanda; Dr. J.C. Seidell, National Institute of Public Health and the Environment, Bilthoven, Holanda; Professor P. Zimmet e colegas, International Diabetes Institute, Caulfield, Vitória, Austrália.

O Conselho também reconheceu as contribuições valiosas dos seguintes professores, os quais forneceram comentários sobre os documentos base: Professor R.L. Atkinson, Universidade de Wiscosin, Madison, WI, Estados Unidos; Professor H.W. Blackburn, Universidade de Minnesota, Minneapolis, MN, Estados Unidos; Dr. K. Ge, Institute of Nutrition and Food Hygiene, Chinese Academy of Preventive Medicine, Beijing, China; Professor A. Kissebah, Medical College of Wiscosin, Milwaukee, WI, Estados Unidos; Dr. A. Kurpad, St Johns Medical College, Bangalore, Índia; Professor J. Mann, Universidade de Otago, Dunedin, Nova Zelândia; Professor K. Norum, Universidade de Oslo, Oslo, Noruega; Dr. A. Prentice, Dunn Clinical Nutrition Centre, Cambridge, Inglaterra; Professor S. Rössner, Karolinska Hospital, Estocolmo, Suécia; Professor P.S. Shetty, London School of Hygiene and Tropical Medicina, Londres, Inglaterra; Dr. L. Sjöstrom, Universidade de Gotemburgo, Gotemburgo, Suécia; Professor T.I.A. Sörensen, Copenhagen Municipality Hospital, Copenhage, Dinamarca; Dr K. Steyn, Chronic Diseases of Lifestyle, Tygerber, África do Sul; Professor M.Wahlqvist, Monash Medical Centre, Clayton, Vitória, Austrália; Dr. R. Weinsier, Universidade do Alabama, Birmingham, AL, Estados Unidos; Dr. D.F. Williamson, Centers for Disease Control and Prevention, Atlanta, GA, Estados Unidos; Dr. R. Wing, Western Psychiatric Institute and Clinics, Pittsburgh, PA, Estados Unidos. Além disso, o Conselho expressou sua gratidão às seguintes organizações não governamentais, que também revisaram os documentos-base e forneceram comentários valiosos: International Association for Adolescent Health; International Diabetes Federation; International Life Sciences Institute. Os comentários também foram gentilmente fornecidos pela South African Society for Obesity e pela World Sugar Research Organization.

O Conselho agradece especialmente aos membros do secretariado de IOTF, Dr. T. Gill e Sra. V. Lakin, pelo tempo gasto na preparação do Conselho e finalização deste relato.

O Conselho expressou apreço especial ao Dr. S. Dehler, Sra. R. Imperial e Srta. P. Robertson do Programme of Nutrition, World Health Organization, Genebra, Suíça, por seus esforços no preparo para o Conselho e na revisão e formatação deste relatório, e ao Sr. J. Akré, também da OMS, e Sr. J. Bland por sua assistência editorial.

ANEXO

CRITÉRIOS PARA AVALIAR AS INSTITUIÇÕES COMERCIAIS ENVOLVIDAS NA PERDA DE PESO*

Os critérios apropriados para avaliar as instituições comerciais envolvidas na perda de peso devem incluir:

1. Identificação e registro do IMC de um indivíduo ou peso por estatura equivalente antes do aconselhamento.
2. Métodos de manutenção de registro e análise aberta para exame minucioso de um centro de saúde se os pacientes tiverem que ser encaminhados para o centro. Os dados sobre os pacientes do centro de saúde devem ser avaliados sob pedido.
3. Uso de um protocolo de admissão que exclua aqueles dentro da variação desejável de peso de um programa de redução de peso.
4. Identificação de um indivíduo ou abordagem com base na família para a redução de peso.
5. Fornecimento de clara orientação escrita e oral sobre o regime dietético, utilizada juntamente com detalhes de especialista(s) na execução de tal orientação.
6. Especificação dos métodos utilizados, se houver, para incentivar a atividade física.
7. Definição da natureza do programa de modificação comportamental, freqüência de visitas, uso de apoio em grupo ou individual e origem do esquema comportamental.
8. Se os aditivos alimentares, fármacos ou outros medicamentos (por exemplo, efedrina, remédios homeopáticos com cafeína e suplementos de nutrientes) são utilizados em associação com a terapia.
9. Métodos para verificar reivindicações terapêuticas feitas em anúncios ou em programas de controle de peso.
10. Os métodos escolhidos para alertar os médicos associados para os efeitos adversos.
11. Quaisquer planos para atividade coordenada com um centro de saúde sobre controle de peso.
12. A experiência, treinamento e qualificações da equipe.
13. Os critérios de sucesso oferecidos aos clientes.

---

* Adaptado, com permissão do editor, de *Obesity in Scotland. A rational clinical guideline recommended for use in Scotland.* Edinburgh, Scottish Intercollegiate Guidelines Network, 1996.

Índice Remissivo

A

As páginas seguidas pela letra *t* e *f* significam, respectivamente, tabela e figura.

E

F

G

N

O

P